Periodontal and Peri-implant Plastic Microsurgery

Minimally Invasive Techniques with Maximum Precision

牙周及种植体周显微整形外科图谱

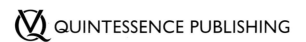

QUINTESSENCE PUBLISHING

Berlin | Chicago | Tokyo
Barcelona | London | Milan | Mexico City | Paris | Prague | Seoul | Warsaw
Beijing | Istanbul | Sao Paulo | Zagreb

Periodontal and Peri-implant
Plastic Microsurgery
牙周及种植体周显微整形外科图谱

（巴西）格里西奥·瓦兹·坎波斯（Glécio Vaz de Campos）
（巴西）克劳迪奥·胡里奥·洛佩斯（Cláudio Julio Lopes）　主　编

赵宝红　主　审

曲　哲　主　译

韩　冰　汤雨龙　张　旭　副主译

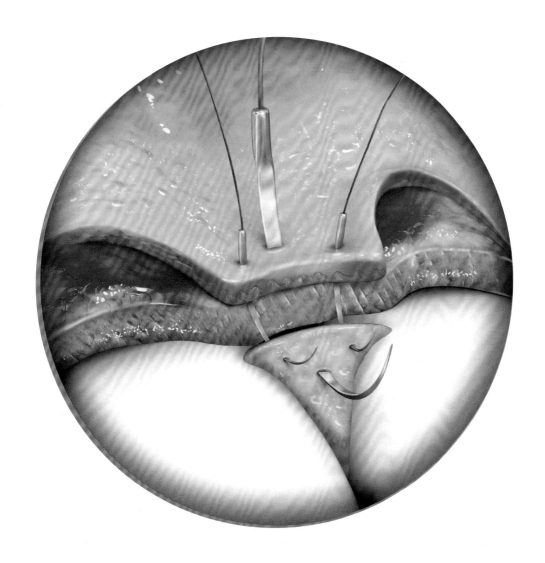

北方联合出版传媒（集团）股份有限公司
辽宁科学技术出版社

图文编辑

张 浩 刘玉卿 肖 艳 刘 菲 康 鹤 王静雅 纪凤薇 杨 洋 戴 军 张军林

This is the translation edition of Periodontal and Peri-implant Plastic Microsurgery
Minimally Invasive Techniques with Maximum Precision
By Glécio Vaz de Campos, Cláudio Julio Lopes
© 2021 Quintessence Publishing Co., Inc.

©2024，辽宁科学技术出版社。
著作权合同登记号：06-2022第106号。

图书在版编目（CIP）数据

牙周及种植体周显微整形外科图谱 /（巴西）格里西奥·
瓦兹·坎波斯，（巴西）克劳迪奥·胡里奥·洛佩斯主编；
曲哲主译. —沈阳：辽宁科学技术出版社，2024.10
　　ISBN 978-7-5591-3393-9

　　Ⅰ. ①牙… Ⅱ. ①格… ②克… ③曲… Ⅲ. ①牙周病—
口腔外科手术—图谱 Ⅳ. ①R781.4-64

中国国家版本馆CIP数据核字（2024）第023066号

出版发行：辽宁科学技术出版社
　　　　　（地址：沈阳市和平区十一纬路25号　邮编：110003）
印 刷 者：深圳市福圣印刷有限公司
经 销 者：各地新华书店
幅面尺寸：210mm×285mm
印　　张：22.75
插　　页：4
字　　数：450千字
出版时间：2024年10月第1版
印刷时间：2024年10月第1次印刷
出 品 人：陈　刚
责任编辑：苏　阳
封面设计：袁　舒
版式设计：袁　舒
责任校对：李　硕

书　　号：ISBN 978-7-5591-3393-9
定　　价：398.00元

投稿热线：024-23280336
邮购热线：024-23280336
E-mail:cyclonechen@126.com
http://www.lnkj.com.cn

致敬Dennis A. Shanelec博士

牙周显微外科之父

在完成本书的前一周，我收到了Dennis A. Shanelec博士过世的消息。完成工作的兴奋因Dennis A. Shanelec博士精彩人生之旅的终结而荡然无存。我和他的私人接触不多，且都时间短暂。第一次私人接触是在1996年，我参加位于美国加利福尼亚州圣塔芭芭拉的显微外科培训机构组织的由他授课的显微外科课程。因他激发我开辟了一条"新路"且开阔了视野，所以改变了我的职业生涯和人生轨迹。第二次私人接触是在美国加利福尼亚州亨廷顿海滩召开的美国显微牙科学会（AMED）年会。意想不到的是，我的演讲一结束，他就在讲台的楼梯处等我并送上祝贺。我致以回谢，并提到本次演讲是他授业我显微外科原理的成果。令我终生难忘的是，他慷慨地表示我的水平提高了。Dennis A. Shanelec博士的话令我非常振奋并极力地鼓励我出版本书。Dennis A. Shanelec博士，感谢你的知识，尤其是你的智慧，它彻底改变了人们和世界对牙周的认知。

——Glécio Vaz de Campos

毫无疑问，Dennis A. Shanelec博士在牙周和种植领域是当代口腔医学的一位里程碑式的人物。作为一代大师，他在牙周及种植体周显微整形外科领域留给我们的技术和创新知识，迄今无人超越。他桃李遍天下，我很荣幸和幸运地从他最好的弟子中获得了很多教诲。他给我们留下了善良、悲悯、谦逊的形象，是后人效仿的榜样。

——Cláudio Julio Lopes

序一 Foreword

交织着自豪和欣慰，我收到了Glécio Vaz de Campos的邀请来介绍本书——他的传世之作（Legacy）。"Legacy"这个单词有很多种意思。其中，就有知识的代代传承或者是为众生而非私人传道授业的意思。

虽然雄关漫道，但Glécio Vaz de Campos无疑是一个具有远见卓识的人。远见卓识者具有将视野与技能相结合的能力。他并非只顾眼下，同时着眼未来。他可以预测趋势和预估变革，而不是简单地迎合。从今天来看，确实如此。这段旅程的故事始于1995年美国牙周病学学会的年会期间。在参加了美国加利福尼亚州圣塔芭芭拉的大会并随后参加了Dennis A. Shanelec博士所教授的实操课程，随后巴西开始进入牙周整形显微外科时代，这是24年前的事了。

Glécio Vaz de Campos在他的私人诊所建立了第一个研究室来开展显微外科手术所必需的技能，已经培训了许多来自巴西和其他国家的专业人士。但仍显不足，多多益善，因为知识需要被传播，而不是仅存储在一位天才外科医生的脑袋中。他的牙周整形外科课程被引进到了巴西圣保罗口腔医学会（APCD），在那里他创立了一个多学科显微外科研究室。从那以后，Glécio Vaz de Campos开设了很多与显微外科相关的课程和讲座，并参与编写了多部书籍和发表了相关内容。但他依旧想论证牙周及种植体周整形显微外科的重要性，并提出一种安全的、可预见的、循序渐进的从研究室到日常诊所的实操方法。详细内容就在本书中。

这本精心编写的书籍，其目的不是作为一本手册，而是作为一个实用指南。读者首先被教授了显微外科的基本知识，随后通过突出人体工程学和手术显微镜的实验室训练来提升技能。也就是说，牙周整形显微外科的主要技术是通过说教来呈现的。所以本书无疑是送给口腔专业人士的礼物。

借用酿酒大师Luís Henrique Zanini的话来说："葡萄园需要感悟，因为它带有人性。我们如果失去特性，即使是硕士和博士也没用。去葡萄园真实触碰葡萄，你才能真正靠双手获得葡萄酒。"同样地，要想成为一位教育者和一位优秀的牙周医生，你也需要感悟。无论硕士还是博士都应该认真地感悟。这是Glécio Vaz de Campos给我们的礼物和财富。

Sérgio Kahn, DDS, MSc, PhD
President of the Brazilian Society of Periodontology

序二 Foreword

　　能为这本从全新角度出发，内容涉及口腔显微外科领域的书籍写序，让我深感荣幸。本书囊括了牙周及种植体周显微整形外科的重要基础知识和临床步骤，由Glécio Vaz de Campos博士、Cláudio Julio Lopes博士及其合编者认真编写，是真正口腔临床领域的里程碑。所述内容配上精美的照片和内容详尽的图表，证实了不断发展的显微外科领域的科学性且全面呈现了临床意义。本书清晰地呈现了在无论手术或非手术领域口腔医学正迅速向微创治疗发展，以及手术显微镜、显微器械和微创技术等关键要点与重要元素已成为高质量口腔医学新的金标准。

　　对前沿科学和手术治疗感兴趣的专科医生、全科医生和牙科医学生将能够理解并接受微创手术的新方向，从而提高患者在诊治中的舒适度和长期疗效，并能够将这一新学科的基本操作纳入自己的诊室。

　　作者们在该领域早早展现出的严谨、专注和热情，使他们逐步从学生"成长"为老师再到专家。我相信很多新生如果能在显微外科这个领域付出相似的努力，也将会具有同样的潜力。十分感谢Glécio Vaz de Campos博士和Cláudio Julio Lopes博士，感谢你们为提高医生对显微外科的认识所做的努力，本书一定会成为真正的标准。

Sascha A. Jovanovic, DDS, MS

Chairman, gIDE Institute

前言 Preface

因其在初期愈合的潜能，牙周及种植体周显微整形外科在牙周和种植领域变得越来越有价值。这得益于精准的外科技术、微组织的处理、对患者的关怀、创口的快速愈合和结果可控的进展。

3年前我们决定开始编写本书，这是基于24年来对显微外科理念的执着追求和数十年临床经验的积累。此外，近年来，科学证据集结的牙周文献证明了显微外科原理的重要性。迄今，既没有任何研究与此相矛盾，也没有任何研究表明遵循这一理念可能会对医生或患者造成任何损害。我们希望越来越多的临床比较研究将有助于牙周显微外科的科学总结，就同临床医学一样。

本书提供的内容涵盖微创手术，力求提升医生的技能，同时系统讲解了牙周显微外科技术、软组织缺损的解决方案，以及这些显微外科原理与种植手术的关联。我们还希望提供为达到美学目的的数字化微笑设计和美学区冠延长显微外科处置，以及对使用手术显微镜医生的健康、舒适度和生活质量相关的人体工程学设计。

本书的特别亮点包括介绍了指导牙周及种植体周显微整形外科技术的原则，以及指导首次进行显微外科手术的医生如何能够安全操作。我们的目的是激发大家对显微外科优缺点的讨论，鼓励发展显微外科技术，以及发展日益增长的、保守治疗的、生物学的和可预测的操作。

本书面向所有寻求微创手术理念、注重尊重生物原理、保护健康组织、提高患者福祉，并实现满意的软组织美学效果的专业人士（初学者及有经验者）。祝你阅读愉快！

鸣谢 Acknowledgments

来自Glécio Vaz de Campos博士的感谢

致我的合编者Cláudio Julio Lopes博士。对在推动和完成本书中你的参与以及你出色的组织、严谨和坚持表示感谢。你将微创操作原理以图片的形式进行表述，提升本书的图表艺术性。你的长期经验、能力和对显微外科原理的忠诚对本书章节的修订起到了决定性的作用。再加上我和我的家人确信，你不仅是一位出色的牙周显微外科医生，还是一位伟大的朋友！

致Fátima Tonello Vaz de Campos博士，我的妻子。我着重记录下你直接参与本书编写的过程。感谢你对临床病例的选择和整理、视频的编辑、创造性的技术命名，特别是在很多挑战性时刻给予的鼓励。你的幽默、创造力和智慧激励且帮助我们克服障碍。

我非常感谢我亲爱的孩子们Alexandre和Marcelo，以及我的儿媳Ludmila和Cyntia一直以来的鼓励。感谢我的母亲Marlene的欢声笑语。我悼念我一生的榜样——我的父亲Alfredo博士和我永远的兄长Márcio博士，我们非常想念你们。此外，我感谢我的第一个孙子Felipe的到来。

我还要感谢微创口腔团队成员Christiane Bissoli、Luciane Bardela Cavalaro和Hélen Elisa Pessoto，感谢你们的能力、奉献和友谊。

感谢巴西Napoleão Publishing House/Quintessence Publishing，特别是编辑Guilherme和Leonard Napoleão及其团队，我感谢你们不加干涉地给予开展这项创造性工作的机会。最重要的是，感谢你们激励我们超越极限。

来自Cláudio Julio Lopes博士的感谢

致Glécio Vaz de Campos博士。我由衷感谢你的邀请，并有幸作为合编者参与这一杰出项目。纵观我们2年的辛勤工作历程，我拥有了与你和其他专业人士一起生活与学习的机会，你以自律、有条理和认真的态度指导自己的生活，这些都是将显微外科作为工作理念的人所必备的品质。我感谢你在本书写作过程中的耐心、尊重、友谊和慷慨。

致Fátima Tonello Vaz de Campos博士。感谢你在本书编写的各个阶段给予的大力支持。感谢你的仁慈、专业精神、乐观、丰富的知识储备和友谊，这些都是我创作本书的动力。这对我们完成这项工作至关重要。

感谢我的搭档Mauricio de Melo Lacerda，感谢他在过去的几年里给予我的耐心、鼓励和协作，在成书过程中这对我至关重要。

感谢我亲爱的父母Antonio和Lucilia，兄弟及家庭成员，感谢你们一直以来对我的关爱和鼓励。

感谢Microdent整个团队在本书的创作过程中给予的理解和支持。

感谢我的朋友Josias Silva，感谢他在临床牙冠修复病例摄影记录方面的合作和出色的工作。

致巴西Napoleão Publishing House/Quintessence Publishing，尤其是编辑Guilherme和Leonardo Napoleão给予梦想成真的机会。感谢整个团队的耐心、支持。致美国芝加哥Quintessence出版社，特别是William G. Hartman，诚挚感谢对我们工作的信任。还要感谢Leah Huffman和Sarah Minor出色的编辑与制作工作，极大提升了本书的最终呈现效果。

"生命无关目标、成就及终点线……它只关乎你一路上成为什么样的人"

——Gisele Ferreira

审译者简介 Reviewer & Translators

主 审

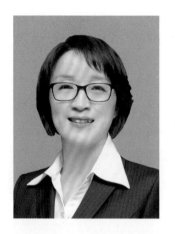

赵宝红

教授，主任医师，博士研究生导师

中国医科大学附属口腔医院种植中心主任

中华口腔医学会口腔种植专业委员会常务委员

辽宁省口腔医学会口腔种植学专业委员会主任委员

主 译

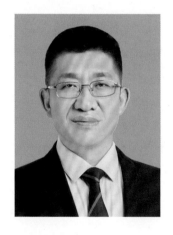

曲 哲

教授，主任医师，博士研究生导师

大连市口腔医院种植科主任

中华口腔医学会口腔种植专业委员会常务委员

辽宁省口腔医学会口腔种植学专业委员会候任主任委员

辽宁省口腔医学生口腔美学专业委员会副主任委员

副主译

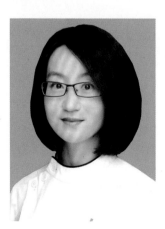

韩 冰

主任医师

大连市口腔医院特诊科医生

辽宁省口腔医学会牙周病学专业委员会委员

辽宁省口腔医学会口腔美学专业委员会委员

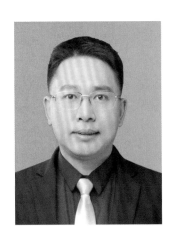

汤雨龙

博士后，副主任医师，硕士研究生导师

中国人民解放军北部战区总医院口腔科副主任

中华口腔医学会口腔种植专业委员会委员

中华口腔医学会全科口腔医学专业委员会委员

辽宁省口腔医学会全科口腔医学专业委员会副主任委员

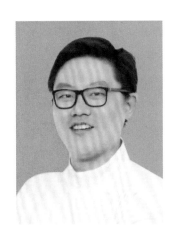

张　馗

日本东京医科齿科大学种植学与再生医学博士

大连市口腔医院种植科副主任医师

日本东京医科齿科大学外国人特别研究员

译　者（按姓名首字笔画排序）

孔德婧（大连市口腔医院）　　　　　陈靖文（大连市口腔医院）

孙宝龙（大连市口腔医院）　　　　　姜兆霞（大连市口腔医院）

余婉琳（大连市口腔医院）　　　　　梁艺馨（大连市口腔医院）

主编简介 About the Authors

格里西奥·瓦兹·坎波斯（Glécio Vaz de Campos），口腔临床博士，1982年在巴西阿拉拉夸拉的保利斯塔大学（UNESP）获得口腔临床博士学位。之后专攻牙周学和口腔修复学，多年临床经验指引他专注探索牙周显微外科的新技术。1996年，他在位于美国加利福尼亚州圣塔芭芭拉的显微外科培训机构获得该方面的从业资格。他在向巴西传播牙周及种植体周显微整形外科技术并推广落地式显微镜发挥了重要作用。2000—2004年，Glécio Vaz de Campos博士担任巴西圣保罗口腔医学会（APCD）显微外科手术部负责人，他在那里组建了南美洲最大的显微外科手术培训机构。Glécio Vaz de Campos博士合著涉及牙周及种植体周显微整形外科书籍16部并在巴西和其他国家出版。目前他在巴西容迪亚伊市和圣保罗市拥有的私人诊所专注于牙周及种植体周显微整形外科治疗，同时在容迪亚伊的私人显微外科治疗工作室提供定期培训课程。

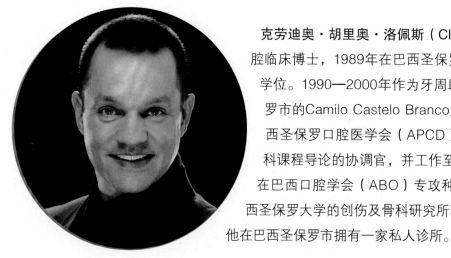

克劳迪奥·胡里奥·洛佩斯（Cláudio Julio Lopes），口腔临床博士，1989年在巴西圣保罗大学获得口腔临床博士学位。1990—2000年作为牙周助理教授工作于巴西圣保罗市的Camilo Castelo Branco大学。随后他继续作为巴西圣保罗口腔医学会（APCD）牙周整形外科和显微外科课程导论的协调官，并工作至2015年。在2014年，他在巴西口腔学会（ABO）专攻种植学，并在2017年于巴西圣保罗大学的创伤及骨科研究所获得修复显微外科资质。他在巴西圣保罗市拥有一家私人诊所。

编者简介 Contributors

Christian Coachman, DDS, CDT
Adjunct Professor
Department of Preventive and Restorative Sciences
School of Dental Medicine
University of Pennsylvania
Philadelphia, Pennsylvania

Coordinator, Postgraduate Program in Digital Dentistry
UniAvan University
Balneário Camboriú, Brazil

J. David Cross, DDS
Private Practice Specializing in Esthetic Periodontal and Implant Microsurgery
Springfield, Illinois

José Carlos Martins da Rosa, DDS, MS, PhD
Private Practice Specializing in Periodontics
Caxias do Sul, Brazil

Felipe Miguel Saliba, DDS, MDS
Scientific Director
Brazilian Institute of Modern Dentistry
Rio de Janeiro, Brazil

Dennis A. Shanelec, DDS*
Founder
Microsurgery Training Institute
Santa Barbara, California

Leonard S. Tibbetts, DDS, MSD
Private Practice Specializing in Periodontics
Arlington, Texas

Konstantinos D. Valavanis, DDS, MDS
Private Practice at the Athens Dental Institute
Athens, Greece

*过世

目录 Contents

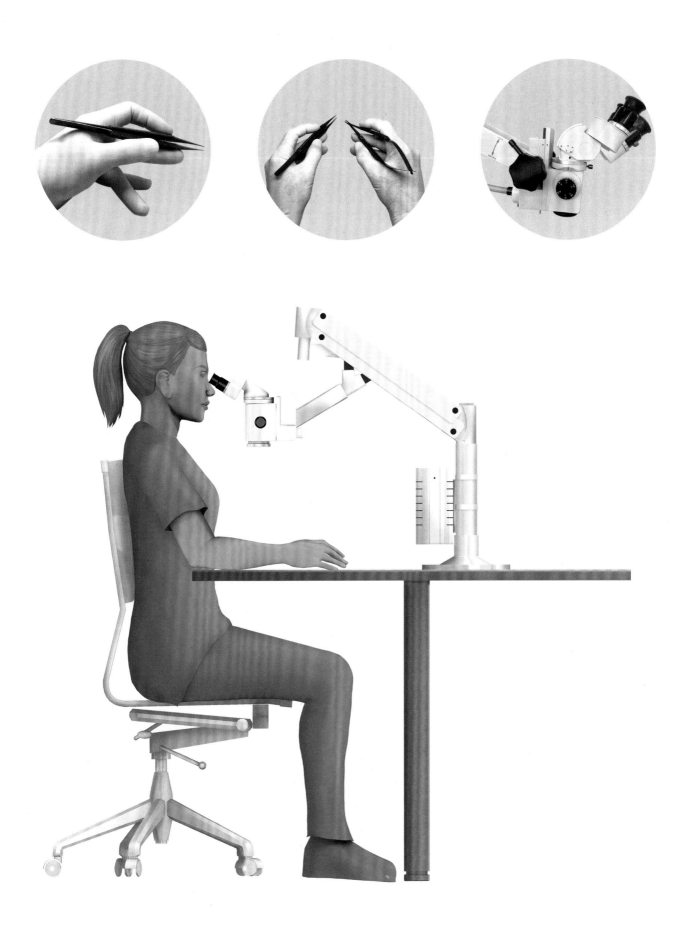

1

微创手术
Minimally Invasive Surgery

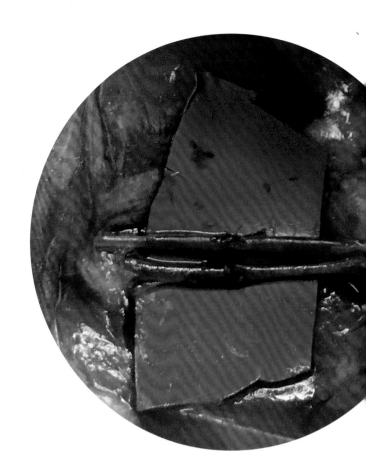

借助手术显微镜、精密器械和显微外科材料进行精确的外科操作时，临床效果会得到提升。

显微外科血管重建

虽然显微外科技术有着悠久的历史，但血管显微外科在各个医学专业的广泛应用是一种相对新颖的创举。显微外科的发展史与手术显微镜的进步及显微仪器的完善息息相关[1]。

显微镜技术是为科研目的而开发的。Carrel在1902年对血管成形、器官移植方面的工作似乎是显微外科技术应用的首次记载[2]。耳鼻咽喉科则是第一个优先考虑显微外科手术的专业，并且眼和耳的显微外科手术促进了更多精密的落地式显微镜、器械和技术的发展。

Jacobson等首次发表了在小血管吻合术中应用显微外科技术[3]，自此放大镜和显微镜的使用得到了广泛的推广。如今，无论动物模型还是临床患者，更多复杂的手术已成为可能。最为先进的技术最初在动物模型上开发，训练后应用于临床。头戴式显微镜用于低的放大率层级（2~8×），而落地式显微镜可以达到9~40倍放大倍数。

耳鼻喉科则是第一个优先考虑显微外科手术的专业

虽然显微外科没有发展成为医学的一个亚专业。但是显微外科技术已被广泛应用于各种临床专业，如小儿外科、神经外科、整形外科和血管外科，是许多手术和治疗结果的基本要素[4]。

在显微外科实验室学习微血管技术是希望遵循这种治疗理念的外科医生的第一步。成功的微血管技术训练需要高度的专注力和毅力，这最初可能会产生挫败感。训练环境应该保持安静，最好不要有任何因素干扰。为了最大限度地进行训练，并减少几乎每个人都会有的生理性抖动，应在任何训练前24小时，避免一定程度的四肢肌肉剧烈运动、食用含有咖啡因和尼古丁的产品。此外，训练期间应每小时中断活动5分钟，以减少疲劳。

用于微血管吻合术的器械有jeweler's显微组织钳、显微手术剪、显微镊子、带90°直角钝头胰岛素针头10mL冲洗注射器、夹持器、11号手术刀、牵开器和单丝针线。直径为0.5mm的血管用11-0缝线；直径为1mm的血管用10-0缝线；直径为2mm的血管用9-0缝线。

外科医生必须知道如何正确操作落地式显微镜系统，并应该选择适当的放大倍数来进行操作。双眼直视并在视野中心范围操作也是正确操作的关键。

显微外科的受训人员一旦了解了操作工作平台，就可以开始学习并且精进显微外科技术。最初，这项技术的训练是在专门为此程序准备的非动物模型上进行的。缝合橡胶模型是在缝合活的和纤细的结构之前的一个训练步骤，使用一块木板，中间中空并覆盖着一张橡胶或乳胶条。在橡胶条上做几个不同形状和尺寸的切口，模拟将要缝合结构的边缘，提供不同程度的难度[5-6]。

进行微观缝合时要遵循一些基本观念。针的进针点必须垂直于进针平面；否则，边缘将反转。从进针点到切口边缘的距离应为针直径的3倍。如果不考虑此距离，则创口边缘将重叠。另一侧针的出针点也应垂直于橡胶中的切口。随着外科医生自信心和技能的提高，应该逐步减小缝线的直径、放大显微镜的倍数[5-6]。

在对橡胶模型进行初步缝合培训后，应开始在动物模型上进行实践。Wistar大鼠是在实验室实践血管显微外科技术的理想动物。Wistar大鼠有一个合适的血管网络，有许多易于吻合的血管和神经，适合不同尺寸的缝线。作为标准的模型，一只300g的大鼠，被认为是理想的大小，有一条1mm直径的股动脉、一条2mm直径的主动脉和一条1.5mm直径的颈动脉。麻醉技术必须为疼痛提供充分的化学控制、催眠和镇痛，以使患者能够快速、平稳地从麻醉中苏醒。

在大鼠模型中，最有利于训练的区域是腹股沟区（股动脉和股静脉）和颈部区域（颈动脉和颈静脉）。最常用的缝合技术是端端吻合和端侧吻合。在对动物进行术前准备和适当麻醉后，进行精细的皮下解剖，并在切口边缘放置牵引器。训练中使用的血管通过显微手术剪进行标识和剥离。动脉和静脉之间的区别主要表现在3个方面：动脉跨过静脉，体积较小，并且具有较厚的血管壁。尽管尺寸较小，但动脉具有抗

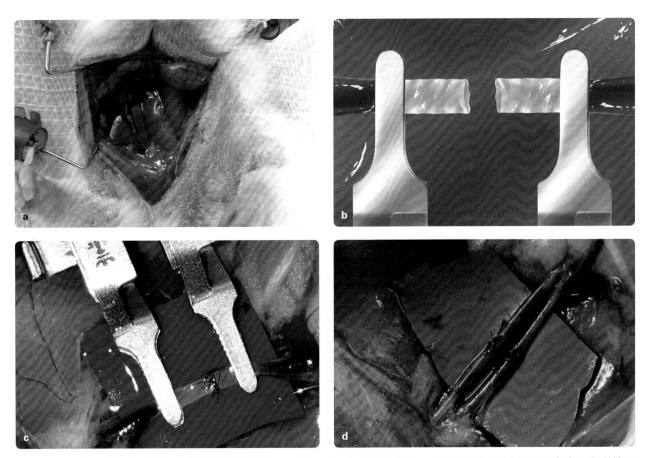

图1-1 （a）准备好微血管吻合实验室训练的Wistar大鼠；（b）显微缝合第一步微血管夹在6点位和12点位固定血管两个断端。（c）在移除微血管夹之前，练习微血管吻合及动脉成形。（d）移除微血管夹后完成股动脉和股静脉微血管吻合。观察微血管吻合后止血情况。

力大的管壁更便于操作。因此，它们是微血管吻合训练初始阶段的首选血管。处置应尽量少，以避免血管壁痉挛和损伤，且应使用血管最外层（即外膜）将其分离（图1-1a）。

开始微血管吻合术时，远心端和近心端分别放置微血管夹，然后使用显微手术剪对血管进行完整的横向切割。肝素化生理盐水冲洗断端两侧的血管。吻合处将两根缝线分别放置在上下两极的12点位和6点位（图1-1b）。留有一条长线头供以后牵引，以标记血管边缘的位置并获得对称的缝合口。下一个单针缝合进针部位是9点位、7∶30点位和10∶30点位对应的部位（如血管后壁）。为了实现此操作，需要将微血管夹旋转10°以暴露此区域。下一步是接触血管的旋转并在3点位、1∶30点位和4∶30点位用单针缝合其前壁（图1-1c）。最后，移除微血管夹，将血管有血液区域的内部血液排向吻合口。这一步，可以查验血管的通畅性及通过缝合点的血液渗漏[4-6]（图1-1d）。

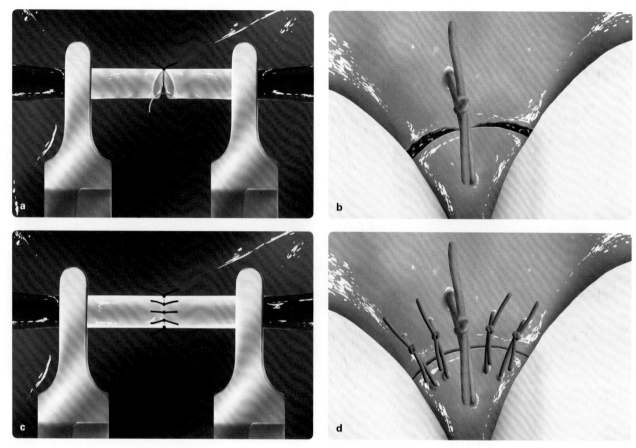

图1-2　血管显微手术与牙周整形显微手术的相关性。（a）显微夹合拢。（b）显微缝合消除黏膜瓣张力。（c）完成血管显微缝合。（d）创口边缘吻合。

Dennis A. Shanelec最初将已经在医学专业发展起来的显微外科原则应用于牙周整形手术。他的巨大成就是已经建立的显微外科在医学的基础上和牙周软组织的特征之间创立了生理学的类比。为了实现手术创口闭合进而形成一期愈合，开发出了垂直龈乳头一期显微切口、厚度一致皮瓣以及显微缝合几何形状（图1-2）。这样，加快牙周显微外科方法的发展，使创建一个专注解决软组织缺损的规则成为可能[7-13]。

手术创口愈合

初期创口闭合对于显微外科手术的成功至关重要。在牙周或种植体周塑形显微外科手术中，上皮下结缔组织移植（SCTG）的存活和整合取决于如下因素，包括累及组织的血液供应质量和细菌感染的预防。在SCTG上的一期创口闭合可以防止微生物的进入和增殖[14]。

在牙周/种植体周显微外科手术后，因为创口位于牙齿（或种植体）刚性、无血管的表面，导致累及组织的局部免疫防御及营养物质减少，所以愈合具有一定挑战性。难以愈合可能导致创口裂开、软组织缺损或瘢痕形成，并可能对美学结果产生不良影响。

创口愈合期包含将受损组织恢复完整性的整个生理再生过程。由于手术创口是在受控环境中创建的，外科医生对从切开到闭合的治愈过程中涉及的许多因素具有强大的控制能力。

> 在SCTG上的一期创口闭合可以防止微生物的进入和增殖。

愈合原则

组织对损伤的反应

创口愈合通过两种机制发生：再生及修复。再生是指用相同的组织替代缺损或老化的组织，使组织恢复到原来的状态。而修复则是指涉及用非特异性瘢痕组织替代丢失或受损的组织，因此不能恢复到原来的状态。

对于手术创口，外科医生应努力实现损伤组织的完全再生（再生愈合），并防止广泛的瘢痕组织的形成。创口闭合的状态决定了愈合过程中的修复愈合。当创口保持开放时，形成修复组织覆盖缺损并恢复其表面的完整性。这种新形成的修复组织在愈合后期会变成瘢痕组织。

一般而言，初期创口闭合实现一期愈合，开放性创口实现二期愈合。从生物学角度来看，通过一期或二期愈合实现创口愈合的最终目标相同：创口闭合。然而，这两个过程在创口愈合不同阶段的时间顺序和愈合过程中形成的组织质量方面存在差异。

> 对于手术创口，外科医生应努力实现损伤组织的完全再生（再生愈合），并防止广泛的瘢痕组织的形成。

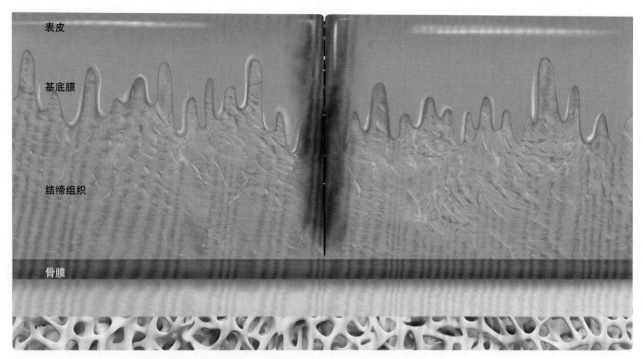

表皮

基底膜

结缔组织

骨膜

图1-3 使用垂直于组织表面的切口和对创口进行对接缝合时获得的一期愈合模式。

一期愈合

一期愈合是一种通过对接入路进行明确的切口和缝合的手术创口修复（图1-3）。精确的切口导致上皮和结缔组织细胞数量有限的死亡，并减少上皮基膜破裂[9-10]。这种类型的愈合表现为创口快速闭合，几乎没有瘢痕组织形成。换句话说，组织变得完整，与其原始状态相似。从手术角度来看，边界均匀、血运良好、无张力且精确对合的创口为一期愈合提供了有利条件。一期创口闭合后，创口边缘之间形成薄而稳定的血凝块，组织无局部缺血。这种技术使细菌很难进入创口，特别是在组织的深层。血液循环迅速恢复，形成临时基质保护该区域。在有利条件下，一期愈合将在几天内发生，临床上检测不到炎症、分泌物或肉芽组织形成。

只要有可能，外科医生应该为一期愈合创造合适的条件，这通常可以确保术后愈合得更快速、顺利。这样，在愈合过程中发生的急性炎症反应将是短暂的，在临床上几乎难以察觉。而且，患者在术后期间会经历更少的不适、更少的局部反应，并且不会出现与坏死相关的组织缺

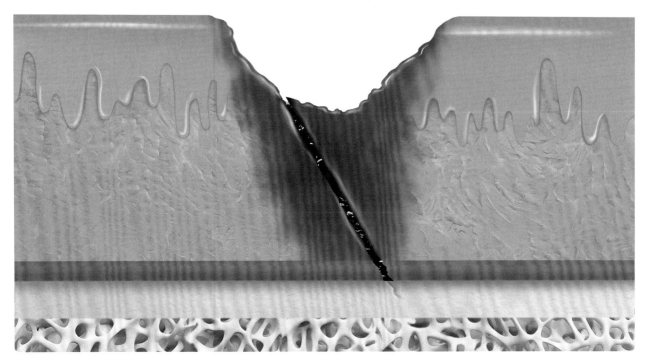

图1-4　该图是使用斜行切口时典型的二期愈合。该切口产生的上皮组织区域无结缔组织支持，易坏死。

损。组织再生过程在创面下进行，愈合的结果是修复为没有瘢痕的原始
状况。

二期愈合

　　当创口边缘有意后退或者由于组织缺损无法初期创口闭
合时，就会发生二期愈合（图1-4）。在这种类型的愈合
中，有更广泛的细胞和组织丧失，修复过程也变得更加复
杂[16]。为了迅速覆盖创口并恢复口腔上皮衬里的完整性，机
体产生质量较差的瘢痕组织，填补因组织损伤或缺失而造成的
缺口。如果缝线张力过大、操作不当或松脱，通常会观察到黏
膜瓣边缘的坏死区域（图1-8）。即使达到初期创口闭合时，如果
存在血液供应不足的区域，也会通过二期进行愈合。在最终的修复完成
后，瘢痕会残留下来，其质地和颜色可能与相邻组织有显著差异。二期
愈合与增加细菌感染、术后不适和瘢痕组织形成等风险相关。因此，只
要有可能，应尽量避免二期愈合，尤其是美学区域的手术。

> 二期愈合与增加细菌感染、
> 术后不适和瘢痕组织形成等
> 风险相关。

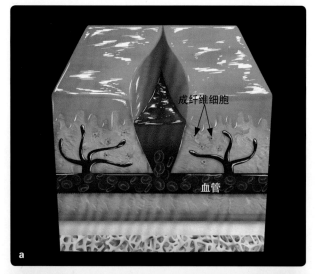

成纤维细胞

血管

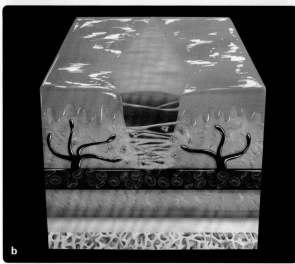

b

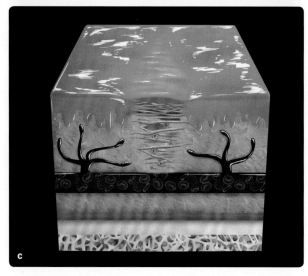

c

图1-5　创口愈合阶段。（a）第1阶段：炎症反应期（第1天~第5天）。（b）第2阶段：迁移/增殖期（第5天~第14天）。（c）第3阶段：成熟/重塑期（第14天直至最终愈合）（适用于牙周组织的方案[17]）。

创口愈合阶段

创口愈合过程涉及机体为恢复组织的连续性而启动的所有生理性再生过程[14-17]。间充质细胞和上皮细胞之间的相互作用，由大量具有局部和全身作用的化学介质（生长因子和细胞因子）介导和协调，从而发挥重要作用。一般创口愈合过程有3个随时间推移重叠的进化阶段：炎症反应期、增殖期和成熟期（图1-5）。这些现象说明了适用于所有组织（包括牙周组织）的一般原则，但不同组织愈合持续时间不同。人体皮肤愈合过程的顺序如下所述：

第1阶段：炎症反应期（第1天~第5天）

含有血浆蛋白、血细胞、纤维蛋白和抗体的血液大量转移到创口部位。表面形成痂壳封闭瘢痕体液并防止细菌入侵。白细胞迁移到该区域导致炎症在数小时内发生，引起创口部位局部肿胀、疼痛、发热和发红。白细胞破裂以清除细胞碎片、吞噬微生物和异物。然后，骨髓单核细胞到达创口部位变为巨噬细胞，吞噬残留的细胞物质并产生蛋白水解酶。上皮边缘的基底细胞迁移覆盖创口以闭合创口表面。同时，位于深层结缔组织中的成纤维细胞开始非上皮组织的重建。在急性炎症期（图1-5a），组织未获得高拉伸强度，只能依赖闭合材料（缝线）来维持其位置。

第2阶段：迁移/增殖期（第5天~第14天）

术后第1周或第2周，成纤维细胞（纤维组织的前体细胞）向创口区域迁移。通过来自血液和周围组织细胞中的酶，成纤维细胞合成胶原蛋白和基础物质（如纤维蛋白和纤维连接蛋白）。这些物质将纤维母细胞附着在基质上。成纤维细胞中的成肌纤维细胞具有平滑肌特征，有助于创口收缩。胶原沉积大约在第5天开始，并迅速增加创口的拉伸应力。血浆蛋白有助于细胞活动，这在愈合阶段纤维组织的合成中至关重要。除了胶原合成，其他受损的结缔组织部分也被替换。淋巴网络恢复，血管新生，肉芽组织形成，许多毛细血管发育以滋养成纤维细胞（图1–5b）。几乎所有这些结构在最后的愈合阶段都消失了。

第3阶段：成熟/重塑期（第14天直至最终愈合）

第2阶段和第3阶段之间没有确切的界限区分。在第2阶段，愈合迅速开始，然后逐渐降低。术后长达1年，拉伸强度持续增加。皮肤恢复其原始拉伸强度的70%～90%。纤维结缔组织的沉积会导致瘢痕形成。在正常愈合模式下，创口收缩发生在数周和数个月内。随着胶原蛋白密度增加，导致血管形成减少、瘢痕组织增加、颜色苍白（图1–5c）。

干扰愈合的手术因素

外科团队掌握许多直接影响愈合过程的因素。首要任务应该始终是保持无菌和灭菌技术，杜绝任何感染。虽然患者口腔微生物群中的某些微生物可能导致术后感染，但来自外科团队的微生物也构成了威胁。不管起源如何，感染总是会阻止愈合[4]。在计划和进行外科手术时，外科医生应考虑以下灭菌问题[1]：

首要任务应该始终是保持无菌和灭菌技术，杜绝任何感染。

切口长度和方向

切实的切口规划应足够长，以给予恰当的进入手术区域的通路，并使该区域充分暴露。切口方向应始终与组织表面成90°角。

中厚瓣技术

皮瓣分割技术应达到生发层，以获得厚度均匀的皮瓣。外科医生应尽可能保持底层组织（即神经、血管、肌肉等）的完整性。

轻柔的组织处理

对组织创伤越小，愈合越快。在手术过程中应小心操作，谨慎使用组织牵开器，以避免压力过大，因为组织上所受的张力可能导致血运受损并改变生理愈合过程。

止血

可以使用各种机械方法、加热方法、化学方法来控制流向外科创口的血液和体液。止血使外科医生能够在一个清晰的术野内更精确地工作。如果没有适当的控制，创口组织的出血可能会干扰底层组织的可视化。创口闭合前良好止血将防止术后淤血的形成。切口血肿可能妨碍一期创口闭合。而且，血液或体液在该区域的积聚为细菌生长和随后的感染提供了理想的培养基。相反，大面积外科创口的缝合操作应以可控和轻柔的方式进行，以避免坏死和延长愈合期。

组织保湿

在手术过程中，应定期用生理盐水冲洗手术区域，以防止组织脱水。

缝合材料的选择

理想的缝线类型可以帮助外科医生以尽可能小的创伤处理组织，并尽可能精确地消除开放空间。外科医生的个人偏好对缝合材料的选择起着决定性的作用，但创口的位置和患者固有的因素也必须考虑周全。

对缝合材料的组织反应

每当将异物放入组织内时，就会发生反应。根据植入组织中的材料类型，该反应的范围从轻微到中度不等。如果出现感染、过敏或创伤等并发症，反应将更强烈。缝合完成后，从邻近组织水肿开始，其强度与外科医生护理有关。

消除创口内的开放空间对愈合过程至关重要。

消除创口内的开放空间

消除创口内的开放空间对愈合过程至关重要。创口内的开放空间是组织边缘对合不良的结果。组织内的血液或体液积聚可能为细菌定植和随后的感染提供了理想的培养基。在手术结束时，应采用手法压迫清除多余积聚的血液，并在手术创口形成良好的血凝块。

缝线具有适当张力

与仅使用足够的张力来拉近组织并消除空隙的方法相同，缝线应能达到足够被动就位，以防止患者在愈合过程中出现不适、缺血和组织坏死。

术后创口创伤

术后患者活动可能会对手术创口造成创伤。外科医生应确保创口闭合足够稳定，以防止愈合期间缝线断开。总之，在一期愈合期间，外科医生应尽可能避免对愈合过程产生消极或有害的任何事。

影响愈合的因素

一些局部因素和全身因素可能影响手术创口的一期愈合（框1-1和框1-2）[14]。实现初期创口闭合对于牙周及种植体周显微整形外科手术的成功至关重要。

局部因素

框1-1概述了可能影响创口愈合的局部因素。这些将在以下章节中讨论。

消除炎症

牙龈炎症对牙周及种植体周软组织的质量具有负面影响。作为炎症过程的结果，胶原蛋白含量降低及血流量、间质液和软组织炎症细胞显著增加。除影响创口愈合外，还会引起术后技术难题。在炎症存在的情况下，软组织具有海绵状形态和出血倾向，导致难以获得精确的显微外科切口、分割黏膜瓣和用显微缝合关闭创口边缘。等待牙周及种植体周显微整形外科手术的患者应事先接受牙周序列治疗，根据个体风险因素展示合格的口腔卫生，并无炎性临床症状（即牙龈边缘应牢固黏附在根表面/种植体上）。因为牙周及种植体周显微整形外科手术是选择性的手术，它们只应该在没有炎症的情况下进行，这确保了所手术计划的可预测性。

框1-1 影响创口愈合的局部因素

消除炎症

牙周/种植体周塑形的先决条件

显微外科手术：

- 基础牙周治疗和稳妥的口腔卫生
- 无临床炎症的龈缘附着于牙根表面/种植体

显微外科方法

- 手术显微镜：头戴式显微镜或落地式显微镜
- 显微器械
- 组织精细处理
- 微创技术

牙种植体表面的生物相容性

- 种植体生物相容性是牙龈退缩的根面覆盖治疗基础
- 在开始手术前进行暴露牙根表面的准备
- 种植体基台材料和设计的选择是初期愈合与效果维持的根本

黏膜瓣设计

- 微信封技术：当黏膜瓣不需要较大的冠向牵拉移动时，需要较大的冠状面位移
- 半月形技术：有利于黏膜瓣移动和牙间组织营养（见第6章）

黏膜瓣边缘血液供应

- 90°角垂直黏膜瓣边缘（杜绝斜切）
- 初始切口手术刀应始终垂直于组织表面
- 均匀的黏膜瓣厚度以保持营养
- 对黏膜瓣边缘的创伤最小

黏膜瓣厚度

黏膜瓣厚度应均匀，同时保留较少且必要的结缔组织

黏膜瓣张力

端端吻合应始终无张力

显微缝合

必须分为两个阶段：靠近和接合

血凝块厚度

手术创口上的血凝块应较薄

由Zuhr和Hürzeler[14]修订

显微外科方法

正确创口愈合的关键之一是使用显微外科方法。4个基本要素是：手术显微镜（头戴式显微镜或落地式显微镜）、显微器械、组织精细处理和使用微创技术。基于这4个要素治疗的主要目的是通过轻柔的组织操作以最大精度实现一期创口闭合。

牙根表面/种植体表面的生物相容性

牙根表面/种植体的生物相容性对于软组织缺损的愈合过程和成功治疗是必要的。即使实现绝佳控制口腔生物膜的个体中，在暴露的牙根/种植体表面仍然有一薄层该生物膜覆盖。因此，应在术前立即对表面进行机械清洁，以清除所有生物膜和微生物，从而有利于软组织的黏附。当生物相容性不存在的时候，在牙周/种植体周形成脓肿替代根面新的附着或者在种植体表面形成长结合上皮。种植体的另一个关键因素是材料的选择和种植体基台的设计，这对于最初的愈合和长期效果的维持至关重要（见第6章）。

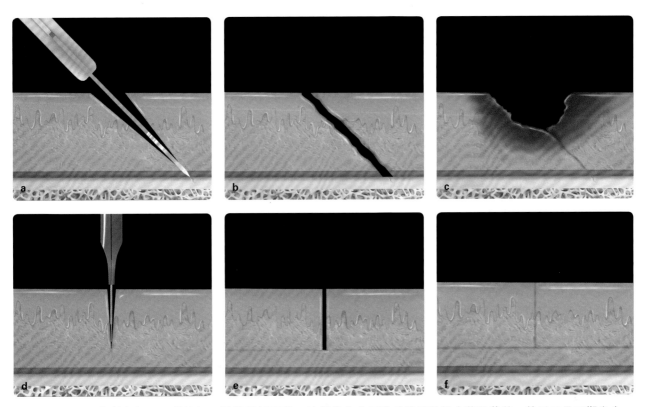

图1-6　（a~c）斜行切口。传统切口通常是斜面的，使部分上皮无法从结缔组织中获得营养。其后果是二期愈合。（d~f）切口垂直于组织表面。在显微外科手术中，切口始终处于90°角，允许手术创口的端对端闭合，从而实现一期愈合。

黏膜瓣设计

本书介绍了牙周显微外科技术切开黏膜瓣的方式，分为两组：微信封技术和半月形瓣技术。微信封技术用于避免较大的冠状位移。

在需要更显著移位的情况下使用半月形技术，其优势是有利于保持牙间血液供应（见第6章）。

黏膜瓣边缘血液供应

黏膜瓣的边缘是整个创口愈合过程中最关键的部位。维持良好的血液供应是显微外科手术各个阶段的中心目标。黏膜瓣边缘坏死的风险与其厚度成反比。黏膜瓣越薄，滋养其边缘的血管数量越少，术后坏死的风险越高。当进行初始显微切口时，手术刀刀片应与组织表面成90°角，并且应始终避免斜切（图1-6）。如果遵循这些基本规则，皮瓣将具有均匀厚度的直角边缘，而不是锐角边缘。软组织设计和非创伤性处理对于恢复术后良好的组织灌注与防止黏膜瓣边缘坏死至关重要。

黏膜瓣边缘坏死的风险
与其厚度成反比

黏膜瓣厚度

获得一个均匀分割的黏膜瓣对于沿其边缘的血液灌注和一期愈合至关重要。使用手术显微镜的优点是，即使在较薄的牙周生物表型（厚度<0.8mm）中也能获得精确且均匀的黏膜瓣。

黏膜瓣张力

在显微缝合完成过程中，创口边缘无张力的准确入路是一期创口愈合的另一个决定性因素。如果不遵循这些原则，可能会导致血管收缩和塌陷，从而使黏膜瓣的血液灌注复杂化，增加坏死和愈合并发症的风险。黏膜瓣张力也与术后退缩的风险有关，这可能导致二期愈合及其带来的后果。选择合适的设计和整个黏膜瓣的均匀厚度可确保黏膜瓣的适当活动性（无张力）。因此，创口边缘的无张力关闭对于牙周及种植体周显微整形外科手术的成功至关重要。

> 因此，创口边缘的无张力关闭对于牙周及种植体周显微整形外科手术的成功至关重要。

显微缝合

在显微外科中，显微缝合分为2个阶段：拉拢粗略缝合和精准对位缝合。拉拢粗略缝合阶段负责皮瓣或移植物或受植床部位的定位缝合；精准对位缝合阶段负责皮瓣边缘的精准接合（见第3章和第6章）。

血凝块厚度

在整个手术创口中，血凝块厚度应尽可能薄，有利于一期愈合。

全身因素

框1-2概述了可能影响创口愈合的全身因素。这些将在以下章节中讨论。

糖尿病

与糖尿病微血管和大血管病变相关的组织灌注障碍影响局部免疫防御和创口愈合。因此，在糖尿病不受控制的情况下，糖尿病患者存在创口愈合并发症和坏死的风险较高。在治疗这些高危患者时，外科医生应咨询患者的内科医生，以充分了解患者的疾病状况。糖化血红蛋白指数在长期监测甘氨酸血症治疗中具有重要价值。小于6.5%表示糖尿病已得到控制，预期结果令人满意。对于未经治疗或未控制的糖尿病患者，不得择期手术。即使是糖尿病得到控制的患者，术前也应预防性使用抗生素。

> 对于未经治疗或未控制的糖尿病患者，不得择期手术。

框1-2 影响创口愈合的全身因素

糖尿病
- 联系患者的内科医生
- 如果糖尿病得到良好控制，可以实行牙周整塑干预
- 即使糖尿病得到控制也建议预防性使用抗生素

免疫抑制
- 联系患者的内科医生
- 对于显微外科手术预防性使用抗生素
- 对于HIV或AIDS潜伏期患者进行手术操作

患者特异性因素
患有特异性因素的每位患者都有一个单独的愈合过程

压力
外科手术禁用于情绪应激程度较高的患者

吸烟
活跃吸烟患者中，牙周及种植体周显微整形外科手术的结果不可预测

由Zuhr和Hürzeler修订[14]

免疫抑制

免疫抑制药物（如细胞抑制剂和皮质类固醇）可降低患者的免疫应答，因此可能损害或延迟创口愈合。在未咨询患者的情况下，不得在免疫抑制治疗下进行外科手术。手术应在预防性抗生素治疗下进行。在这种情况下，针对创缘精确的操作对于避免愈合过程中的并发症至关重要。在HIV或AIDS患者中，现代抗反转录病毒药物和治疗方案增加了手术的可行性和预后。在HIV感染的急性期和AIDS暴发后，应避免牙周/种植体周外科手术，但在感染的潜伏期，可在预防性抗生素治疗下进行。

患者特异性因素

即使考虑到与愈合相关的所有已知因素，患者特异性因素也会导致个体差异。年龄起着重要作用：研究表明，年龄大于70岁的患者创口愈合成功率低于年轻患者。遗传易感性：尤其是生长因子的表达，似乎是愈合中另一个关键的患者特异性因素。生长因子参与愈合的各个阶段，因为它对成纤维细胞具有催化作用并刺激免疫细胞和血管生成。

压力

由于血液中皮质醇的增加，压力和焦虑会减缓创口愈合。皮质醇是类固醇家族中的一种激素，由肾上腺产生，直接参与应激反应。皮质醇的代谢和抗炎活性对于创伤或感染患者的愈合至关重要。相反，高剂量或长期服用皮质醇会增加感染的易感性，促进其传播，使愈合困难[18]。

吸烟

香烟烟雾中的尼古丁和有害气溶胶对口腔创口愈合有系统性影响。当与直接影响组织愈合的局部因素相关时，它们会阻止血液供应到达组织并降低免疫防御。外科医生应预测活跃吸烟者的愈合并发症，即使显微外科手术是经过精心规划和实施的，外科医生也应该预判到活跃吸烟患者的并发症。在活跃的吸烟患者中，结果不太好把控[14,16]。

愈合并发症

当组织完整性因意外或裂开而受到破坏时，患者就很容易受到感染和各种并发症的影响[17]。即使在整个手术团队严格遵循手术固有方案的情况下，术后也可能发生一些并发症。其中两个最大的问题是感染和缝合创裂开。

感染

感染是由有毒微生物进入易受感染的外科创口引起的。治疗的关键是迅速识别致病菌（通常是细菌来源），并立即用特定抗生素治疗感染。除了抗生素治疗和0.12%葡萄糖酸氯己定冲洗液（每天2次）冲洗外，外科医生还应小心清除坏死残留物，并用2%的氯己定凝胶诱导局部无菌。该方案持续到症状完全缓解和创口完全上皮化。牙周整形手术被认为是相对浅表的创口，不需要更多的侵入性手术（如通过切口引流或清除坏死组织）。

缝合创开裂

缝合创开裂是闭合后组织层完全或部分分离。这可能是由于对新缝合组织施加的张力过大、操作不当或缝合材料使用不当所致。在牙周及种植体周显微整形外科手术中，缝合创开裂与牙周生物表型的特征有关；组织越薄，开裂的可能性越高。当发生开裂时，根据破裂的程度和外科医生的评估，创口可能会或可能不会再次闭合。通常最好等待最终愈合，以评估是否需要进一步干预。

即使显微外科手术是经过精心规划和实施的，外科医生也应该预判到活跃吸烟者的并发症。在活跃的吸烟患者中，结果不太好把控。

在牙周及种植体周显微整形外科手术中，缝合创开裂与牙周生物表型的特征有关；组织越薄，开裂的可能性越高。

微创手术的历史和原则

牙周及种植体周软组织的美学是任何治疗成功的决定因素。牙周整形外科手术操作具有挑战性，对失败相当敏感，软组织的美学效果也不尽相同，并不总是满足患者的期望。在过去的几十年里，人们对侵袭性较低、更可预测、目标明确的牙周手术越来越感兴趣，这迫使临床研究人员寻求其他手术方法。

从传统手术到显微外科手术

传统方法通常基于大的斜行切口（图1-6a~c），垂直切口减张，切除大的黏骨膜以及粗糙和随机对位的缝线（图1-7）。手术过程中骨的过度暴露导致术后一定程度的骨吸收[19]，大切口增加了组织创伤和术中出血，随机对位的缝线不能充分对合边缘黏膜瓣（图1-8）。最后，这种手术创口可能形成空腔和黏膜瓣重叠。

在临床上，患者可能会发生不适（疼痛、水肿、术后出血、血肿）、局部坏死、不可预期的结果和继发性愈合。在美容外科手术中，愈合过程和愈合后意外软组织退缩的可能性除了导致术后疼痛与不适外，还导致患者的美学问题[20-23]。这种负面模式可能使患者难以接受牙周外科手术。

在过去的25年里，微创手术已经开始被纳入临床牙周手术中，以支持不同的治疗方法[24-25]。这一趋势符合当前医学界的原则，即常规使用微创理念，以获得更好的手术结果、更舒适的术后反应和更短的住院时间（如重建、腹腔镜、血管内手术、眼部治疗）。Hunter和Sackier认为[26]，这种治疗方法被描述为"能够缩小我们的视野并解放我们的双手，在以前只能通过大切口进入的区域进行宏观手术和微观手术。"Harrel和Rees[27]最初描述了减少牙周手术创口的微创手术（MIS）。MIS入路包括制作小切口，分离黏膜瓣保留骨膜以维持血液供应，并进行精细缝合。为了改善微创手术过程中的可视化，开发了内镜[28]。该器械将小摄像机和光源插入牙周缺损处。图像出现在显示器上，帮助医生可视化地处理牙根和牙周缺损区的骨组织。学者报告说，与使用其他可视化方法相比，使用内镜获得了更好的临床效果。

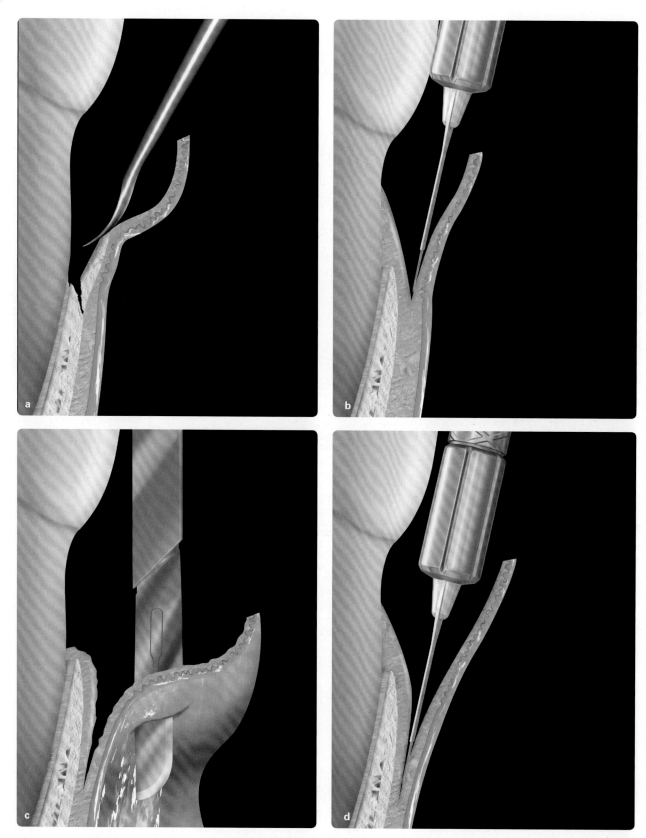

图1-7 （a）薄龈周生物表型中，全厚黏膜瓣的剥离对软组织具有相当大的创伤。（b）显微刀片的使用使在薄的牙周表型中分割出黏膜瓣成为可能。（c）传统刀片的使用使获得均匀的黏膜瓣成为挑战，可导致黏膜瓣穿孔。（d）显微刀片允许沿着膜龈联合线均匀分离黏膜瓣，保持所需厚度。

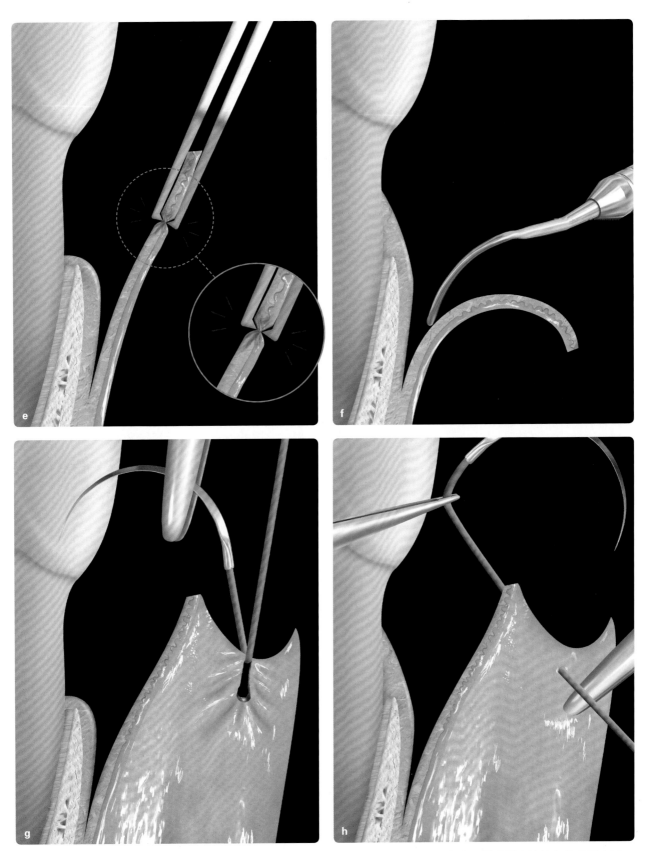

图1-7（续）　（e）传统的宏观手法，如使用有齿镊夹住黏膜瓣，可能撕裂组织。（f）显微器械允许精细的组织牵开。（g）不正确的缝线和未经修复的技术会撕裂形成穿孔。（h）显微缝合技术降低针直径减少组织穿孔。

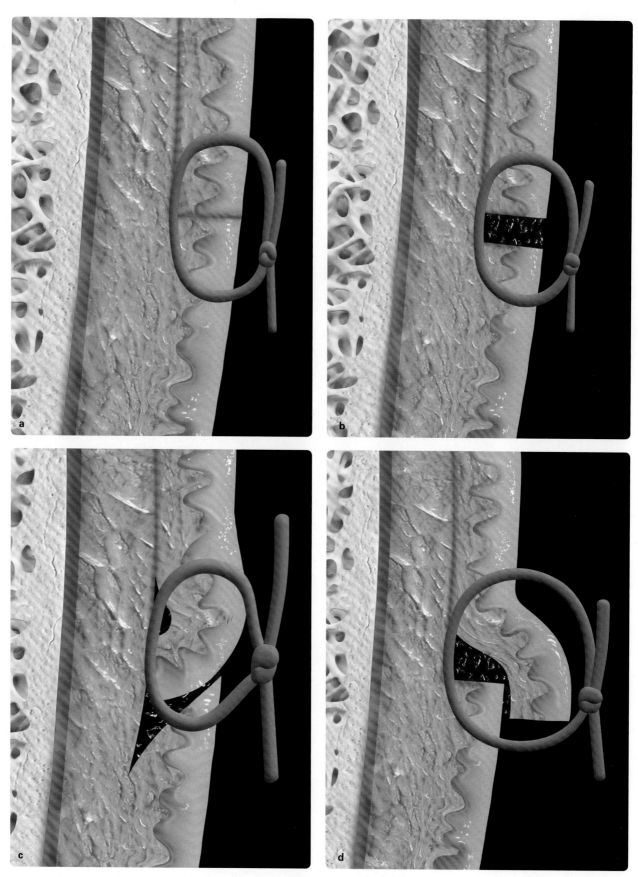

图1-8　（a）理想缝合。（b）缝合不紧、松动。（c）内陷缝合。（d）重叠缝合。

Cortellini和Tonetti[24]还提出了微创外科技术（MIST），该技术强调了龈乳头保留、一期创口闭合以及血凝块保护和稳固等方面。随后，他们开发了改良的微创外科技术（MMIST）[30]，该技术结合了可再生空间预测的概念。

Cortellini和Tonetti[31]提出在牙周再生手术中使用落地式显微镜。他们得出显微镜的使用可以使软组织操作得以改善，使一期创口愈合率从传统手术的平均70%增加到显微外科手术的92%。

Ribeiro等[32]表明，牙釉质来源的蛋白基质应用相关的微创外科技术具有统计学意义，减少了临床疼痛与不适以及最大地改善美学效果。另一项研究[33]报道在术后6个月内没有牙龈退缩。

实施微创外科技术的主要困难是控制操作视野。在缩小的手术区域中，使用尖端细小的器械处理薄而精细的组织结构成了挑战，这通常是肉眼无法做到的。因此，学者提出了一种手术视野放大系统，如放大镜、内镜（即视频显示器）或手术显微镜。这些系统具有适当的照明，以呈现口腔所有区域的细节。因此，微创外科操作的初始定义（不考虑强制使用手术显微镜）[26]变更为"通过手术显微镜系统、仪器和显微外科器械是减少误差且更精确的手术方法"[34]。

通过使用落地式显微镜、头戴式显微镜和显微器械，微创外科技术的开发和完善得到了广泛的应用与加强。一些学者[35-38]报道了在牙周手术的不同领域，从黏膜瓣手术到牙周整形手术，使用落地式显微镜的效果更好。

Shanelec和Tibbetts[7-13]引入了牙周显微外科的概念，通过使用显微镜和特定的显微器械对传统外科进行了改进。显微外科原则的结合对牙周成形显微外科方案的出现起到了决定性的作用。减少垂直于组织表面的切口、精细和精确的组织处理以及缝合方式等技术提供了一期创口闭合并逐渐一期愈合。这些技术的使用对增加手术效果的可预测性和使用传统技术难以解决的牙龈缺损的治疗做出了重大贡献。

通过文献综述、病例报告[39-44]和对比临床研究文献检索发现[45-48]，部分学者也指出使用落地式显微镜治疗牙龈退缩。

Burkhardt和Lang[45]通过荧光血管造影评估与SCTG进行了根面覆盖率的对比研究。在牙根覆盖百分比方面显微外科方法的血运重建程度高于宏观外科技术（即不使用手术显微镜）。且也存在有利于显微外科方法的统计学显著差异（98% vs 90%）。

在缩小的手术区域中，使用尖端细小的器械处理薄而精细的组织结构成了挑战.

在一项对照临床研究中，Francetti等[46]在24位患者中使用三种不同的技术，术者比较了显微手术方法和宏观手术方法。随访1年后，显微手术方法和宏观手术方法的平均根面覆盖率（分别为86%和78%）与完全根面覆盖率（分别为58.3%和33.4%）没有统计学显著差异。然而，由3位检查者进行的定性照片分析结果显示，采用显微外科手术方法有更好的牙龈边缘轮廓和更好的愈合。

在一项对照临床研究中，Bittencourt等[47]比较了一组使用SCTG进行根面覆盖的牙周显微外科技术，另一组使用半月形冠向复位瓣技术（均使用落地式显微镜）。结果表明，两种技术都获得了显著的根面覆盖率（分别为96%和91%），组间无统计学差异。

Bittencourt等[48]还对24例位于尖牙或前磨牙的双侧Miller I类或Miller II类牙龈退缩大于或等于2mm的患者进行了随机对照临床试验。所有手术均由一位手术医生执行，该医生在微创入路中使用SCTG技术（Shanelec和Tibbetts[7-13]推荐，Campos等[41]改良），两组使用相同的器械和材料（显微刀片、缝线6-0和8-0）。材料的唯一区别是手术显微镜用于显微组，在宏观组（对照组）中未使用。本研究结果证明，显微方法和宏观方法均促进了根面覆盖率百分比，分别为98.0%和88.3%。然而，这些百分比显示出使用落地式显微镜进行显微外科治疗的优势，并具有统计学显著差异。术后，显微组患者未显示残留或额外的颈部牙本质过敏症（CDH），而宏观组27.3%的患者报告CDH。关于美学结果，MICRO组和MACRO组报告患者对美学结果的满意度分别为100%和79.1%。学者得出结论，2种方法均能够促进根面覆盖率，但使用手术显微镜为牙龈退缩的治疗带来了更大的临床益处。

考虑到使用显微外科与宏观外科的特定验证研究，Chambrone和Tatakis[43]表明，当在显微外科的辅助下使用基于SCTG的手术时，与传统技术相比，可以额外促进平均根面覆盖率增加9%。它们也有利于短期内更大的根面覆盖率（6个月）。这些微创技术，采用手术显微镜和显微器械，在术后早期和根面覆盖率方面显示出更令人满意的结果。

牙周治疗

诊断阶段

用于诊断牙周病的最常见方法是在牙周探针和X线片的辅助下进行视觉检查[49]。探针毫米级标记，以舒适和精确的方式观察。扩展的手术视野允许探针精确穿透进入龈沟/袋中，而不超过其生物宽度。

初始治疗阶段

刮治和根面平整是牙周病学最关键的程序之一[50-51]。软组织和硬组织结构的详细可视化可以保存相关组织，并选择性去除被牙石和生物膜污染的牙本质。这项技术允许精密刮匙以良好的工作角度准确地插入牙周沟/袋中，以去除龈下污染[52]。它还通过观察特殊的解剖结构可视化避免了软组织损伤（撕裂）。此外，它使标准化清除牙齿结构成为可能，避免在不同的根表面不规则地去除牙本质。因此，术后牙本质敏感性降低甚至消除。

再生手术

一些学者提出使用显微外科方法治疗单发性[24,27,30,35]或多发性[29,34]缺损。显微外科方法可改善手术视野的照明和放大倍率，实现以更高的去污精度和最小的组织创伤进入到骨内缺损区[24,34]。此外，实现和维持一期创口愈合的可能性，最大限度地减少了细菌污染，为牙周再生创造了更有利的条件[30,35]。这种方法在骨内治疗中的其他优势包括组织回缩最小、改善美观性[24,29,32]、降低术后并发症发病率、患者接受度和满意度高。

根面覆盖手术

为了获得可预测的美学和功能效果，必须进行小切口和精细缝合。通过精确对闭合创口边缘实现移植物稳定和固定。与传统手术相比，显微手术方法具有以下优点：移植物血管化增加、根面覆盖率提高45%、角化组织的宽度和厚度显著增加[43,45-46,48]、美容效果更好、患者并发症发病率降低[43,45-46,48]（第6章）。

牙冠延长术

尽管外科牙冠延长[53]使用显微外科方法的比较研究有限，但显微外科视野放大可能对该手术有利似乎是合乎逻辑的。新的数字化外科手术方法的发展和手术导板的精确制作对显微外科技术提出了挑战。控制初始显微切口、黏膜瓣管理、截骨术和显微缝合可防止不必要的术后软组织退缩。第7章介绍了一种新的显微外科方案，特别是为美学区数字微笑设计而创建的。

口腔种植

手术显微镜和显微外科技术可以在种植体治疗的不同阶段（植入时、种植体周软组织成形术时和种植体周组织管理时）使用，具有更高的精确度和可预测性[54-55]（见第6章）。另一种应用是上颌窦提升术，成功率显著提高[56-57]。手术显微镜可帮助上颌窦植骨术可视化并有助于分离窦膜，将窦膜穿孔风险降至最低。

微创手术（MIS）的临床意义

只有在手术操作者遵循微创理念并配合良好的技术方案的情况下，使用放大镜和显微器械才能获得显著的临床结果（框1-3）。第3章和第6章介绍了解决软组织缺损的原则，特别强调牙根和种植体周覆盖。因此，与传统手术相比，预期具有显著的临床优势：

- 显微器械、手术显微镜和显微外科技术使手术区创口相当大程度地缩小。治疗区域越大，炎症过程越显著，从而导致水肿、术后疼痛和愈合时间延长。因此，限制手术区域的范围是降低并发症发病率的必要条件
- 操作组织中血液供应受损越严重，坏死的风险越高，从而产生美学和功能并发症
- 因为切口的设计对于保存血液供应至关重要，所以应该避免不利的切口，以免损害组织中的血液供应。例如，建议在受区和供区（腭部）松解垂直切口，以便于结缔组织的获取。同样，与显微外科技术相关的即刻种植可以通过放大和适当照明在不做切口的情况下完成。避免松解切口对于手术区域血液供应和保护硬组织与软组织结构具有不可否认的优势（见第8章和第9章）。除了最小的瘢痕风险外，显微外科技术可加快移植物血运重建

框1-3 微创手术的基本原则和优点

技术方法	临床优势
• 组织精细处置	• 减少手术创伤
• 切口缩小	• 一期愈合
• 牙龈翻瓣高度降低	• 术后组织稳定性
• 龈乳头保存	• 术后无或很少疼痛
• 保障血液供应	• 减少用药需求
• 精细缝合	• 减少手术次数
• 血凝块保护性和稳定性	• 较少椅旁时间
• 一期手术创口闭合	• 卓越的临床效果

- 软组织对压挤的反应不如对切口或穿孔的反应好（图1-7c，e）。电解工艺保证了显微刀片的精度，而不是像传统刀片一样进行机械加工[58]。显微刀片的边缘更薄、更光滑，表面纹理更柔软，从而在最小组织损伤的情况下实现精确切割。此外，使用组织钳和显微拉钩，外科医生可以轻松地控制软组织（图1-7f，h）。相比之下，使用不精制的器械更有可能压碎脆弱的组织，并可能导致坏死（图1-7a，e）

- 显微缝合有利于外科创口的一期缝合（端对端），从而达到一期愈合的目的

- 一期愈合比二期愈合更可取。因此，减少水肿、术后疼痛、愈合时间和降低瘢痕形成的风险，有助于提高患者对外科新手术技术的接受度

- 显微外科手术的高度可预测性减少了椅旁时间和重复手术的风险。例如，重度牙龈退缩的治疗通常需要2次或2次以上的常规手术干预。同样的治疗在一次显微外科手术中就可以完成

- 减少术中出血、更好地显示手术区域、舒适的工作姿势、更好的临床效果以及对手术成功的满意度有助于改善工作效率。因为在一次显微外科手术中即可完成相同的治疗

思维转换

　　使用临床手术显微镜的最大挑战是外科医生需要改变他们现有的模式，这意味着要离开我们的舒适区。当外科医生看到牙周探头进入牙龈组织穿透牙龈沟时，检查参数会发生变化。除了精确性之外，这个过程变得更加精细，侵入性更小。当将这些原理应用于牙周整形手术时，手术显微镜和显微器械可以帮助观察到肉眼看不

> 使用临床手术显微镜的最大挑战是外科医生需要改变他们现有的模式，这意味着要离开我们的舒适区。

见的区域。尊重生物学原则下，以客观真实的方式展示组织质地和外观来引导显微器械的放置。那么就可以创建和发展新的技能，来启发外科医生突破瓶颈。

参考文献

[1] Starkes JL Payk I, Jennen P, Leclair D. A stitch in time: Cognitive issues in microsurgery. In: Starkes JL, Allard F (eds). Cognitive Issues in Motor Expertise. Amsterdam: Elsevier, 1993:225–240.

[2] Carrel A. La technique operatoire des anastomoses vasculaires et la transplantation des visceres. Lyon Medical 1902;98:859–864.

[3] Jacobson JH, Miller DB, Suarez E. Microvascular surgery: A new horizon in coronary artery surgery. Circulation 1960;22:767.

[4] Isolan GR, Santis–Isolan PMB, Dobrowolski S, et al. Considerações técnicas no treinamento de anastomoses microvasculares em Laboratório de Microcirurgia. J Bras Neurocirurg 2010;21:8–17.

[5] Zumiotti AV, Rames Mattar Jr R, Rezende MR, Santos GB. Manual de microcirurgia. São Paulo: Atheneu, 2007.

[6] Acland RD. Practice Manual for Microvascular Surgery, ed 2. St Louis: Mosby, 1989:134.

[7] Shanelec DA, Tibbetts LS. Periodontal microsurgery. Continuing education course at the 78th American Academy of Periodontology Annual Meeting, Orlando, FL, 19 November 1992.

[8] Tibbetts LS, Shanelec DA. An overview of periodontal microsurgery. Curr Opin Periodontol 1994;2:187–193.

[9] Shanelec DA, Watson N. A Manual of Basic Microsurgical Techniques Incorporating the Use of TM the PracticeRat Microsurgical Simulator. Handbook of Periodontal Microsurgery Course from the Microsurgery Training Insititute, Santa Barbara, California, 1996.

[10] Shanelec DA, Tibbetts LS. A perspective on the future of periodontal microsurgery. Periodontol 2000 1996;11:58–64.

[11] Tibbetts LS, Shanelec D. Current status of periodontal microsurgery. Curr Opin Periodontol 1996;3:118–125.

[12] Tibbetts LS, Shanelec D. Periodontal microsurgery. Dent Clin North Am 1998;42:339–359.

[13] Shanelec DA. Periodontal microsurgery. J Esthet Restor Dent 2003;15:402–407.

[14] Zuhr O, Hürzeler M. Primary healing: The key to success. In: Zuhr O, Hürzeler M (eds). Plastic–Esthetic Periodontal and Implant Surgery: A Microsurgical Approach. London: Quintessence, 2012:68–83.

[15] Cotran RS, Kumar V, Collins T. Robbins—Patologia Estrutural e Funcional, ed 6. Rio de Janeiro: Guanabara Koogan, 2000:79–99.

[16] Consolaro A. Reparação: Processo de reparo dependente do tecido granulação. In: Inflamação e Reparo: Um Sílabo para a Compreensão Clínica e Implicações Terapêuticas. Maringá: Dental Press, 2009:273–303.

[17] Wound Closure Manual. Somerville, NJ: Ethicon, 2007:10–40.

[18] Hall JE, Guyton AC. Hormônios adrenocorticais. In: Guyton AC, Hall JE. Tratado de Fisiologia Médica, ed 12. Barcelona: Elsevier, 2011.

[19] Baldi C, Pini–Prato G, Pagliaro U, et al. Coronally advanced flap procedure for root coverage. Is flap thickness a relevant predictor to achieve root coverage? A 19–case series. J Periodontol 1999;70:1077–1084.

[20] Pontoriero R, Wennström J, Lindhe J. The use of barrier membranes and enamel matrix proteins in the treatment of angular bone defects. A prospective controlled clinical study. J Clin Periodontol 1999;26:833–840.

[21] Sculean A, Schwarz F, Chiantella GC, et al. Five–years results of a prospective, randomized, controlled study evaluating treatment of intra–bony defects with a natural bone mineral and GTR. J Clin Periodontol 2007;34:72–77.

[22] Griffin TJ, Cheung WS, Zavras AI, Damoulis PD. Postoperative complications following gingival augmentation procedures. J Periodontol 2006;77:2070–2079.

[23] Wessel JR, Tatakis DN. Patient outcomes following subepithelial connective tissue graft and free gingival graft procedures. J Periodontol 2008;79:425–430.

[24] Cortellini P, Tonetti MS. A minimally invasive surgical technique with an enamel matrix derivative in the regenerative treatment of intra–bony defects: A novel approach to limit morbidity. J Clin Periodontol 2007;34:87–93.

[25] Rethman MP, Harrel SK. Minimally invasive periodontal therapy: Will periodontal therapy remain a technologic laggard? J Periodontol 2010;81:1390–1395.

[26] Hunter JG, Sackier JM. Minimally invasive high tech surgery: Into the 21st century. In: Hunter JG, Sackier JM. Minimally Invasive Surgery. New York: McGraw Hill, 1993:3–6.

[27] Harrel SK, Rees TD. Granulation tissue removal in routine and minimally invasive procedures. Compend Contin Educ Dent 1995;16:960,962,964.

[28] Harrel SK, Wilson TG Jr, Rivera–Hidalgo F. A videoscope for use in minimally invasive periodontal surgery. J Clin Periodontol 2013;40:868–874.

[29] Harrel SK, Abraham CM, Rivera–Hidalgo F, Shulman JD, Nunn ME. Videoscope–assisted minimally invasive periodontal surgery: One–year outcome and patient morbidity. Int J Periodontics Restorative Dent 2016;36:363–371.

[30] Cortellini P, Tonetti MS. Improved wound stability with a modified minimally invasive surgical technique in the regenerative treatment of isolated interdental intrabony defects. J Clin Periodontol 2009;36:157–163.

[31] Cortellini P, Tonetti MS. Microsurgical approach to periodontal regeneration. Initial evaluation in a case cohort. J Periodontol 2001;72:559–569.

[32] Ribeiro FV, Nociti FH Jr, Sallum EA, Sallum AW, Casati MZ. Use of enamel matrix protein derivative with minimally invasive surgical approach in intra–bony periodontal defects: Clinical and patient–centered outcomes. Braz Dent J 2010;21:60–67.

[33] Ribeiro FV, Casarin RCV, Júnior FHN, Sallum EA, Casati MZ. The role of enamel matrix derivative protein in minimally invasive surgery in treating intrabony defects in single–rooted teeth: A randomized clinical trial. J Periodontol 2011;82:522–532.

[34] Cortellini P. Minimally invasive surgical techniques in periodontal regeneration. J Evid Based Dent Pract 2012;12(3 suppl):89–100.

[35] Wachtel H, Schenk G, Böhm S, Weng D, Zuhr O, Hürzeler MB. Microsurgical access flap and enamel matrix derivative for the treatment of periodontal intrabony defects: A controlled clinical study. J Clin Periodontol 2003;30:496–504.

[36] Zuhr O, Fickl S, Wachtel H, Bolz W, Hürzeler MB. Covering of gingival

recessions with a modified microsurgical tunnel technique: Case report. Int J Periodontics Restorative Dent 2007;27:457–463.

[37] Cairo F, Carnevale G, Billi M, Pini Prato GP. Fiber retention and papilla preservation technique in the treatment of infrabony defects: A microsurgical approach. Int J Periodontics Restorative Dent 2008;28:257–263.

[38] Nordland WP, Sandhu HS, Perio C. Microsurgical technique for augmentation of the interdental papilla: Three case reports. Int J Periodontics Restorative Dent 2008;28:543–549.

[39] Bruno JF. Connective tissue graft technique assuring wide root coverage. Int J Periodontics Restorative Dent 1994;14:126–137.

[40] Burkhardt R, Hürzeler MB. Utilization of the surgical microscope for advanced plastic periodontal surgery. Pract Periodontics Aesthet Dent 2000;12:171–180.

[41] De Campos GV, Bittencourt S, Sallum AW, Nociti FH Jr, Sallum EA, Casati MZ. Achieving primary closure and enhancing aesthetics with periodontal microsurgery. Pract Proced Aesthet Dent 2006;18:449–454.

[42] Sitbon Y, Attathom T. Minimal intervention dentistry II: Part 6. Microscope and microsurgical techniques in periodontics. Br Dent J 2014;216:503–509.

[43] Chambrone L, Tatakis DN. Periodontal soft tissue root coverage procedures: A systematic review from the AAP Regeneration Workshop. J Periodontol 2015;86 (2 suppl):S8–S51.

[44] Yadav VS, Salaria SK, Bhatia A, Yadav R. Periodontal microsurgery: Reaching new heights of precision. J Indian Soc Periodontol 2018;22:5–11.

[45] Burkhardt R, Lang NP. Coverage of localized gingival recessions: Comparison of micro– and macrosurgical techniques. J Clin Periodontol 2005;32:287–293.

[46] Francetti L, Del Fabbro M, Calace S, Testori T, Weinstein RL. Microsurgical treatment of gingival recession: A controlled clinical study. Int J Periodontics Restorative Dent 2005;25:181–188.

[47] Bittencourt S, Del Peloso Ribeiro E, Sallum EA, Sallum AW, Nociti FH Jr, Casati MZ. Comparative 6–month clinical study of a semilunar coronally positioned flap and subepithelial connective tissue graft for the treatment of gingival recession. J Periodontol 2006;77:174–181.

[48] Bittencourt S, Del Peloso Ribeiro E, Sallum EA, Nociti FH Jr, Casati MZ. Surgical microscope may enhance root coverage with subepithelial connective tissue graft: A randomized–controlled clinical trial. J Periodontol 2012;83:721–730.

[49] Armitage GC. Periodontal diseases: Diagnosis. Ann Periodontol 1996;1:37–215.

[50] Hirschfeld L, Wasserman B. A long–term survey of tooth loss in 600 treated periodontal patients. J Periodontol 1978;49:225–237.

[51] Lindhe J, Westfelt E, Nyman S, Socransky SS, Haffajee AD. Long–term effect of surgical/non–surgical treatment of periodontal disease. J Clin Periodontol 1984;11:448–458.

[52] Mamoun J. Use of high–magnification loupes or surgical operating microscope when performing prophylaxes, scaling or root planing procedures. N Y State Dent J 2013;79(5):48–52.

[53] Hegde R, Sumanth S, Padhye A. Microscope–enhanced periodontal therapy: A review and report of four cases. J Contemp Dent Pract 2009;10:EO88–EO96.

[54] Shanelec DA. Anterior esthetic implants: Microsurgical placement in extraction sockets with immediate plovisionals. J Calif Dent Assoc 2005;33:233–240.

[55] Duello GV. The use of surgical microscopes in contemporary implant therapy. Pract Proced Aesthet Dent 2005;17:717–718.

[56] Engelke W, Schwarzwäller W, Behnsen A, Jacobs HG. Subantroscopic laterobasal sinus floor augmentation (SALSA): An up–to–5–year clinical study. Int J Oral Maxillofac Implants 2003;18:135–143.

[57] Steiner GG, Steiner DM, Herbias MP, Steiner R. Minimally invasive sinus augmentation. J Oral Implantol 2010;36:295–304.

[58] Belcher JM. A perspective on periodontal microsurgery. Int J Periodontics Restorative Dent 2001;21:191–196.

2

牙周显微外科
Periodontal Microsurgery

Leonard S. Tibbetts
Dennis A. Shanelec

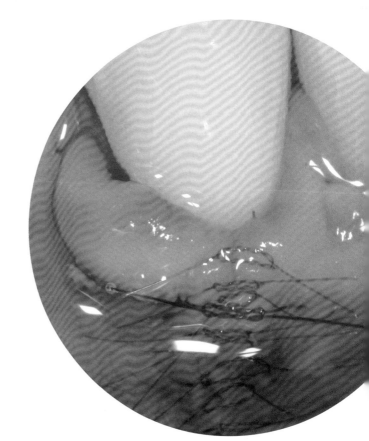

　　显微外科手术是传统牙周手术的一种改进，实现了通过使用落地式显微镜来提高视力。

　　显微外科手术是传统牙周手术的一种改进，实现了通过使用手术显微镜来提高视力[1]。

　　当由经验丰富且训练有素的外科医生进行手术时，显微外科比传统的肉眼进行的牙周手术提供了更精确的结果，尤其是在一期创口闭合和减少软组织创伤方面。

　　尽管许多牙科医生认为显微外科手术是一种"有趣的技术"，但大多数患者无法接受这些手术，这也表明缺乏对显微外科手术的理解。自1922年以来，国外齿学或者牙医学或者口腔医学是和大临床医学并列的两个独立门类，而不是重新发现研究[2-3]。本章回顾了牙周显微外科的基本原理，包括不同的手术显微镜、显微器械和适当的夹持、缝合技术，临床应用以及显微外科在牙科美容中的重要性。1979年，Daniel定义显微外科是通过落地式显微镜（OM）在放大效果下进行的手术[2]。1980年，Serafin将显微外科描述为对传统外科技术的改进和完善，利用放大效果提高可视化[4]。所有进行外科重建手术的医生（即牙医、临床医生或兽医）都可以使用这些手术技术来增强他们手术时的可视性。

　　作为一种治疗理念，显微外科手术结合了3个重要原则：①提升手法以增加提高外科技术的可操作性，提高了手术技术的性能；②强调使用精确的端端缝合进行一期创口闭合；③使用特定的显微器械和缝合技术以尽可能减少组织创伤[5]。

　　历史上，大多数牙科治疗都是用肉眼（不使用放大镜）进行的，被称为宏观过程。因此，使用OM在放大条件下进行的操作称为显微镜操作。通过使用牙周显微外科手术获得的更好结果，这也决定了治疗概念的转变，从而导致了"牙周显微外科"这一术语的使用。近几十年来，牙周病学见证了外科手术的日益完善，要求外科医生发展最复杂的外科技能和操作技能。牙周整形外科中使用的技术，如引导组织再生、美学区牙冠延长、牙龈移植、硬组织与软组织增量、截骨术和牙种植体植入术等，需要超出正常视力限度的临床经验。

> 显微外科手术代表了普遍公认手术原则的演变，在该手术中，组织的精细操作和通过手术显微镜辅助的创口一期闭合从而完善了外科手术精细化过程。

显微外科手术代表了普遍公认手术原则的演变，在该手术中，组织的精细操作和通过手术显微镜辅助的创口一期闭合从而完善了外科手术精细化过程[6]。牙周病医生应尽量减少对组织的创伤，尽可能有利于一期创口愈合。当创口边缘没有充分对合时将会发生二期愈合，作为肉芽组织充满创口时，此时愈合较慢，并呈现更强烈的炎症反应。显微外科手术也为患者提供了更快、更舒适的愈合。

临床生理学

常规使用显微外科的理念和基本原则对于外科医生达到执行牙周显微外科手术所需的经验和技能水平是必要的[5]。对于先前认为不可预测的一些的临床结果，牙周显微手术使外科医生能够获得较为满意的结果。作为一位熟练且经验丰富的牙周病医生，需要接受新的价值观和理念。使用OM进行培训可以提高手部操作技能，从而提高手术技能。温和而精确的组织处理、一期创口愈合和显微缝合技术需要大量的注意力与训练。为了在显微外科手术中取得成功，有必要发展关于外科美学和显微解剖学的新思维模式。

手的控制

生理性震颤

要想理解使用手术显微镜所需的基本精细手指动作，就要回顾一下基本方面的手功能。简单来说屈肌和伸肌控制手指的运动。所以，伸展或弯曲活动手指可能不算是精确的运动。然而，当手腕稳定（支撑在平面上）并倾斜至约20°的弯曲位置时，由于该稳定姿势提供的肌肉震颤减少，因此可以完成更精确和精细的运动。

生理性震颤是一种不受控制的运动，由我们身体有意或无意行为引

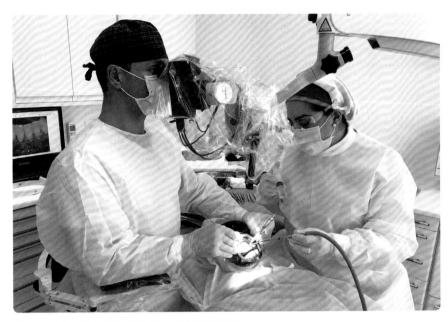

图2-1 正确的工作姿势和手支撑的外科医生。

起。视觉放大增强了人们对其效果的认识。在显微手术中，生理性震颤表现为手和手指不必要的自然运动[4]。显微外科医生应具有放松的精神状态、舒适的身体姿势、良好的手部支撑和稳定的微器械抓握，以尽量减少震颤。心态也是非常重要的[5]。手术过程中的精神专注和耐心是保持精准运动控制的基本要素。

　　生理性震颤通常与控制姿势的肌肉产生的张力有关[6]。由于该肌肉群是震颤的主要原因，外科医生必须采取放松和适当的工作姿势。适合于显微外科手术的椅子可以适当地支撑身体、手臂和手；它允许外科医生坐直，双腿向前伸展，双脚平放在地板上，使小腿与大腿成90°角。前臂和手腕尺侧表面的支撑是控制或减少震颤所必需的。外科医生的头部应保持在舒适的直立位置（图2-1）。正确的人体工程学有助于防止颈部和背部受伤（见第4章）。在手术过程中，应根据外科医生和OM调整患者与椅子的位置。

> 手术过程中的精神集中和耐心是维持精确运动控制的基本要素。

　　在显微外科手术中，手应直接或间接的支撑在稳定的表面上；否则，将发生不必要的移动。只有指尖应该移动。所有动作必须小且有效，并且必须有足够的专注力去小心翼翼的操作。有几个因素可能会影响显微外科手术的生理震颤，包括焦虑、最近的体力活动、喝酒、吸烟、咖啡因、暴饮暴食、低血糖和药物的使用。手术过程中的精神集中和耐心是维持精确运动控制的基本要素。

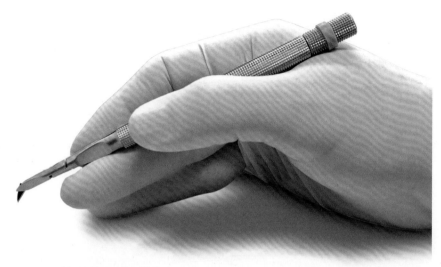

图2-2 显微器械的正确夹持。

处理显微器械

作者认为基本手部技能就是改良执笔法。随着计算机键盘和移动设备上短信的使用越来越多，教育课程不再强调书写的质量。这一事实与写作姿势中手部技能的缺乏直接相关。在口腔医学教育前和教育过程中长期不良的姿态习惯可能会额外增加研究生掌握显微外科技术所需的时间。

最广泛使用的显微外科夹持是再现书写方式的拿持（或内部精密夹持器），其稳定性高于任何其他手部夹、抓、握动作[3,7]。在三指握持操作中，显微器械就像笔一样被准确地握住。拇指、食指和中指作为"三脚架"（图2-2）。前臂应略微仰卧，手臂与躯干略微分开，以便手、腕和肘部的尺侧边缘得到良好支撑，双手重量完全由两侧尺侧边缘支撑。此姿势允许手的重量停留在尺侧边缘。中指可直接放在工作面上稳定手或间接放在无名指上。当手指在书写位置形成三脚架时，中指是支撑器械的手指。拇指和食指侧向握住器械，并与支撑显微器械的中指保持接触。当显微器械与精密手握持配合使用时，可通过精确的运动控制打开和关闭。拇指或食指引起的任何震颤都可以通过与牢固支撑的中指接触而最小化。手的屈肌和伸肌放松（抵抗疲劳），而旋转手的内在肌肉（位置良好）产生手能够执行的最精确的运动：旋转运动[8-9]。

开始练习的最佳方法是使用执笔式，直到基本动作完全掌握，才可以训练新的握把位置。无论外科医生的姿势如何，如果手没有得到很好的支撑或呼吸被打断，当试图执行精确任务时，整个身体都会变得僵硬。除了精细和精确的手部动作外，适当的显微器械（长度和设计）及其正确的抓握力对于良好的显微外科效果至关重要。

显微外科医生相对于患者的位置也是一个重要的考虑因素。当患者头部朝向12点位并垂直于操作员胸部时，右利手最准确的旋转缝合动作是从2点位到7点位，而左利手最准确的旋转缝合动作是从10点位到5点位。一旦通过反复练习完全掌握了2点位到7点位的缝合动作，就应该练习10点位到5点位的缝合动作。所有体位的持续练习可使你掌握口腔任何部位进行成功显微外科治疗所需的外科技能。

显微器械

通过使用手术显微镜和显微器械可最大限度地减少组织创伤与出血。对于高精度操作，显微器械应保持大约15cm长。对于中等尺寸的手，该长度足以使显微器械主体（处于书写位置）保持由拇指和食指支撑。在显微手术器械的设计中还有其他一些细微的特征，有助于获得所需的显微手术结果。器械应具有圆形横截面，以允许平稳旋转运动（1/4圈）。

显微器械的主动尖端比传统仪器的小得多（图2-3）。为了实现尽可能少的组织创伤操作，大多数显微器械、针头和缝线也是在放大的情况下制造的，从而提高了材料和器械的整体性能与精度。持针器和组织钳由钛制成。仔细维护后，这些器械在持续使用和灭菌后仍具有很强的抵抗力，不会被磁化，并且比不锈钢手术器械更轻。较短的器械和具有矩形横截面的器械不能完成如此精确的操作，因此不适用于显微外科手术。

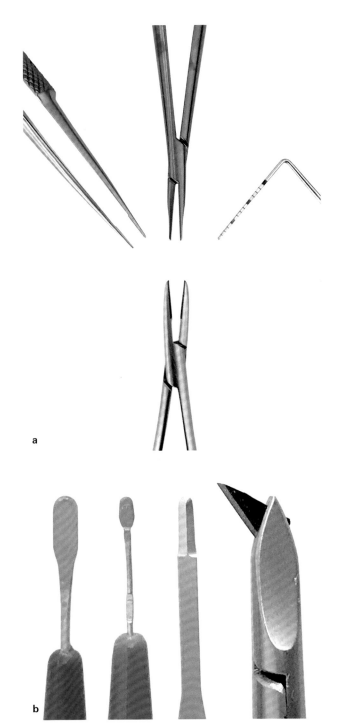

图2-3 （a）显微器械和传统持针器之间的相对尺寸。（b）显微手术新月形刀片、小新月形刀片、显微刀片和卡斯曲劳维乔（氏）刀片装拆器。

手术显微镜

牙医有一系列简单和复杂的手术显微镜系统，包括三种类型的头戴式显微镜[10]和落地式显微镜[11]。两种光学放大系统都有各自的优点和局限性。所采用的手术显微镜通常基于要执行的手术和外科医生的经验水平。在决定放大倍数是高还是低时，外科医生必须考虑视野的大小以及放大系数增加时出现的焦点深度。放大倍率的增加需要按比例增加现场的照明[3,12]。

头戴式显微镜

头戴式显微镜是牙科中最常见的放大设备。它由2个单目显微镜组成，2个透镜并排，成一定角度聚焦在物体上。由会聚透镜系统形成的放大图像具有立体特性。放大镜的缺点是眼睛必须会聚在一起才能看到图像，这可能会导致眼睛疲劳，甚至因长期使用调整不当的放大镜会导致视力改变[13]。目前，牙科中常用的放大镜只有两种，复合镜片和头戴式显微镜。这两种类型都采用会聚光学，但在透镜设计和构造上可能存在很大差异。

复合镜片

放大镜使用多个会聚透镜，透镜之间有中间空间，以获得折射率、放大率、工作距离、景深。这些镜片可以根据临床需要进行调整，而不会过度增加尺寸和重量。它们可以是无色的，由2片玻璃和透明树脂制成。每个部分的镜面密度补偿了相邻部分的颜色变化，这一特征吸引了许多牙科医生使用该设备。多个放大镜可安装在护目镜上或安装在镜片上。

头戴式显微镜

头戴式显微镜包含施密特棱镜或覆盖棱镜，通过放大镜内的一组镜子延伸光路，实际上可弯曲光线，从而完成使用较短的双筒望远镜。这些放大镜代表了当今最先进的放大系统。与其他类型的放大镜相比，棱镜放大镜具有更高的放大率、更大的景深、更长的工作距离、更大的视野。棱镜式放大双筒望远镜足够短，可以安装在眼镜或头部支架上。对于3倍或更大的放大倍数，较重的重量通常会导致安装在头部支架上的放大镜比安装在眼镜上的放大镜更舒适、更稳定。为了获得更好的光学特性和放大倍率，必须要使用落地式显微镜。

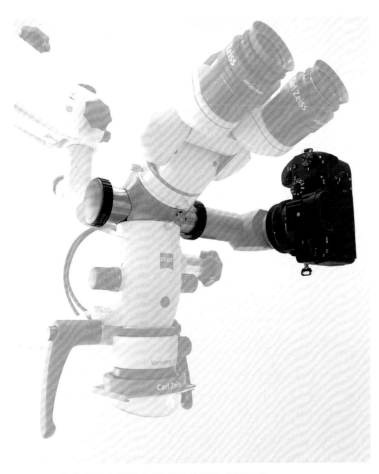

图2-4 带分光器和摄像头适配器的落地式显微镜。

放大镜放大倍数

　　放大倍数为1.5～10×的手术显微镜可从各种供应商处购买。放大倍数小于4×一般不宜用于牙周显微外科手术。对于大多数牙周手术，4×～5×的放大镜通过有效地结合放大率、视野大小、景深提供更高的可视度。但是，放大倍数为4.5×或更高的手术显微镜在购买前需要仔细评估，因为焦距和小视野会使其难以使用。

落地式显微镜

　　为了最大限度地提高放大的灵活性和舒适性，配备齐全的落地式显微镜远远优于放大镜。尽管落地式显微镜价格昂贵，最初很难适应，但在适当的指导和不断的实践下，它可以简单地使用。显微镜结合了放大镜的特点，具有不同放大可能性的选择器滚筒和双目观察系统（图2-4）。平行双筒望远镜可以防止眼睛疲劳和疲惫。操作显微镜采用全涂层、消色差透镜，具有高分辨率、高对比度的立体视觉。

当使用显微镜时，显微镜和物体之间必须有足够的工作距离，为显微器械的自由移动创造足够的空间。无论是安装在墙上、天花板上还是落地支架上，为了在口腔的各个部位使用，显微镜必须具有足够的移动自由度。倾斜式双筒望远镜使显微镜更容易使用。显微镜使用同轴光纤照明，它产生一个可调节的、明亮的、均匀照明的、无影的圆形光点，平行于视轴。

头戴式显微镜与落地式显微镜

每个放大系统都有优缺点[14-15]。头戴式显微镜价格便宜、较容易上手、轻便，对手术区域污染风险较低。放大镜和显微镜都可以通过增加工作距离来提高可视度与人体工程学的舒适度。当牙科医生采用≤33cm的工作距离时，没有放大或显微镜调整不佳时，随着时间的推移，无数的眼科、颈部、肩部和背部问题变得越来越明显。在放大条件下工作可减少或消除这些问题。研究表明，常见工作距离再增加15～20cm，改善了姿势体位，减轻了工作人员的眼疲劳[16]。

落地式显微镜的一个优点是多功能性，因为它的放大范围很宽（2.5～20×），并且同轴光纤照明良好，没有阴影。另一个优点是附带众多可用于数码照片采集和视频处理的配件（图2-4）。然而，最显著的优点是平行视觉保证了操作者的眼睛舒适度。相反，头戴式显微镜的限制包括固定放大率和需要额外光源以达到4.0×或更高放大倍数。大视野的放大镜比窄视野的放大镜提供更好的照明和更明亮的图像。增加工作距离也可以提高亮度和照明度。使用放大镜时，除非使用防眩光涂层，否则通过透镜发生的每个表面折射都会导致透射光损失4%。

这些涂层使透镜能够更有效地透射光线。带有抗反射涂层的棱镜放大镜在图像中的亮度可以降低50%。在使用放大镜和落地式显微镜超过15年后，学者得出结论，使用显微镜比放大镜有许多优点。两种放大系统之间的差异类似于气动手机和电动手机之间的比较。这两种类型的手机都可以用于牙科，但后者更通用、更高效。同样地，放大镜和落地式显微镜都能保证牙医在放大的情况下完成临床工作。然而，在评估舒适性、多功能性、照明和视觉敏锐度时，放大镜无法与手术显微镜相媲美。

在评估舒适度、多功能性、照明和视觉敏锐度时，放大镜无法与手术显微镜相媲美。

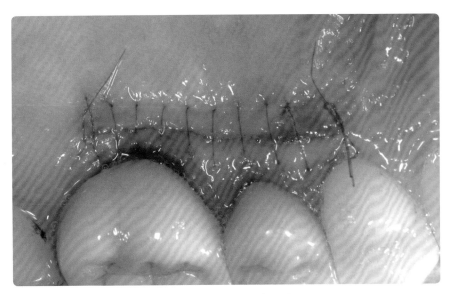

图2-5　腭部供区的缝合（由J. David Cross医生提供）。

虽然手术显微镜使显微外科技术成为可能，但它也伴随有一些缺点：①随着放大率的增加，视野变得狭窄，视野深度也随之丧失；②视觉参考点丢失；③需要对员工进行培训（组织和护理），以避免在操作显微器械和执行显微手术时出现错误；④影响精细动作的生理性震颤；⑤更陡峭、更长的学习曲线。根据每个治疗步骤的需求，可能需要不同的放大倍数。例如，高倍显微镜用于显示缝合针穿过脆弱组织的过程，而低倍显微镜用于拉动缝线直到可以看到其短端。必须使用尽可能低的放大倍数来完成手术的每个步骤。

显微缝合

显微外科手术的3个基本原则之一是创口被动愈合[5]。理想的结果是创口边缘的精确对合，通过精确定位的显微缝合关闭创口，使得切口几乎不可见，组织损伤最小且无出血（图2-5）。

在对于所有外科的亚专业中，通过类比为医学开发的可用于牙科的产品中，缝合材料和技术已经发展到为特定手术设计和开发缝线的程度。为了获得最佳愈合，使用缝合材料所需的标准取决于待进行的外科手术和创口闭合所需的因素。使用显微外科则需要了解组织愈合过程和所用各种缝合材料的生物学特性。选定的缝合材料应保持在适当位置并始终保持稳定，直至创口完全愈合。理想的缝合材料应是无菌的、易于处理的、具有生物相容性的、可抵抗组织张力的，并且在拉拔时能够固定，不会发生磨损或断裂。理想情况下，缝针和缝线的直径应相同。理想缝合材料的变量是直径、抗张强度、尺寸和针类型。

目前，牙科使用的所有缝线都是单独包装的，因此为一次性使用。尺寸是指缝合材料的直径，公认的手术方案是使用尽可能小的缝线直径，以保持创口边缘闭合——针和缝线越精细，组织中发生的创伤就越小。

缝线尺寸用数字表示（如3-0或7-0）。零之前的数字越大，缝线直径越小。缝线规格越小，缝线抗张强度越低，具体取决于要完成的手术方案。大多数牙周显微外科缝线使用6-0至9-0规格的缝线（图2-6）。在宏观牙科中最常用的缝线是4-0反向切割针缝线FS-2和3/8圆针。缝线也根据其结构（单股、多股）、表面特性（涂层或非涂层）和吸收特性（可吸收或不可吸收）进行分类。

缝合针解剖结构

每根手术针都有3个不同的部件：针尖、针体和嵌线端[17-18]（图2-7）。针尖从尖端延伸至针体最大横截面。其设计用于穿透特定类型的组织。针有几种类型：反角针、圆针、正角针、钝针。当需要最小创伤和快速组织愈合时，牙科通常使用反向切割针。考虑到针的第三个切割边缘位于外凸曲率处，因此意外划伤的风险显著降低。反角针孔留下大部分组织用于缝合。圆针或钝针刺穿并从组织中拔出而不切割组织。当需要尽可能小的孔和组织的最小切割时使用。

圆针结合了反角针和正角针，在连接锥形体部之前，3个刃口延伸至头端后约0.79mm处。可使用锥形切割针缝合致密结缔组织和骨膜。钝针用于解剖脆弱的组织，而不是切割它们。

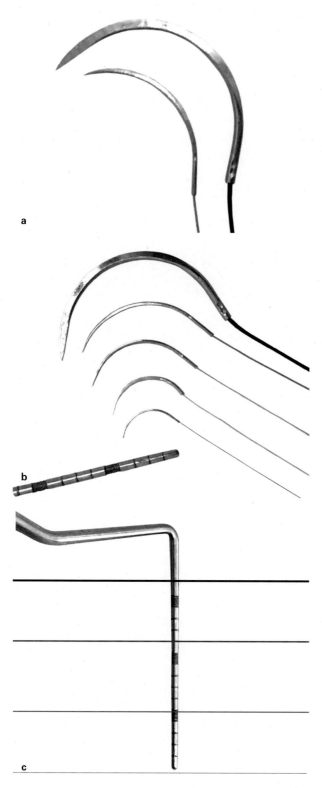

a

b

c

图2-6　不同类型缝线：（a）4-0丝线，1/2圆针（右）；6-0聚丙烯缝线，3/8圆针（左）。（b）从上到下：4-0丝线、6-0聚丙烯缝线、7-0聚丙烯缝线、8-0聚乳酸缝线和10-0尼龙缝线。（c）从上到下：4-0丝线、6-0聚丙烯缝线、7-0聚丙烯缝线和8-0聚乳酸缝线。

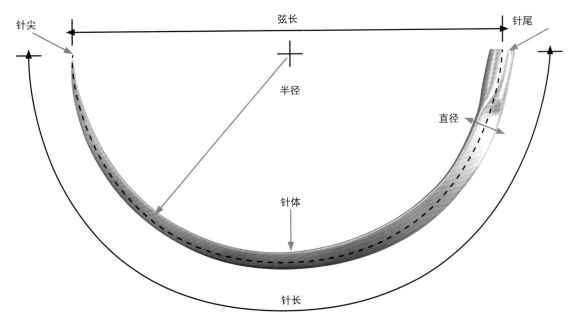

针尖   弦长   针尾

半径

直径

针体

针长

图2-7 缝合针解剖结构。

    针体包括略多于针中间1/3的部分。针体是在缝合过程中持针器应抓持的部分。在显微外科手术中，针体直径应尽可能接近缝线直径。

    尾部穿孔是将针线连接成一个整体的方法，它使缝线使用方便，并最大限度地减少对组织的创伤。

    选择合适的针取决于缝线的位置和使用方式。选择缝针时应考虑的因素包括：

- 缝线长度：弯曲针尖到接线端的直线距离
- 针长度：沿缝合针半径从针尖到针尾测量的距离
- 半径：如果针弯曲形成一个完整的圆圈，则从圆圈中心到针体的距离。在牙科，最常用的针半径是3/8圆，但也使用1/4圆和1/2圆。这些形状的针需要的操作空间比直针更少
- 直径：针圆形截面的厚度（图2-7）

外科缝合针被设计用于保证持针器的稳定性。持针器的性能对显微缝合技术有重大影响。

    显微外科手术使用最小直径的针。外科缝合针被设计用于保证持针器的稳定性。持针器的性能对显微缝合技术有重大影响。外科医生必须精确控制持针器组件，避免针穿过组织时不必要的移动。因此，持针器的尺寸必须根据所选的针和缝线来确定。

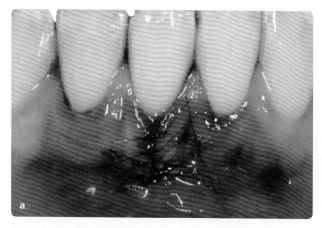 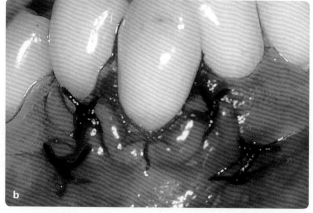

图2-8 （a）适当的创口缝合。（b）创口缝合不充分。

缝合几何结构

传统手术的缝合技术与显微外科手术完全不同。

通过放大，外科医生能够评估两种手术方法之间的差异，并采用最有效的方法进行一期创口闭合。显微外科方法依赖于精确、无创伤的初始切口和翻瓣，从而实现创口的被动闭合。尽管如此，出于相同的目的（一期愈合），外科创口的闭合仍采用精确的几何方法进行显微外科手术。

显微外科缝线的几何结构包括以下几点[19]：

• 进针和出针角度：略小于90°
• 进针和出针距离：1.5×创口两侧组织厚度相等的进针和出针距离（对称）
• 穿针方向：垂直于创口切口

使用所述几何图案对创口边缘进行平滑对接，防止创口不完全闭合或创口边缘重叠。垂直于创口和组织表面的几何排列缝线使创口完成被动闭合。在斜行切口和锐角处进行的缝合会导致死角，从而大大延长创口的愈合时间（图2-8）。

显微缝合技术

显微缝合技术是牙周手术治疗成功的决定性因素。

然而，显微缝合技术在学术课程中所占的时间最少，因此主要是通

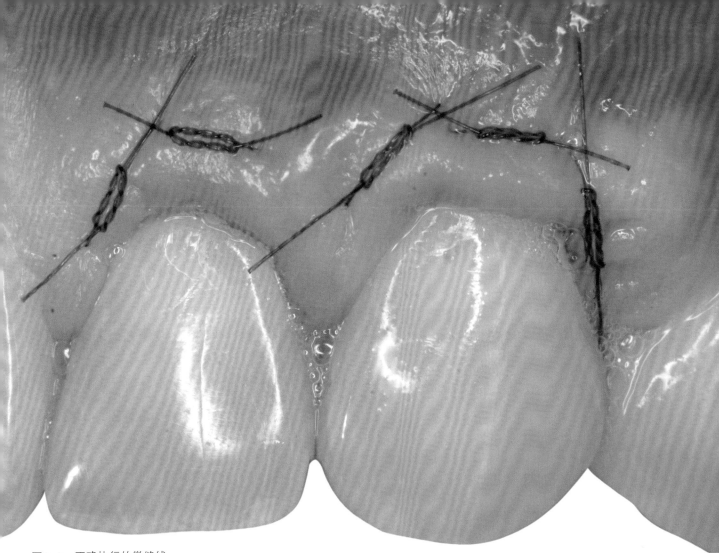

图2-9　正确执行的微缝线。

过观摩和实践，按照传统"看、做、教"学习。肉眼缝合技术是在双手完全可见的情况下进行的。持针器握在惯用手上，非惯用手戴手套的指尖用于利用本能感觉（即下意识感知）和个人空间感觉来定位与系紧缝线。

　　使用落地式显微镜时，显微缝合是借助显微器械进行的：术者惯用手上有一个持针器，非惯用手上有一个组织钳。在手术视野中，只有显微器械的活动尖端可见。因此，显微手术仅使用视觉参考进行，因为显微切口的强度通常小于人类的触觉阈值。组织微创伤也发生在人手本体感觉能力以下。良好的显微外科缝线结即使在功能负荷下也能保持稳定的抵抗[20]。只有在放大条件下通过详尽的显微外科实验室实践才能掌握制作适当显微缝线结的技术[21]（图2-9）。

因此，显微外科手术仅使用视觉参考进行，因为显微切口的强度通常小于人类触觉阈值。

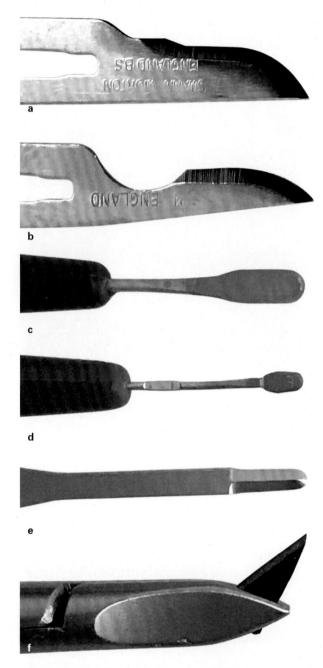

图2-10 15C手术刀片（a，b）与显微外科刀片（c~f）的比较。

显微外科原则

因为手术显微镜对细节的高度呈现和工作范围的聚集，牙周显微手术通常用于美学牙周整形手术。显微外科原则也适用于更广泛的牙周外科手术，包括切除手术、与再生手术相关的切除牙周显微外科手术、拔牙和牙槽嵴保存手术、上颌窦提升和修复、活组织检查、软组织移植。这些手术使用显微器械使切口足够长，以便进入和暴露手术区域。切口应均匀、准确，对组织的损伤应尽可能小。显微器械的设计和尺寸应尽可能减少对组织的损伤，从而促进愈合（图2-10）。软组织的处理时间应尽可能短，并尽可能小心。应小心提起黏膜瓣以避免过度加压，因为施加在组织上的张力可能会改变手术创口的生理状态。获得无出血的手术视野应该是显微外科的常规操作，因为它为外科医生提供了更好的可视性。创口闭合前控制止血可防止术后淤青、肿胀，被动愈合可消除所有死腔。上述大多数手术均使用5-0至7-0缝线，是很有必要的，因为缝针线长度必须足够长，以通过牙齿之间的接触点。

牙周整形显微外科

"膜龈手术"一词于1950年左右出现在牙周病文献中。目前，"牙周整形外科"一词用于定义在牙龈或牙槽黏膜上进行的手术过程，以纠正或消除解剖（发育性或创伤性）畸形[22-23]。医学显微外科知识证明了在牙周治疗期间可以有效解决美学的问题。美学上的改善是牙周整形手术的一个基本适应证。

外科美学操作

在修复软组织美学时，使用了几种牙周整形手术技术，包括带蒂牙龈移植和游离牙龈移植。根向复位瓣移动的方向决定了黏膜瓣是旋转（侧向移位黏膜瓣、乳头黏膜瓣或双乳头黏膜瓣）还是不旋转或是侧向移位（冠状位黏膜瓣）。根据引导组织再生的原则，与屏障膜相关的带蒂软组织移植物也用于根面覆盖手术中。当使用这种屏障膜时，保持膜与根表面之间的间隙对于组织再生至关重要。

为了使用微创牙龈瓣恢复较小的退缩的区域，应仔细进行组织剥离和缝合，以稳定移植物（图2-11~图2-15）。游离软组织移植物可采用全厚黏膜瓣移植物或上皮下结缔组织移植物，上腭是以上2种移植物的供区选择。上皮下结缔组织移植物通常通过"活板门法"从腭部获取，这种方法创伤小、愈合快[24-25]。

通过显微外科手术将移植物从供区转移到准备充分的受区，可以矫正部分软组织的缺损。无论是在肉眼下还是在显微镜下进行移植手术[26]，其中移植组织的存活，都将取决于受区维持足够血液供应以恢复移植物血液循环的能力[27]。尝试通过常规手术或显微外科手术移植无血管牙根表面一直是牙周病学的一个挑战，但根据缺损的特点，已成为一种更可预测的程序。

自体移植物（即从一个区域移除的组织，移植到同一个体的另一个区域[28]）、同源移植物（即来自同一物种不同个体的冻干人类真皮同种异体移植物）和异源移植物（即来自另一物种供体的牛胶原膜）可以在根面覆盖过程中使用。在Miller I 类和Miller II 类牙龈退缩中，牙龈退缩的完全覆盖是高度可预测的；III类和IV类缺损的移植物有望部分覆盖缺损[29]。

根据学者的观点，当使用自体移植物时，根面覆盖率更容易预测，因为它们比其他移植物的血运重建更快。2种最可靠的根面覆盖技术是全厚皮片移植和上皮下结缔组织移植。全厚皮片移植物的美学效果不如上皮下结缔组织移植物好；移植组织的颜色与受体区域不同，外观也不自然。然而，可以预见的是，全厚皮片移植物可以解决牙龈凹陷、狭窄的问题[30]。使用上皮下结缔组织移植治疗更广泛和更深牙龈凹陷的临床效果较为乐观。

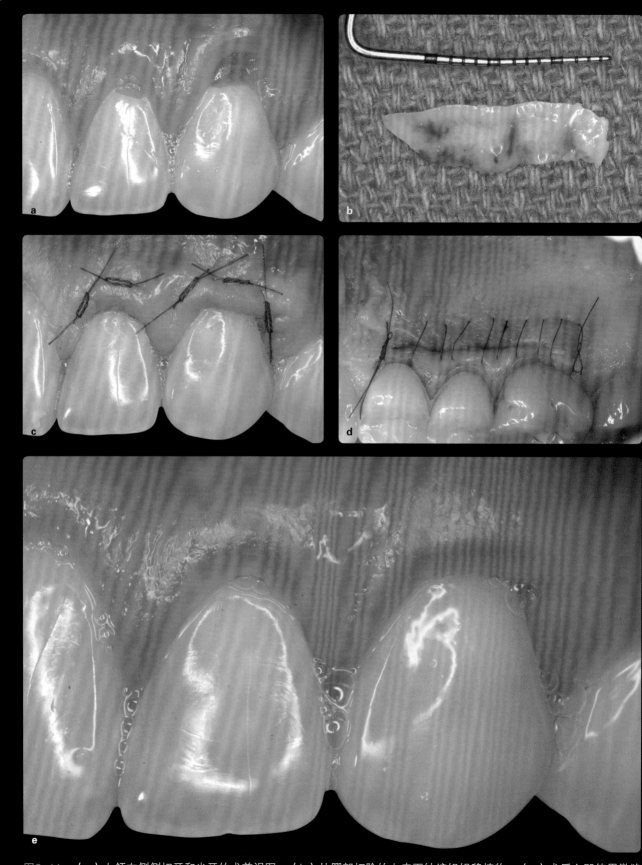

图2-11 （a）上颌左侧侧切牙和尖牙的术前视图。（b）从腭部切除的上皮下结缔组织移植物。（c）术后立即使用微缝线正确缝合于受区。（d）术后即刻供区。（e）愈合后（病例由J.David Cross医生提供）

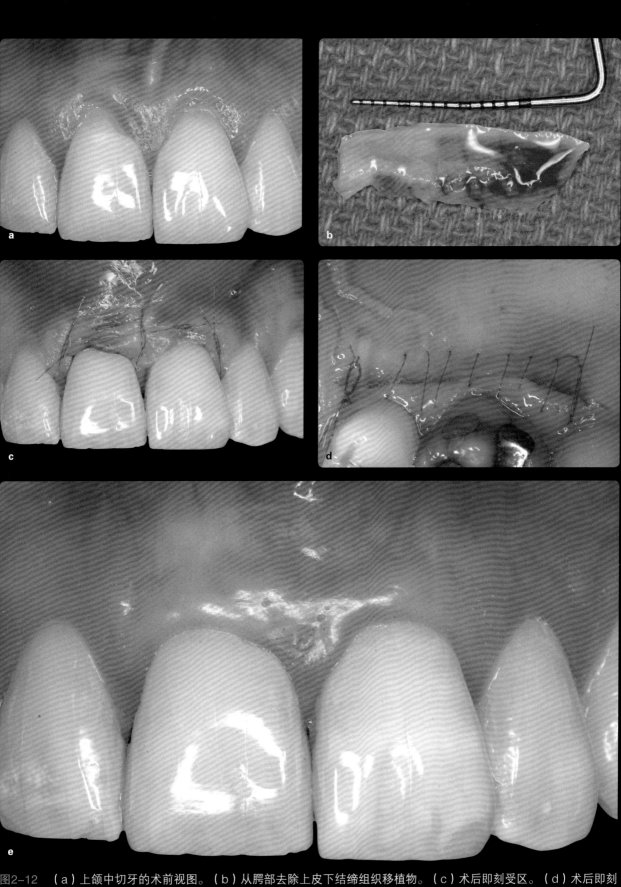

图2-12　（a）上颌中切牙的术前视图。（b）从腭部去除上皮下结缔组织移植物。（c）术后即刻受区。（d）术后即刻供区的一期愈合模式。（e）愈合后（病例由J. David Cross医生提供）。

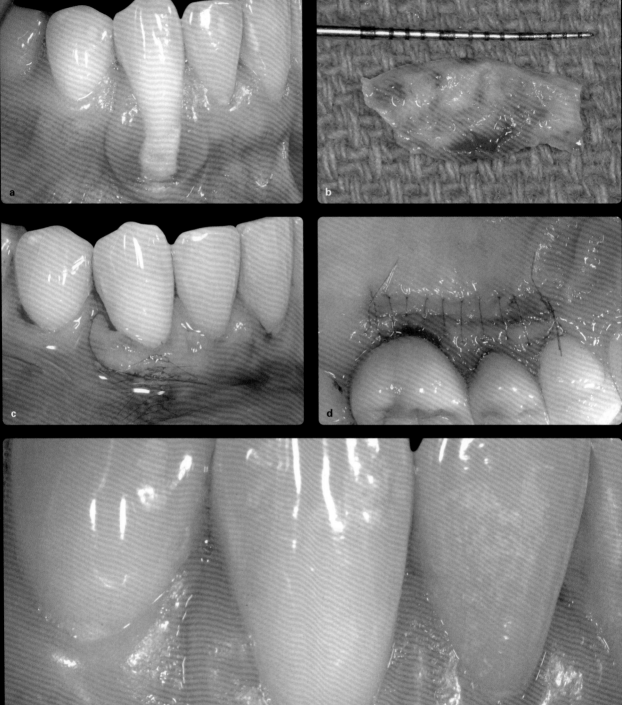

图2-13 （a）下颌右侧尖牙伴深度牙龈退缩的术前视图。（b）上皮下结缔组织移植。（c）术后即刻的受体部位。
（d）术后即刻的供体部位。（e）愈合后（病例由J.David Cross医生提供）

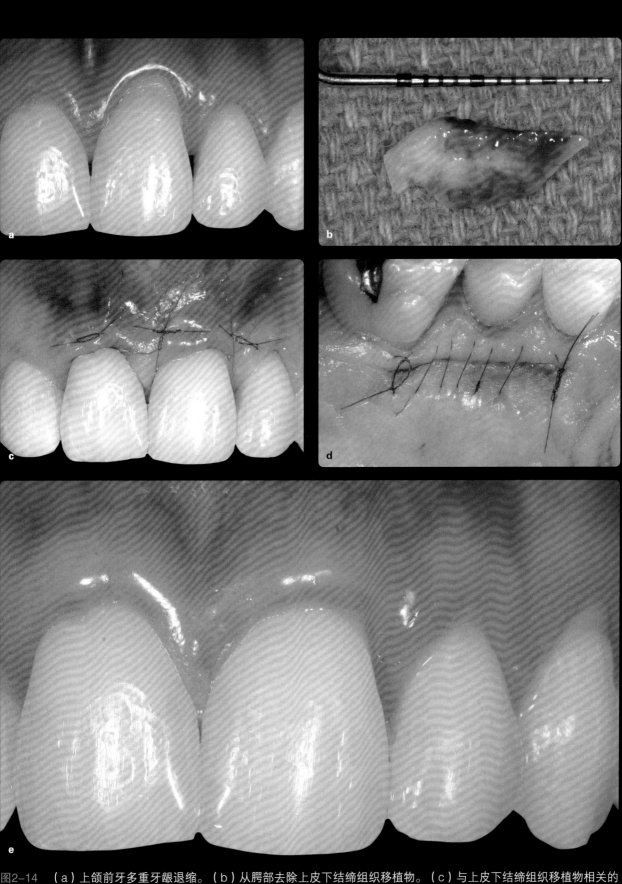

图2-14 （a）上颌前牙多重牙龈退缩。（b）从腭部去除上皮下结缔组织移植物。（c）与上皮下结缔组织移植物相关的冠状面移位后即刻的受体部位。（d）术后即刻的供体部位。（e）愈合后（病例由J. David Cross医生提供）。

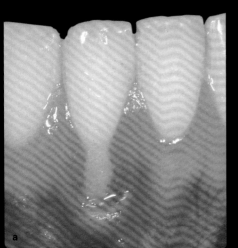
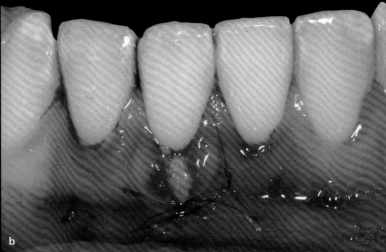
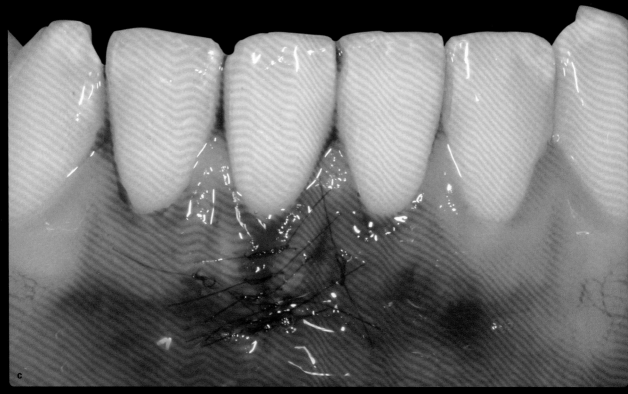

图2-15 （a）下颌右侧中切牙严重的牙龈退缩。（b）创口边缘的对位缝合开始。（c）显微缝合术后即刻

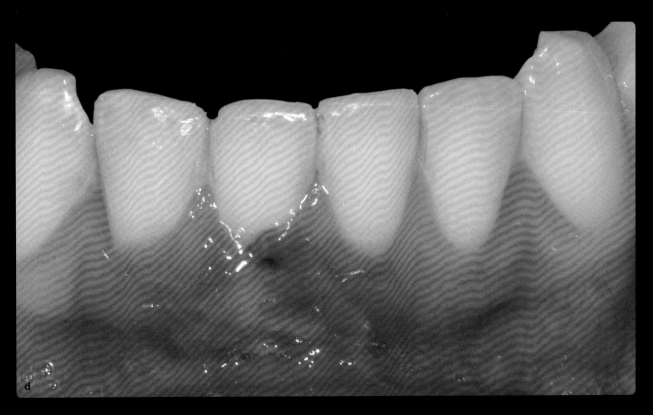

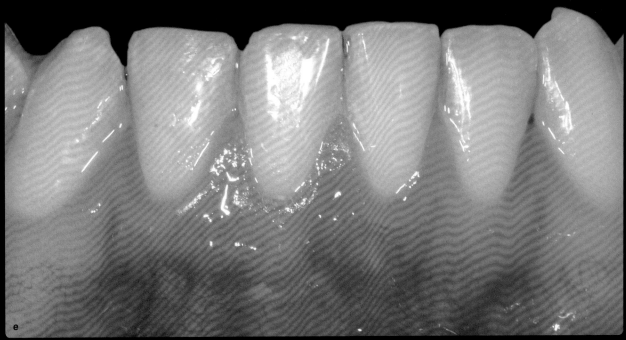

图2-15（续） （d）拆线后7天的视图。（e）愈合后视图（病例由Scott Kissel医生提供）。

牙根表面处理

　　牙根表面处理与根面覆盖手术中软组织和待覆盖的牙根表面的附着方式直接相关。但是，详细讨论这个问题不在本章的范围之内。可以肯定地说，为了利用新的牙骨质纤维和Sharpey纤维在牙根表面获得新的移植物，已经提出了几种牙根表面处理方法[31-33]，包括机械、化学和生物学方法的根预备。一些方法的结果基于组织学证据，而另一些方法的结果基于经验观察，但所有方法都对根面覆盖的成功很重要。

结论

　　牙周显微外科有许多适应证和优势。随着卫生专业人员和公众越来越熟悉显微外科的好处，其在牙周病中的应用已成为一种治疗标准。牙周显微外科需要不同的思维方式；它的技术敏性比传统手术要求更高，但由于创伤小，因此愈合更快。视野和人体工程学的提高为那些花时间精通显微外科原理和技术的人提供了显著的优势。落地式显微镜使外科医生能够执行精细、精确和精准的外科手术，这些手术对患者的愈合过程和最终效果至关重要。牙周显微外科是牙周病学历史上的一个自然演变。

参考文献

[1] Tibbetts LS, Shanelec D. Periodontal microsurgery. Dent Clin North Am 1998;42:339–359.

[2] Daniel RK. Microsurgery: Through the looking glass. N Engl J Med 1979;300:1251–1257.

[3] Barraquer JI. The history of microsurgery in ocular surgery. J Microsurg 1980;1:288–299.

[4] Serafin D. Microsurgery: Past, present, and future. Plast Reconstr Surg 1980;66:781–785.

[5] Acland RD. Practice Manual for Microvascular Surgery, ed 2. St Louis: Mosby, 1989.

[6] Chang T, Chu S, Wang C. Principles, Techniques, and Applications in Microsurgery. Singapore: World Scientific, 1986.

[7] Bunke H, Chater N, Szabo Z. The Manual of Microvascular Surgery. San Francisco: Ralph K. Davies Medical Center, 1975.

[8] Klopper P, Muller JH, Van Hattum AH. Microsurgery and Wound Healing. Amsterdam: Excerpta Medica, 1979.

[9] Lee S. Manual of Microsurgery. Boca Raton, FL: CRC Press, 1985.

[10] Owen ER. Practical microsurgery. I. A choice of optical aids. Med J Aust 1971;1:244–246.

[11] Daniel RK, Terzis JK. The operating microscope. In: Reconstructive Microsurgery. Boston: Little Brown, and Company, 1977:3–23.

[12] Hoerenz P. The operating microscope: 1. Optical principles, illumination, systems, and support systems. J Microsurg 1980;1:243–245.

[13] Shanelec DA. Optical principles of loupes. J Calif Dent Assoc 1992;20:225–232.

[14] Hedon B, Wineman M, Winston RM. Loupes or microscope for tubal ligation anastomosis? An experimental study. Fertil Steril 1980;34:264–268.

[15] Rock JA, Bergquist CA, Kimball AW Jr, Zacur HA, King TM. Comparison of the operating microscope and loupes for microsurgical tubal anastomosis: A randomized clinical trial. Fertil Steril 1984;41:229–232.

[16] Schmide H. Untersuchungen uber die Abhangigkeit der Bewegungsgenauigkeit im Raum von der Korperstellung, Forschungsbericht No. 941 aus dem Kultusministerium des Landes Nordrhein-Westfalen. Cologne: Westdeutscher, 1961.

[17] Shanelec DA. Principles of periodontal plastic surgery. In: Rose L, Mealey B, Genco R, Cohen D (eds). Periodontics: Medicine, Surgery, and Implants. St Louis: Mosby, 2004.

[18] Wound Closure Manual. Somerville, NJ: Ethicon, 1994.

[19] Price PB. Stress, strain and sutures. Ann Surg 1948;128:408–421.

[20] Mehdorn M, Muller G. Microsurgical Exercises: Basic Techniques, Anastomosis, Refertilization, Transplantation. Stuttgard: Thieme Medical, 1989.

[21] Thacker JG, Rodeheaver G, Moore JW, et al. Mechanical performance of surgical sutures. Am J Surg 1975;130:374–380.

[22] Tibbetts LS, Shanelec DA. A review of the principles and practice of periodontal microsurgery. Tex Dent J 2007;124:188–204.

[23] Wennström JL. Mucogingival therapy. Ann Periodontol 1996;1:671–706.

[24] Edel A. Clinical evaluation of free connective tissue grafts to increase the width of keratinized gingiva. J Clin Periodontol 1974;1:185–196.

[25] Langer B, Langer L. Subepithelial connective tissue graft. A bilaminar reconstructive procedure for the coverage of denuded root surfaces. J Periodontol 1985;56:715–720.

[26] Riediger D, Ehrenfeld M. Microsurgical Tissue Transplantation. Berlin: Quintessence, 1989.

[27] Gordon HP, Sullivan HC, Atkins JH. Free autogenous gingival grafts. II. Supplemental findings—Histology of the graft site. Periodontics 1968;6:130–133.

[28] Miller PD Jr. Root coverage using a free soft tissue autograft following citric acid application. Part III. A successful and predictable procedure in areas of deep-wide recession. Int J Periodontics Restorative Dent 1985;5:14–37.

[29] Miller PD Jr. A classification of marginal tissue recession. Int J Periodontics Restorative Dent 1985;5:8–13.

[30] Sullivan HC, Atkins JH. Free autogenous gingival grafts. I. Principles of successful grafting. Periodontics 1968;6:121–129.

[31] Bowers GM, Chadroff B, Carnevale R, et al. Histological evaluation of new attachment apparatus formation in humans. Part I. J Periodontol 1989;60:664–674.

[32] Bowers GM, Chadroff B, Carnevale R, et al. Histological evaluation of new attachment apparatus formation in humans. Part III. J Periodontol 1989;60:683–693.

[33] Cogen RB, Al-Joburi W, Gantt DG, Denys FR. Effect of various root surface treatments on the attachment and growth of human gingival fibroblasts: Histologic and scanning electron microscopic evaluation. J Clin Periodontol 1984;11:531–539.

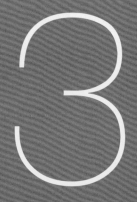

如何运用临床前训练
提升新技能
How to Develop New Skills
with Preclinical Practice

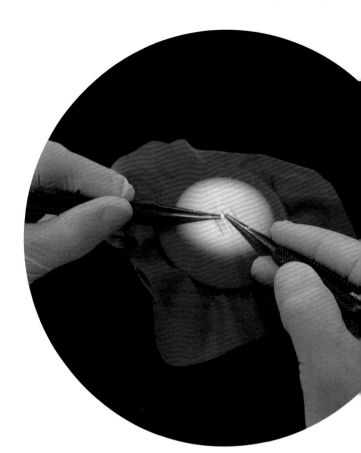

掌握显微外科不仅需要具备必要的手、眼和思维协调，还需要研究不同的手术技术和方案。

本章的目的是帮助促进、学习和掌握显微外科手术的基本原理。需要有良好的组织、纪律和坚持。

学习哲学

学习显微外科学需要特定的方法。在许多常规手术技术的培训中使用"看、做、教"方法已被证明不足以用于显微外科的教学。学习显微外科学需要手、眼和思维协调，并且要研究手术技术和方案。尽管临床医生有手术经验或知识，但仍有必要学习常规技术中不常见的特殊技能。显微外科技术的发展只有通过专门为此目的设立的实验室进行培训之后，才能在日常临床中实施。在不借助显微放大的情况下，练习这些显微外科技术也可以提高手部技能使得常规手术治疗更加精细化。

显微外科手术与传统手术在2个基本方面存在差异：视野受限和视觉参考。术者的视野由显微放大系统的光学元件（即透镜的焦距和使用的放大倍率）决定。因此，在传统手术中人们只看到仪器的有源工作端，而不看到术者的手。另一个差异在显微缝合中很明显。使用手术显微镜正确执行的打结仅由视觉参考控制，而不受触觉控制，因为导致显微外科手术中所用缝线（7-0和8-0）断裂的力低于触觉灵敏度的人体阈值。另外，外科医生通过感觉缝线的张力来评估缝线的效率。

表3-1 拟定的显微外科实验室培训顺序

阶段	项目	培训	仪器和材料	时间
第1阶段	工作位置	实验室适用的姿态	头戴式显微镜/落地式显微镜、工作站、椅子和模型	15分钟
第2阶段	根端制备	刮治、根面平整、颈部修复	刮匙、硬质合金锉、探针、高速手机、玻璃离子、光固化装备	1小时45分钟
第3阶段	微小切口	浅瓣、半厚皮瓣、全厚皮瓣的制取	茄子、剃须刀片（若干）、Castroviejo拆装器、显微拉钩、显微刀片/光纤、Harris刀柄、15C刀片、Corn钳、探针、橡皮障	2小时
第4阶段	显微缝合	间断、对合、接合、连续	缝合卡、模型座、针座、组织钳、显微缝合器、缝线6-0和7-0/8-0	8小时
第5阶段	显微外科技术（逐步）	信封技术，半月形皮瓣（浅、深、单个和多个后退）	显微外科模型、持针器、组织钳、显微手术器、Castroviejo拆装器、显微回退器、Corn钳、探针、电缆、Harris刀柄、显微刀片、15C刀片、剃须刀片（碳纤维）、橡皮障、缝线6-0和7-0/8-0	8小时

培训时间

学习显微外科手术需要外科医生付出很大努力。初始培训需要在特定培训实验室进行2天或3天的监督练习（表3-1）。在这个项目之后，医生必须继续练习，直到获得能为患者进行显微外科手术所需的技能。在这个阶段，每周至少设定一次练习的时间，保证不受外界干扰是十分重要的。保证良好的睡眠、精神放松、戒掉电子设备（如手机）。对患者进行第一次显微外科手术所需的时间是独立的，且因人而异。当显微外科练习熟练到可以自动进行时，意味着大脑有可以同时协调双手的能力。有些医生只需要1个月或2个月的训练，而另一些则需要几个月的训练。这些培训时间的变化并不意味着花费更长时间的个体比学习更快的个体是更差的外科医生。一旦克服了最初的困难，技术的持续发展取决于临床医生的坚持和对显微外科原则的持续尊重。在培训过程中，不应重视练习的执行速度，而应尊重每位外科医生的特性。应该优先考虑的是技术质量的标准，而不是外科医生的生产力。

实际练习时长

避免在一次训练中进行很长时间的练习。在初始阶段，肌肉紧张、产生疲劳和姿势问题是正常的。建议每训练1小时后休息10分钟，以改变和调整姿势、放松肌肉。如果打破这一规则，手部协调、学习能力、应急能力都受到影响。

避免沮丧

显微外科技术不是通过"魔法"就能学会的。学习过程是将大量的、看似独立的技术细节汇集在一起，从而变得简单易懂。面对困难时，决不能放弃。进步是缓慢的，但当你能把所有的部分放在一起时，工作是愉快的。误差界限的测量单位是百分之一毫米，而不是传统技术的毫米。认识到这一事实将有助于在进入下一次练习之前掌握每一步细节。学习不应是快速和不完整的。最好慢慢前进，直到完全掌握该技术。

因此，建议在外科医生熟悉设备（头戴式显微镜或落地式显微镜）、实验室工作位置和受限工作场地（表3-1，第1阶段和第2阶段）的使用之前，先进行惯用手的初步练习。完成这一步骤后，通过渐进式难度练习，同时练习双手技能（表3-1，第3阶段至第5阶段）。

不要与你的局限做对抗

如果在任何训练过程中出现问题或不适，请勿继续进行。持续进行通常会导致其他错误，从而引发灾难性后果。开始时最常见的困难是工作位置不舒适、手部意外移动、焦距不足和组织钳无法固定组织。

震颤控制

放松的心态和脱离世俗的态度有利于控制刚开始训练时震颤与注意力。控制焦虑也是保持手稳定的关键。当开始一个新的职业挑战需要离开你的舒适区时，自然会感到一些情绪上的不适。然而，如果焦虑持续存在，甚至增加到干扰训练过程的程度，建议服用低剂量抗焦虑药来帮助控制情绪。

通过正确坐姿，调整设备（头戴式显微镜或落地式显微镜）为运动模式，获得实验室舒适的工作体位。通过减少手臂的疼痛和获得良好支撑，对于减少或避免震颤至关重要（见第4章）。吸烟会损害注意力和

框3-1　震颤控制的因素

有利因素	不利因素
• 放松的心态	• 吸烟
• 控制焦虑	• 喝咖啡/饮酒
• 良好工作态度	• 压力
• 良好手臂支撑	• 疲劳

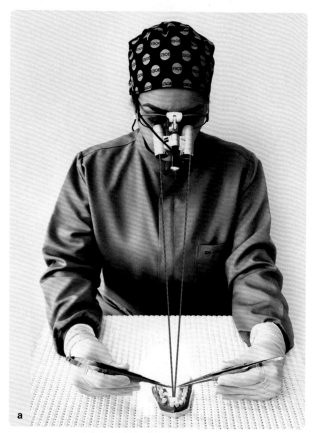

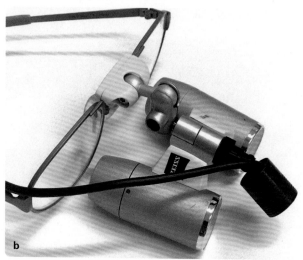

表现。如果你必须吸烟，请在培训时间外吸烟。

　　喝咖啡的频率和量的习惯可能会引起轻微的震颤。然而，对于那些习惯于喝咖啡的人来说，戒除咖啡会加重这种情况。饮酒与饮酒量会使学习能力成比例地降低。

　　人们应该避免被练习的困难和外部因素所困扰，如手机、不必要的干扰和个人问题等。

　　当疲劳开始干扰训练时，是时候停止并短暂休息。剧烈体力活动（尤其是手臂）引起的疲劳可留下24小时的残余震颤，降低了精确动作的准确性。睡眠时间少于正常时间可能会严重影响显微外科练习的注意力和表现（框3-1）。

手术显微镜系统

头戴式显微镜

　　头戴式显微镜（Prismatic Loupes，PL）是牙周显微外科手术的理想选择，其放大倍数为3.5~5×，焦距为30~50cm。这些特性保证了放大倍率、景深和视野之间的平衡[3,5-6,9-11]。与其他手术显微镜相比，缺点是它们更重，需要特定的框架。另外，头戴式显微镜可以固定在普通眼镜架上（图3-1）或直接粘在镜头上。安装在环绕头部设备上的头戴式显微镜也可用于改善舒适度和稳定性。

　　手术显微镜系统在朝向倾斜物体的方向上进行调整，可在不使颈部肌肉过载的情况下提供舒适的头部位置。放大镜需要眼睛向工作对象会聚（图3-1a）。当望远镜之间使用一盏灯以获得良好的照明（高达40000lx）时，可优化百叶窗的使用。

图3-1　头戴式显微镜（开普勒）。（a）放大镜保证物体的会聚视觉。（b）连接照明系统的头戴式显微镜保证更好的口腔照明。

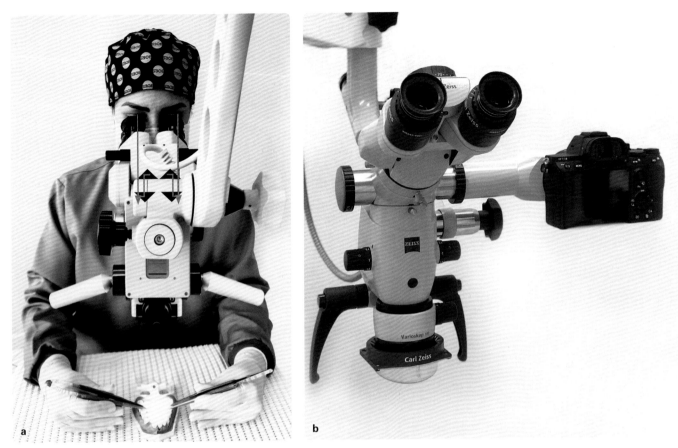

图3-2　（a）使用OM时，操作者的眼睛与物体平行。（b）工作时可以拍照。

落地式显微镜

　　落地式显微镜（OM）是一种可提供手术最佳视野可视化、多功能放大（2.5~25×）、手术时图像捕获以及符合人体工程学工作姿势的仪器。显微镜的光学特性为操作者提供了舒适感，因为它保证眼睛位置与物体平行（图3-2），且不会出现肉眼或使用放大镜在视觉中发生的会聚[3-7]。显微镜有一个光学镜头、一个照明系统和一个保持固定的手臂[9]。

　　照明系统由卤素灯、LED灯或氙灯产生，超过100000lx的功率。此功能为手术视野提供了极佳的照明且获得的任何图像均具有良好的质量。将图像采集系统直接连接到显微镜的光学头有利于临床记录，而不会使外科医生脱离工作位置。

观看视频

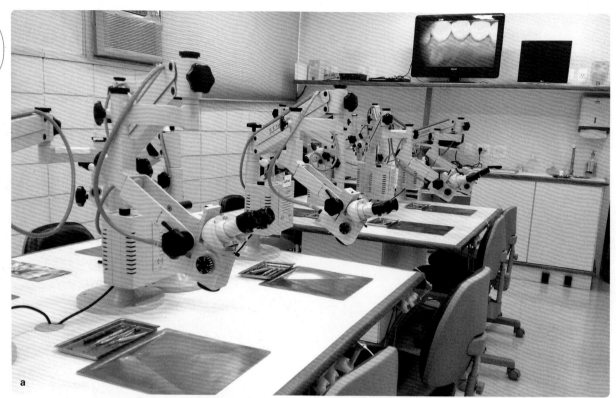

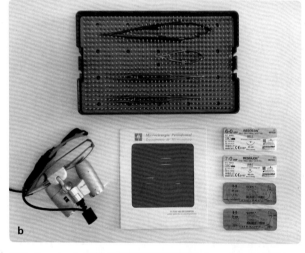

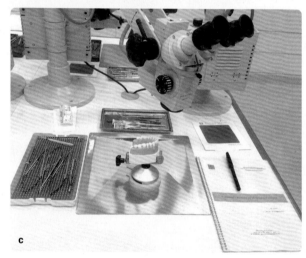

图3-3 （a）实验室学习显微外科技术。工作台适用于OM的使用。（b）PL的培训需要为仪器、模型和材料提供足够的空间。（c）OM的工作台需要足够大，以适合设备。

实验室特定培训

显微外科技能的逐步发展需要一个适当的环境，有桌子、椅子、PL或台式OM、显示器和辅助设备（图3-3）。培训动态是基于教员对技术步骤的演示。只有在理解并记住了呈现的顺序后，学生才可以开始练习（图3-4）。

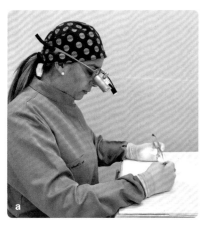
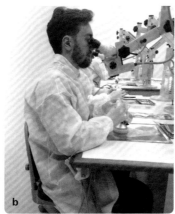
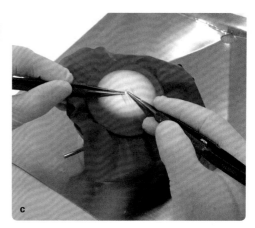
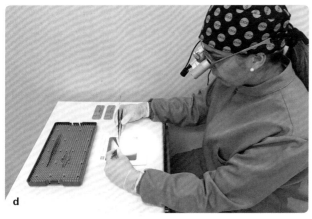
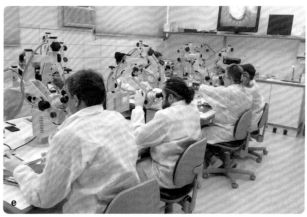

图3-4 （a~c）使用PL和OM，实验室中的正确姿势要保证在背部、足部、肘部、手臂和手部有充分支撑的情况下进行练习。（d，e）训练方法基于技术步骤事先演示。然后，你应该在教员的监督下按顺序练习。只有在先前的练习已经精确和有效地执行时，才建议改变练习。

第1阶段：工作姿态

实验室训练需要正确、舒适的身体姿势，因为紧张和肌肉疲劳会导致手部震颤。首先，将训练对象放在工作台上，调整椅子高度和头部倾斜度（图3-5）。无论放大镜系统如何，建议坐位时使大腿与脊柱成90°角，膝盖与大腿成90°角，手臂与前臂成120°角，肩部内旋约15°角。操作者的前臂应放在工作台上，背部应靠在椅子上，脚底应着地（图3-6和图3-7）。在日常工作中，由于牙科椅的调整功能和使用特制椅的可能，使该位置更符合人体工程学（见第4章）。

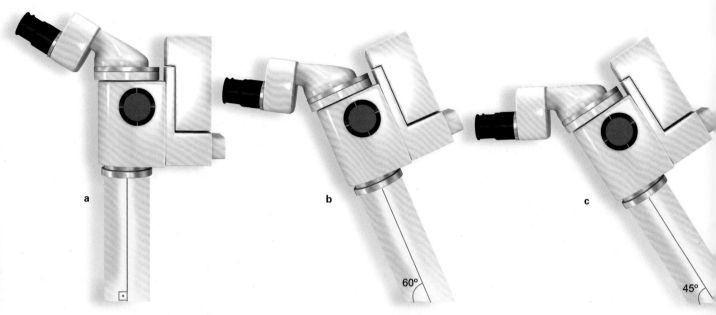

图3-5 根据外科医生的身高调整显微镜。如果他们较高，则位置应为90°（a）；如果他们为中等高度，则倾斜60°（b）；如果他们较矮，则倾斜接近45°（c）。这些角度的调整在实验室中是能够被完成的，但是在工作中，升高或降低牙科椅并调整可倾斜的双目镜就足够了（图3-8a）。

聚焦头戴式显微镜

以下对PL进行的第一次调节应为通过硅胶鼻撑的开合运动使目镜的内部硅胶鼻撑适应操作者的鼻子，以便在使用组件时尽可能保持稳定和舒适。然后，调整头部后面的弹性带，使放大镜在培训期间保持固定的位置。

一只手放在放大镜上，注视训练台上的物体，操作者进行瞳距的调整，打开或关闭放大镜，以获得最佳的图像。应注意保持头戴式显微镜靠近支撑目镜的镜片，以便视野尽可能大（图3-6b）。

> 应注意保持头戴式显微镜靠近支撑目镜的镜片，以便视野尽可能大。

聚焦OM

戴眼镜的人既可以留着眼镜，也可以把眼镜放在一边，视情况而定。如果操作者有老花眼，选择摘戴眼镜无关紧要。但是，如果操作者有散光或近视，应保留眼镜，因为显微镜不能弥补这些缺陷。在这种情况下，应收回放大镜的保护橡胶杯。

在开始训练之前，按照目标方案可以获得清晰的图像（框3-2）。对视力感到不适的学生可能需要调整屈光度（图3-8）。这只应在训练数小时后再考虑，以避免诱发错误。重要的是找出哪只眼睛占优势。可

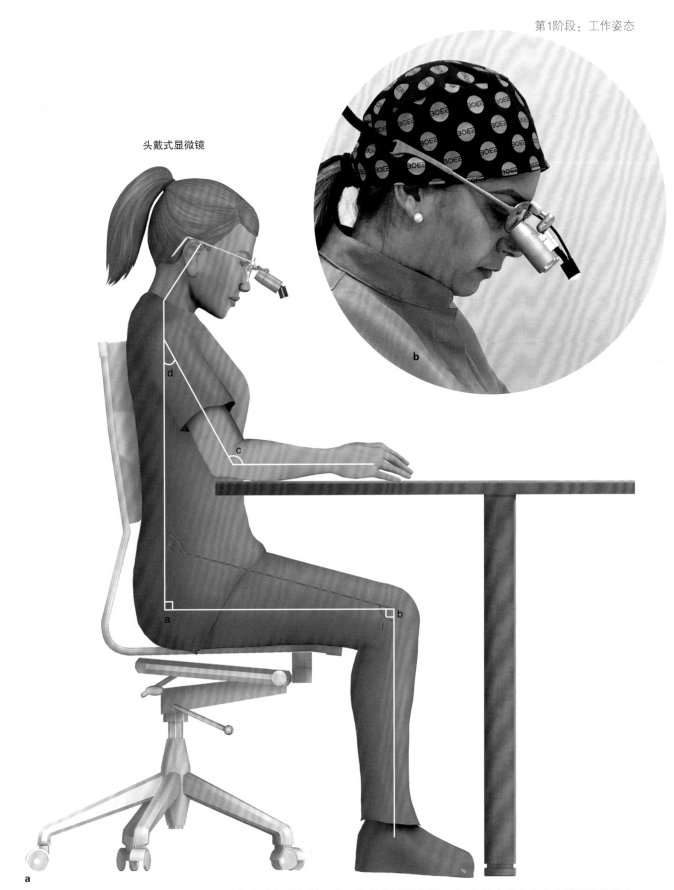

头戴式显微镜

图3-6 使用PL训练的工作位置。（a）头部略微向前倾斜，直到与物体达到焦距。（b）放大镜应靠在支撑眼镜的镜片上。白线表示PL的推荐位置。橙线表示特制椅可以提供的理想位置。

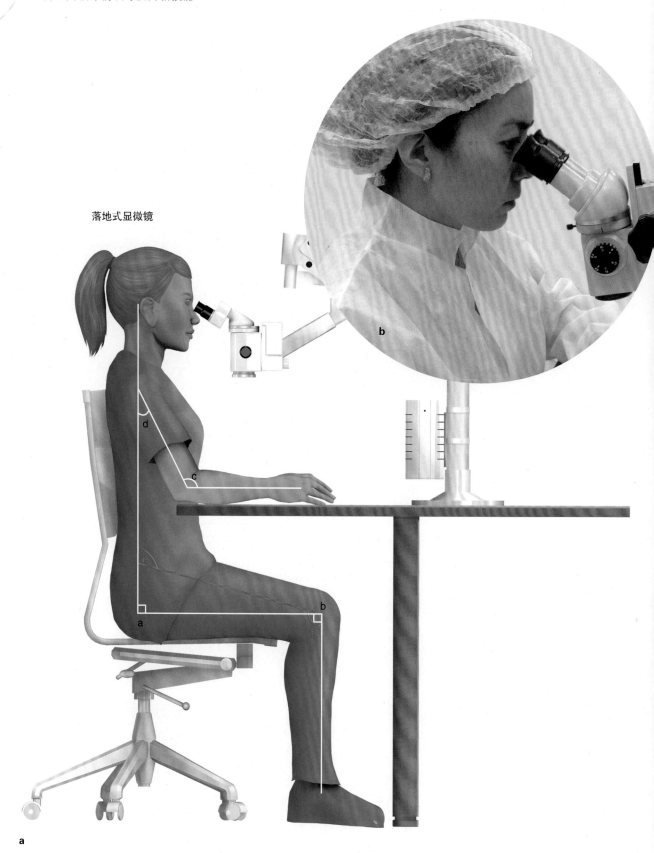

落地式显微镜

图3-7 使用OM训练的工作位置。（a）由于显微镜的倾斜，头部和颈部处于舒适的位置。颈椎应处于中立位，不得伸展或弯曲背部。这种姿势迫使操作者尽可能在实验室工作。（b）注意眼睛不应接触防护目镜杯。白线表示OM的推荐位置。橙线表示特制椅可以提供的理想位置。

框3-2 调焦规程*

初调	粗调	微调
• 屈光度清晰	• 放大8×	• 最大倍率
• 微焦点	• 调整显微镜镜头	• 调整微调手柄
• 放大8×	• 调整瞳距	• 如需要，调整屈光度

*该规程适用于训练中心最为常用的可机械调节手术显微镜。

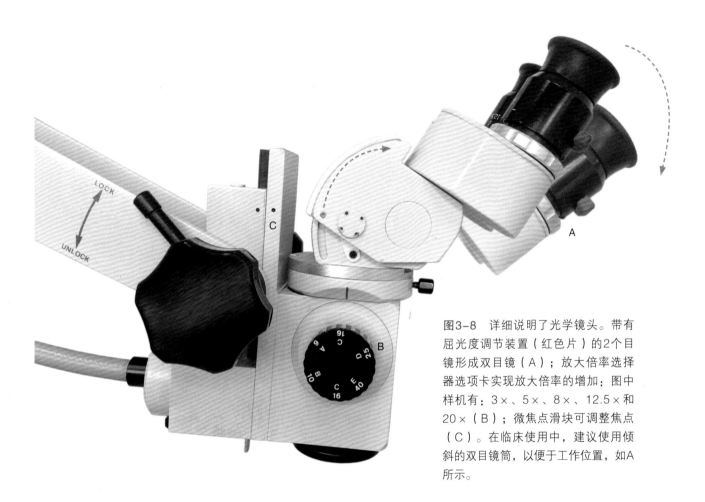

图3-8 详细说明了光学镜头。带有屈光度调节装置（红色片）的2个目镜形成双目镜（A）；放大倍率选择器选项卡实现放大倍率的增加：图中样机有：3×、5×、8×、12.5×和20×（B）；微焦点滑块可调整焦点（C）。在临床使用中，建议使用倾斜的双目镜筒，以便于工作位置，如A所示。

以通过看远处的物体并遮住左眼来完成。如果右眼看到物体处于同一位置，那是因为它是主导的。遮盖右眼检查左眼。如果物体移动，则说明这只眼睛是隐性的。否则，左眼为显性，右眼为隐性。调整屈光度，用主视眼在0位置聚焦受试对象。现在，只用隐性眼去看，确保只留下焦点。然后，上下调节屈光度，直到聚焦在隐性眼上。双眼聚焦后，操作者通过镜片可以舒适地观察手术视野。

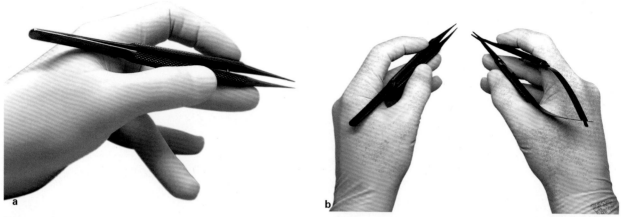

图3-9　（a）在显微外科手术中，持笔式握持器械。大拇指，食指和中间构成一个三脚架。（b）仪器的相同手柄适用于非惯用手。因此，双手同时实现精确运动。

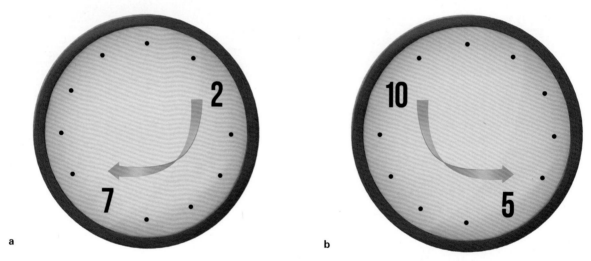

图3-10　1/4圈运动。（a）对于右利手个体，手的移动是从2点位到7点位。（b）对于左利手个体，手的移动是从10点位到5点位。

显微器械的基本操作与握持

持笔式握持器械（像书写一样），用拇指、食指、中指形成一个三脚架。

在显微外科手术中，只有手指尖移动，而手则放在稳定的平面上。类似于书写位，肘部、腕部和尺侧边缘应放在桌子上。持笔式握持器械（像书写一样），用拇指、食指、中指形成一个三脚架[1-2,4,6,11-12]（图3-9a）。因此，可通过双手完全控制器械打开和关闭（图3-9b）。通过仪器旋转实现准确移动，其特点是旋转1/4圈。对于右利手个体，手的移动是从2点位到7点位的位置更准确（图3-10a）；对于左利手个体，从10点位到5点位（图3-10b）。显微仪器必须有柔韧的弹性、表面不反光和有14～18cm的长度。

第2阶段：使用手动和机用工具进行牙根准备

至关重要的是，制备暴露的牙根表面的解剖特征有助于组织初始适应，并能够引导愈合。牙根形状应略微凸起，并提供移植物所需的空间。可以确定在外科手术之前和/或手术过程中需要修改牙根表面的几种临床情况（图3-11）。

牙根准备的训练是一个不太复杂的程序，因为它只需要在惯用手发展新的能力。这样，焦点就在视觉上仅能看到器械工作尖端的区域。建议使用5×的PL或8×的OM。

完整的牙根

当根面和凸度良好时，移植材料服帖平整，因为它能形成薄而均匀的血凝块（图3-11a~c）。

训练时，仅使用刮治器进行根面平整（图3-11d，e）。

刮匙的手柄提供理想的小幅度移动实现高的精准度。为此，将牙根分为两个区域，一个更顶端（图3-11d），另一个更冠状（图3-11e）。以下抛光表面应光滑且均匀（图3-11f）。

当存在凸起过度时，过大体积牙根加上移植材料的厚度会使牙弓轮廓过凸，并在术后产生被较厚血凝块占据的间隙（图3-11g~i）。训练时，硬质合金车针（红色条纹）和抛光钻头（白色条纹）用于低旋转，以减少牙根凸度（图3-12）。然后，牙周刮匙进行最终抛光（图3-11l）。

牙根呈现浅或深的非龋性颈部病变（NCCL）

对于浅（<1mm）的NCCL，牙根表面的不规则性在牙根缺损产生的凹面区域提供了更厚的血凝块（图3-11m~o）。训练时，用硬质合金车针修整圆钝（图3-11p，q）并用刮匙刮除即可获得理想表面（图3-11r）。

对于深（≥1mm）的NCCL（图3-11s~u），由于过度去除牙本质可能损害牙髓健康并产生牙髓下病变，因此不可能用牙钻调整表面。先前使用树脂改良玻璃离子或复合树脂（图3-11v）修复牙根的区域显示为结缔组织移植物覆盖的区域[13-19]，随后使用刮匙修整和抛光修复体表面（图3-11w，x）。术后该病变位于龈下。

纵向切口　　　　　　　横截面　　　　　　　　初始

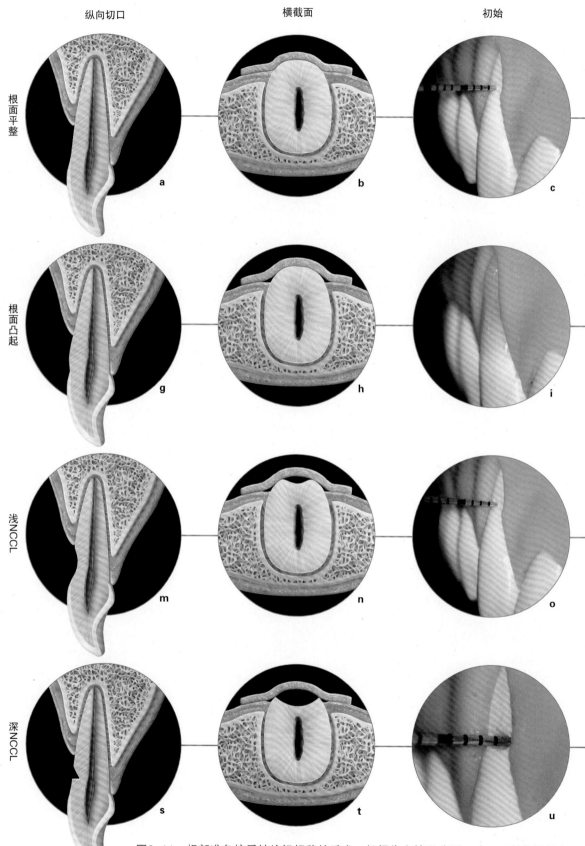

图3-11　根部准备接受结缔组织移植手术，根据临床情况分型。（a~f）良好根表面：仅使用刮治器即可进行根面平整。（g~l）凸起根面：应使用硬质合金车针去除多余的凸面。（m~r）具有浅NCCL的根表面：用车针去除不规则部分，凹面稍微凸起。（s~x）具有深的NCCL的根表面：明确病变的恢复，重建轻微凸起的根面形态。（v）在充填修复材料的时候注意橙色滤镜的使用（当使用OM时）。

过程   最终

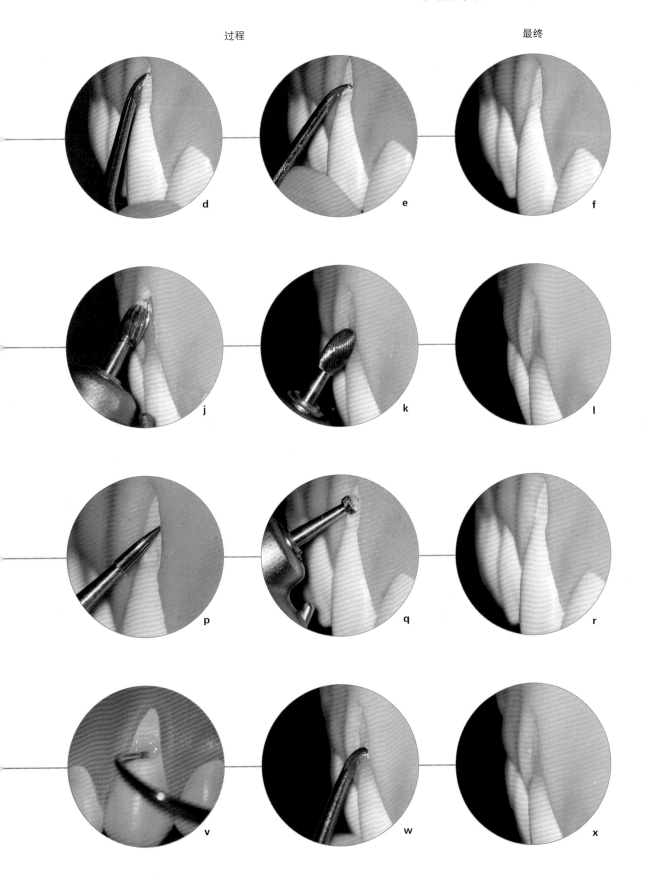

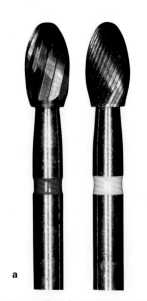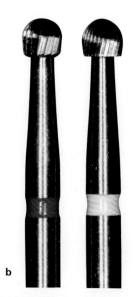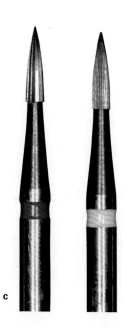

图3-12　显微手术用不同形态的钨钢车针：（a）椭圆形。（b）圆形。（c）火焰形。

观看视频

　　这些标准是为了理解和实验室训练而标准化的。用以了解方案和进行实验室培训。但在决定修改牙根的轮廓之前，必须考虑其他因素：

- 牙弓中的牙齿定位：不利时，建议进行正畸治疗
- 牙根凸起：预备前，考虑剩余牙本质体积是否足够，不会对牙髓造成损伤
- 是否存在颈部龋病：清除龋齿病灶后，根据之前描述的参数评价窝洞的深度
- 破坏牙釉质：用复合树脂修复牙釉质，确定理想的牙根覆盖限度
- 不可能进行正畸治疗的牙齿侵入：将牙釉质去除至预期限度进行再涂层

第3阶段：微创——初始切口、部分厚度皮瓣和移植物材料的收集

　　初始切口使用惯用手配合使用Castroviejo刀片折断器，在非惯用手使用组织显微牵开器。首先，刀片碎片（碳钢刀片）断裂并定位在手术刀的活动端（图3-13）。

　　初始显微切口的训练推荐是将茄子分成两半（图3-14a）。在水平方向上，用与茄子表面成90°的Castroviejo刀片折断器做第一个切口（图3-14b，c）。然后，做2个垂直切口，也是90°，呈字母H形（图

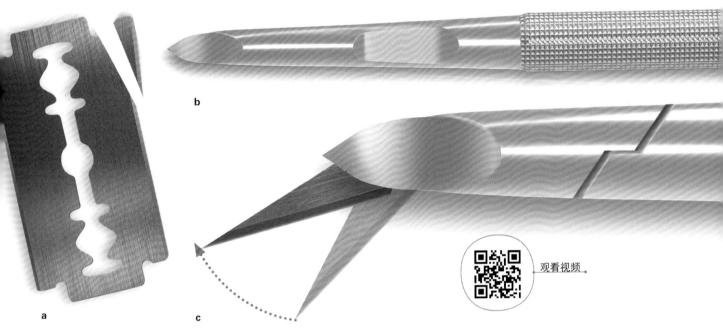

观看视频

图3-13 （a）刀片碎片和碳钢刀片。（b，c）刀片的突出部分位于手术刀（6961显微刀片，Surgistar）的活动尖端，角度有利于切口。

3-14d）。使用显微剥离子，模拟翻瓣（图3-14e）。在非惯用手的显微牵开器辅助下，保持上皮瓣的厚度为1mm，皮瓣的提升应每2mm提升一次，以保持均匀厚度（图3-14f~h）。下一步是按照相同的原则分割下部皮瓣（图3-14i）。这一技术步骤更加困难，因为有必要改变惯用手和非惯用手的位置（图3-14j）。练习区侧视图，可见两皮瓣厚度均匀一致（图3-14k）。为了掌握双手均可操作器械，必须尽可能多次重复完整的练习（图3-14l）。

　　从供区采集移植物的另一种培训方法是使用Harris双刃手术刀（1mm）。初始切口决定了移植物的范围、1mm的均匀厚度、刀片平行于茄子表面的位置。15C刀片去除上皮层对应的条带（图3-15）。

> 为了掌握双手均可操作器械，必须尽可能多次重复完整的练习。

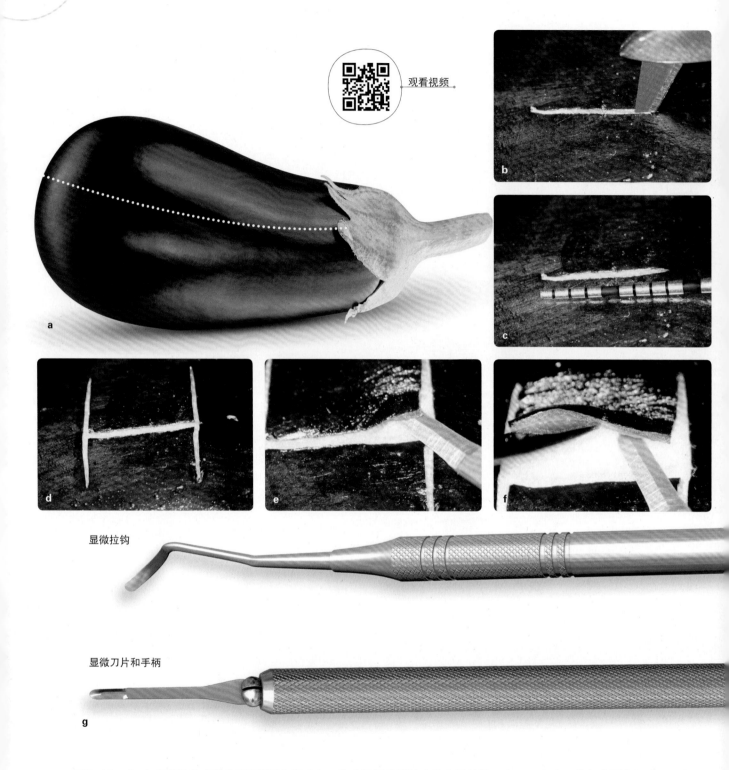

观看视频。

图3-14 （a）将茄子分成两半用于训练初始小切口和皮瓣提升训练中的必要技能。（b，c）当刀片与茄子表面成90°角时，表面穿透深度为1mm，并在水平方向上线性延伸8mm（PL放大5×或OM放大8×）。（d）水平切口后，进行两个垂直切口，呈字母H形。在所有切割表面上保持90°角非常重要。（e）使用显微剥离子开始皮瓣提升，以建立厚度模式。（f，g）在非惯用手持的显微拉钩辅助下，惯用手中的显微刀片逐渐前进。应保持1mm的均匀厚度。

显微拉钩

显微刀片和手柄

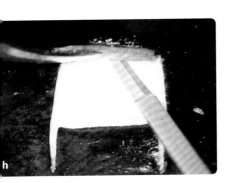
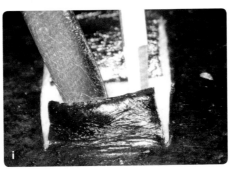
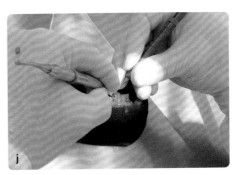

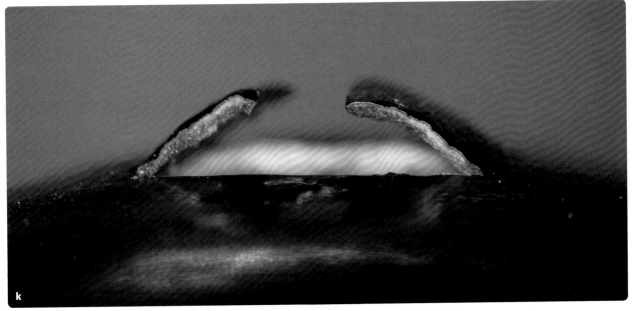

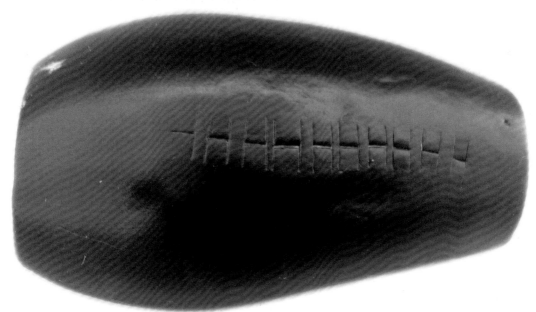

图3-14（续） （h）皮瓣提升练习第一阶段结束时的视图。（i）将H形切口的下半部皮瓣剥离。（j）由于手腕弯曲度较大，惯用手和非惯用手的位置变化使运动变得困难。（k）该训练阶段的目标是开始发展非惯用手的技能，并用惯用手控制微刀片的运动，以获得厚度均匀为1mm的皮瓣。（l）应重复此练习，直到掌握所有技术步骤。

Harris双刃手术刀

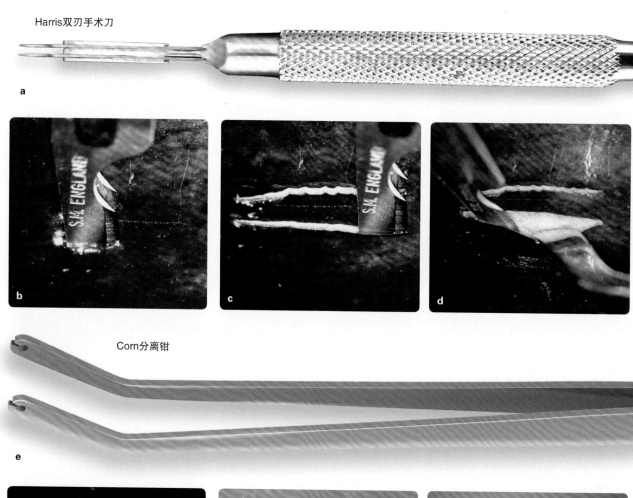

Corn分离钳

图3-15 （a）茄子训练用Harris双刃手术刀模拟移植技术[20]。刀片平行，间距为1mm。（b）在初始切口中，穿透刀片活动尖端的1/2。（c）在整个计划延伸期间，最外层叶片应与茄子表面（外壳）平行。（d）显微拉钩（在非惯用手）收缩皮瓣，并允许移植物的底部与惯用手的单个15C刀片分离，然后分离近中和远中部分。（e，f）用Corn钳轻轻握住"移植物"，将其带到橡皮障上。（g）用倾斜45°的15C刀片去除茄子皮（上皮层）。（h）"移植物"的所有延伸部分的厚度必须为1mm。

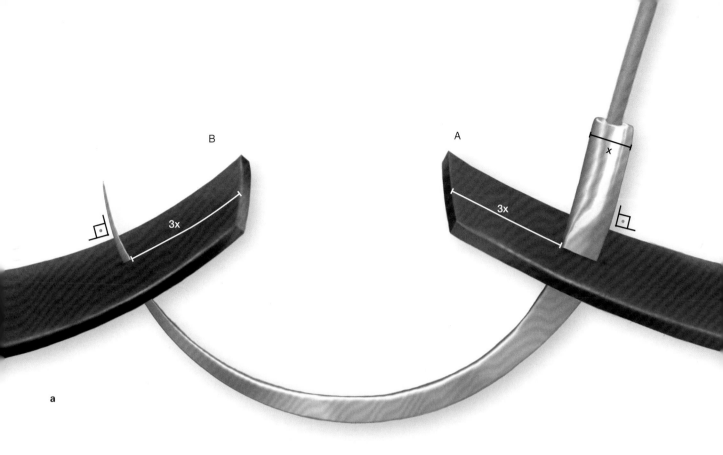

框3-3 显微外科几何学（幅度和针数）

1. 进、出角度
2. 进、出距离
3. 针的通过方向
4. 断裂张力
5. 频率
6. 对称性

图3-16 显微缝合几何形状的基本规则：（a）（**1**）进出角度：缝合针应以90°角刺入（A），并以相同90°角退出切口的另一侧（B）。（**2**）进出距离：穿针参考相当于所用针头直径（x）的3倍（3x）。

第4阶段：显微缝合

　　显微缝合技术与传统手术中使用的技术不同。除了手术范围有限、针头小、缝线薄等困难外，显微外科手术还需要双手技能以及精确控制器械的1/4转运动。这里概述的技术原则来自血管显微外科培训手册[1-2,12]，建立了手术创口一期闭合的严格规则（框3-3；图3-16）。

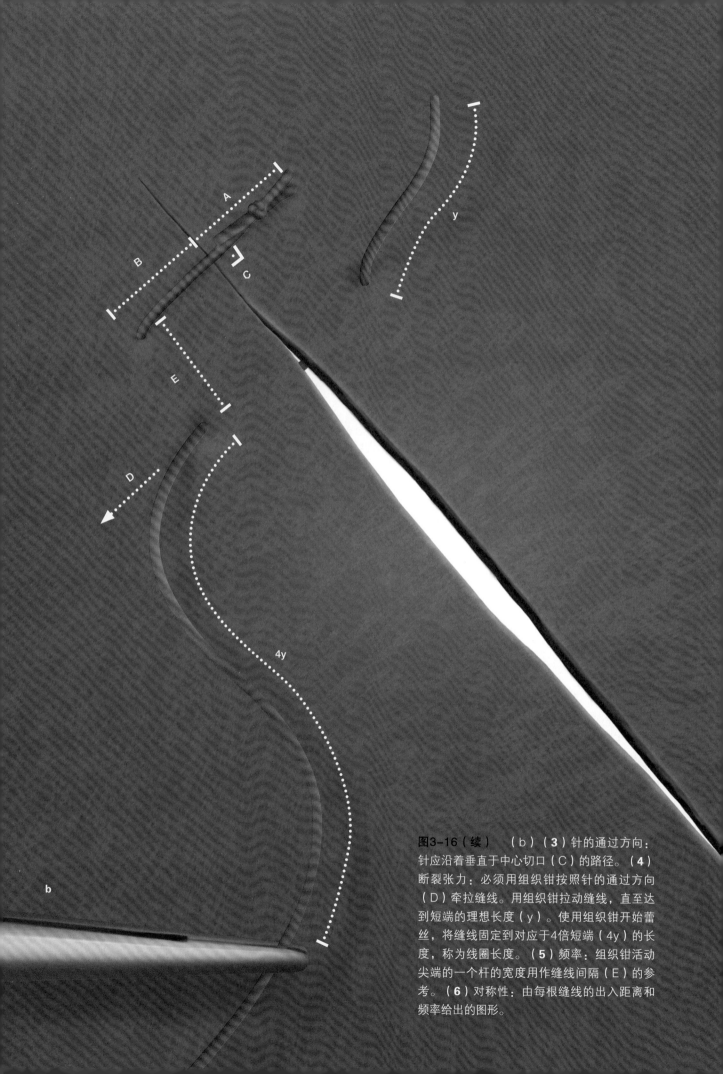

图3-16（续）（b）（3）针的通过方向：针应沿着垂直于中心切口（C）的路径。（4）断裂张力：必须用组织钳按照针的通过方向（D）牵拉缝线。用组织钳拉动缝线，直至达到短端的理想长度（y）。使用组织钳开始蕾丝，将缝线固定到对应于4倍短端（4y）的长度，称为线圈长度。（5）频率：组织钳活动尖端的一个杆的宽度用作缝线间隔（E）的参考。（6）对称性：由每根缝线的出入距离和频率给出的图形。

显微外科针特征

图3-17描绘了显微外科手术中最常用的针及其特征。

持针

持针应保持在基部和其1/2长度之间，以便于缝合（图3-18）。不当握持缝针将会引起不当缝合，可能导致缝针断裂。

二维练习

这种模式和训练方法与医学专业显微外科的兴起非常相似。缝合卡（图3-19）用于学习显微缝合的详细技术步骤，习惯于正确握持器械，并控制所需的运动[2]。该方法便于理解显微缝合的基本规则，并检查每个技术细节的准确性。在进行其他类型的练习之前，此练习必须掌握[2,8]。

A区

图3-20～图3-25显示了在缝合卡A区进行的显微缝合练习。用8-0或7-0缝线拉紧结在显微外科的初始学习中是一项挑战。有4种不同的打结方式，每种方法都有其特殊的困难：

（1）非惯用手中的镊子夹住缝合线。
（2）线缠绕惯用手持的持针器的喙部。
（3）持针器夹住缝合线短端。
（4）拉紧缝线。

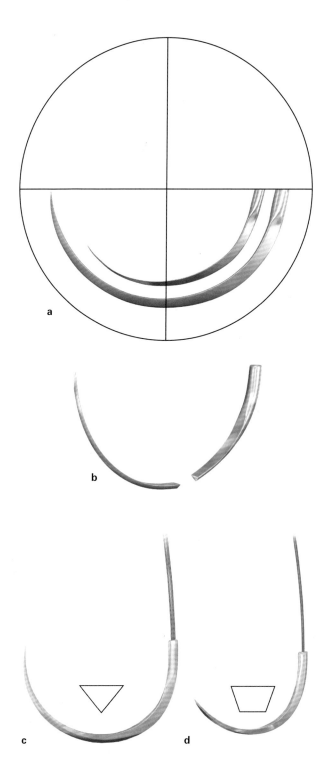

图3-17 （a）牙周显微外科中使用最多的缝合针具有便于进出组织的1/2圆或3/8圆的曲度角度[21]。（b）针的横截面。（c）在整形外科手术中使用反向切割针，以实现最小的创伤、快速愈合且不存在纤维化。（d）侧切针设计用于眼科手术和脆弱的牙龈组织。针的形状和切割精度确保了更好的控制和在组织中易于穿透[21]。

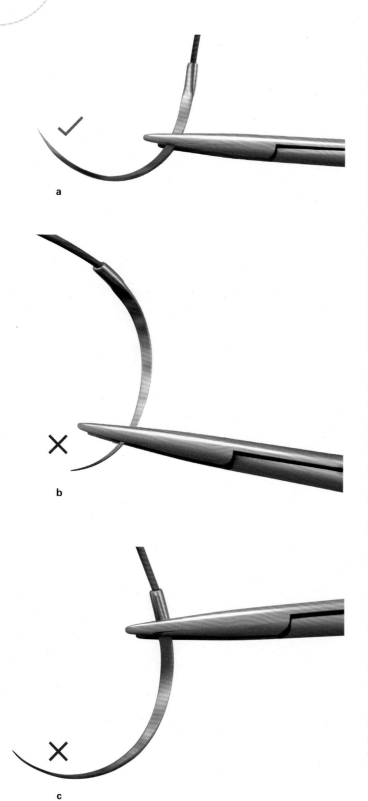

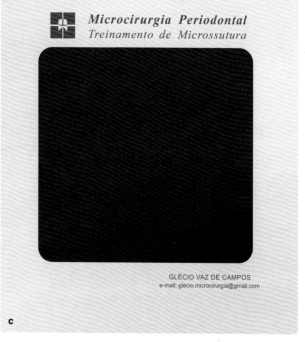

图3-18 （a）应将针头固定在针基部以其1/2长度之间，以便于进针和出针。（b）如果握持针头过于靠近针尖，则针头朝下并倾向于弯曲。（c）如果握持针头过于靠近针座，则针头朝上并变弱。

图3-19 （a~c）准备缝合卡。用可投照及折叠的卡片纸模具将带有便于区分所用缝合线颜色的橡皮障固定。附件可以用双面胶带制作。

$\longrightarrow$

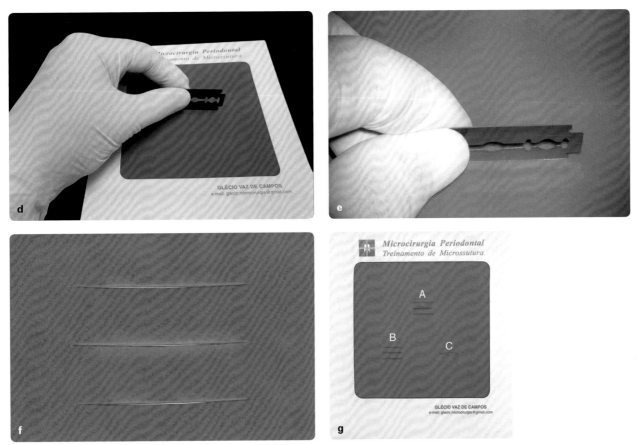

图3-19（续） （d，e）使用垂直于片材表面的碳钢刀片，进行3次平行切割（相邻切割和主切割），2次切割之间的距离为5mm。中央切口预期用于显微缝合，相邻切口（上和下）释放橡皮障的应力。（g）在左下侧重复相同的3个切口，在右下侧进行单次切割。A，预期用于采用7-0或8-0缝线进行间断显微缝合的区域；B，用于6-0缝线和7-0或8-0缝线对合和对合显微缝合；C，在本节中使用6-0缝线进行连续显微缝合。

A区

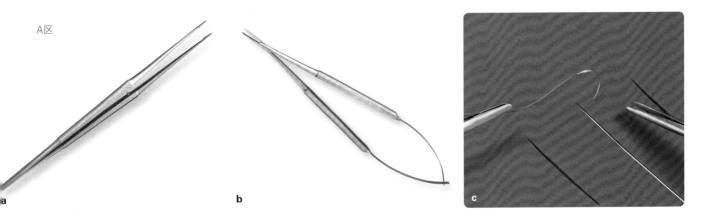

图3-20 （a，b）分别为组织钳和持针器。（c）用钳子掌握缝针。可能刚开始比较复杂，因为针在持针器中不稳定，会向你想要的方向以外的所有方向移动。连接针头的最佳方法是遵循所述方案。以8×OM或5×PL的增量，在距针头2~3cm处，非惯用手用镊子抓住螺纹，然后移动针头，直至其尖端接触橡皮障表面。

不要用镊子尖端夹持组织，这会导致不必要的创伤。

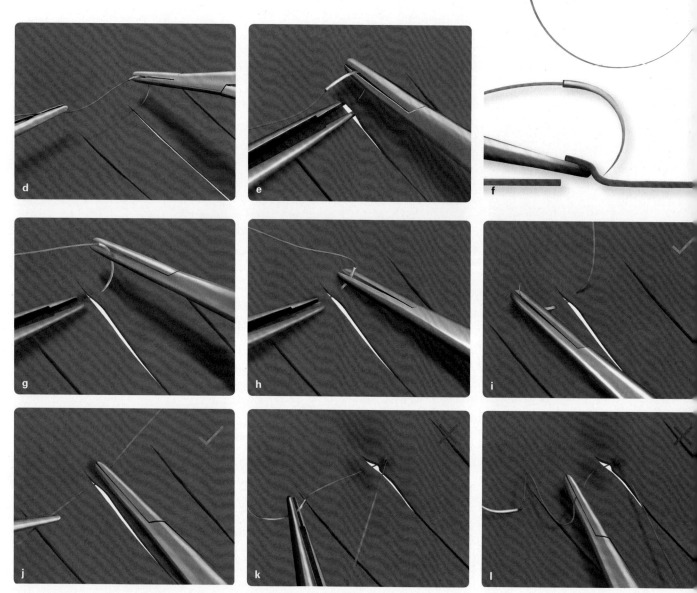

图3-20（续）　（d）在针稳定的情况下，可以通过使用组织钳移动缝线，使其在任何方向上移动，直到所需的位置。因此，持针器以将针锁定在理想的工作位置。（e）用7-0或8-0缝线（放大倍数：8×OM或5×PL）穿过橡皮障。（f）针应在其直径的3倍处以90°角（进入角）穿过组织。为此，用非惯用手拿起组织镊尖端抬高组织（图3-16）。请勿用镊子头端夹持组织；这会造成不必要的创伤。（g）然后针头应从组织的另一端穿出，也应成90°角（出口角）。要做到这一点，请将镊子尖端精确按压到所需的位置。因此，当针垂直穿过组织时，它会向上推动组织。出针距离应等于进针距离（图3-16b）。（h）因此，从针到橡皮障中心切口的进针距离应等于切口到针出口的距离。（i）用持针器拉动针头，直到缝线露出，长度足以用组织钳固定。在针头完全穿过后，在惯用手中的持针器辅助下，镊子以夹住并短促的牵拉，以保持缝合线垂直于切口（消除张力）。（j）应拉动线，直到短端约5mm长，足以用持针器固定缝线。（k，l）常见错误包括：①用组织钳捡起针头，拉动缝线，但没有破坏针座橡胶垫的张力，这会损坏仪器（k）；②用持针器取出缝线，并将缝线对角线指向切口——这会损坏缝线，并增加针通道产生的穿透口的尺寸（l）。

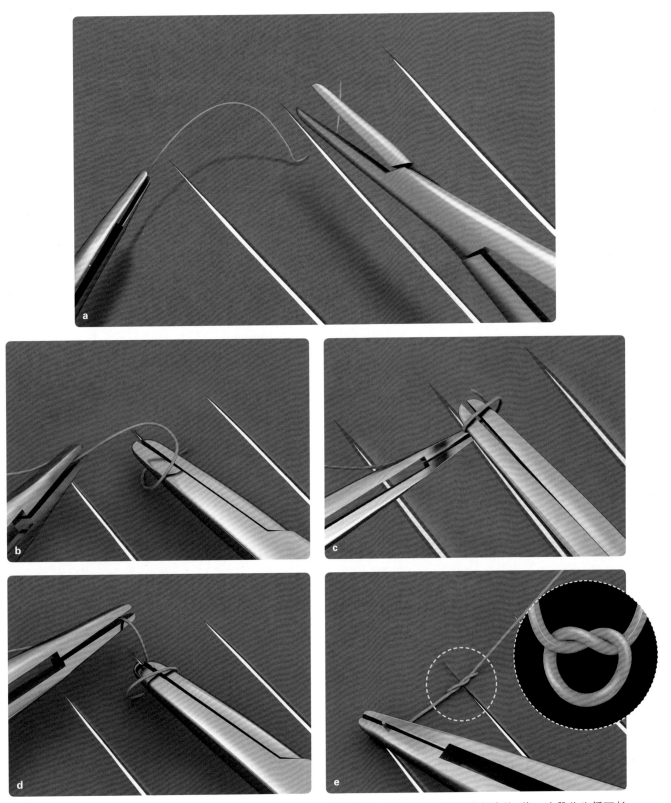

图3-21　第一个简单的结。（a）非惯用手用镊子握住较长一端的缝线，距离约为缝线短端长度的4倍。这段称为循环长度。（b，c）使环尽可能靠近缝线的短端，以便在打结拧紧之前无须将持针器移动太远。让缝线的短端从橡皮障表面突出。因此，用持针器固定不会有困难。（d，e）拧紧绳结。在缝线末端锁定持针器后，用镊子轻轻拉动长端，直到绳结拧紧。视觉控制是在不拉动组织或使其松动的情况下确定理想张力。

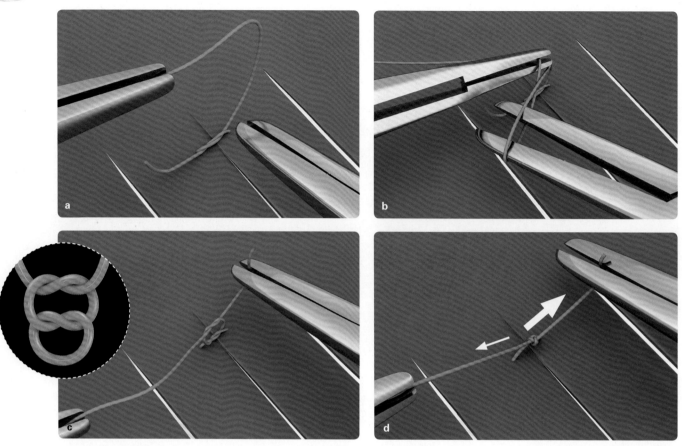

图3-22　第二个简单的结。（a）松开持针器，用镊子夹住缝线，形成第二个环。（b）为了便于操作，将持针器朝手柄方向放置，并将活动针尖靠近缝线末端，避免向手柄长时间移动。（c，d）将第二个结拧紧至橡皮障边缘接触的视觉基准，而不使用触摸作为基准。请注意，第二个结的拧紧决定了缝线末端的理想张力，持针器将结移出切口，施加了比组织钳更大的张力。

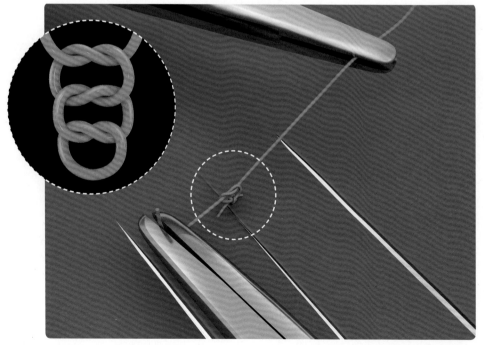

图3-23　第三个简单的结。建议在单股缝线上打第三个安全结。为了取回针头，首先剪断缝线的短端并丢弃。然后，始终用钳子固定缝线，在线结附近切断长出的部分，并将针带入工作区。

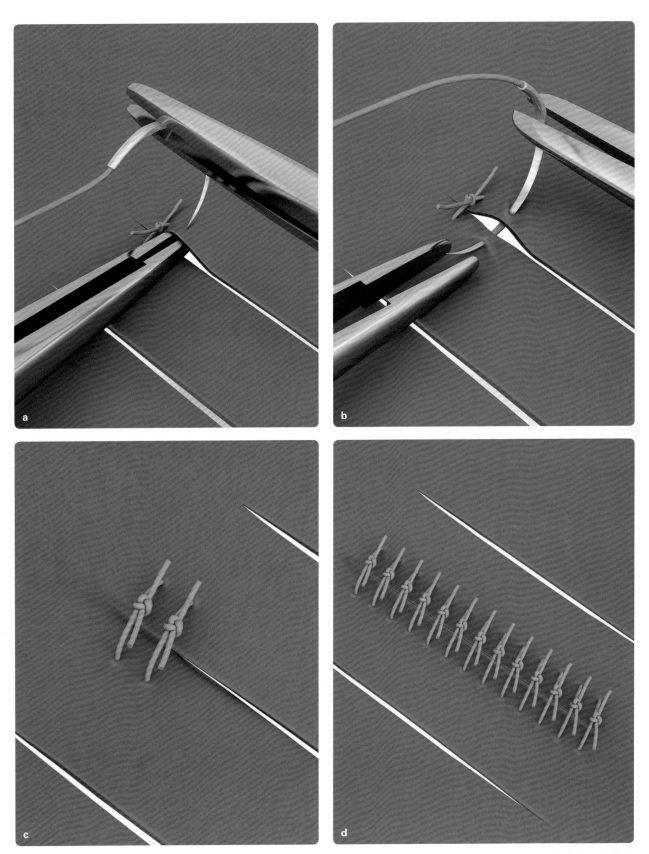

图3-24 （a，b）理想缝合频率。缝线之间的距离应等于前缝线镊子柄的宽度靠近。（c，d）所有注意力集中在缝线的几何形状上。练习完成时的目的是获得橡皮障边缘的完美对合，保持所有缝线之间的对称性。

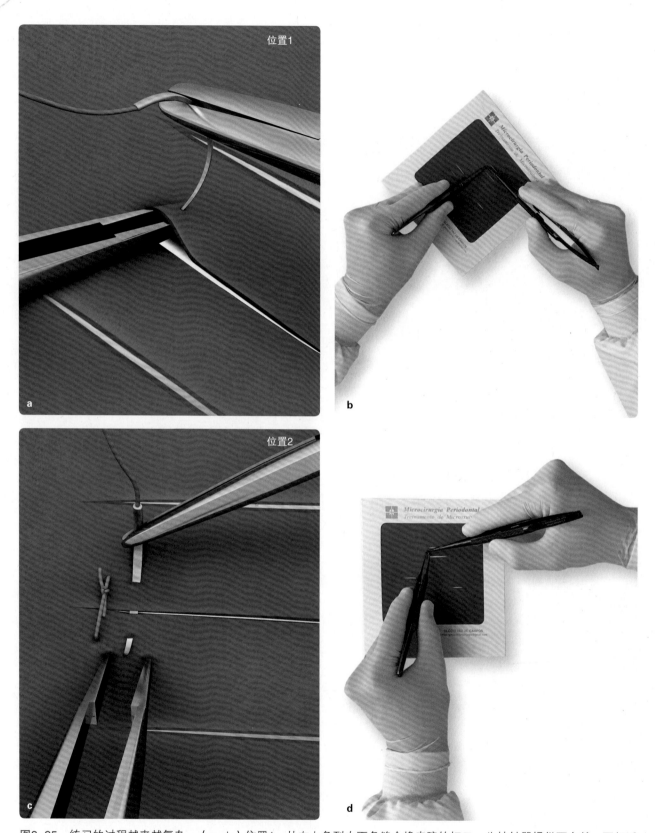

图3-25 练习的过程越来越复杂。(a, b) 位置1:从左上角到右下角缝合橡皮障的切口,为持针器提供更自然、更舒适的手部运动(右手从2点位移动到7点位)。当缝合变得容易时,将缝合卡移动到水平位置。(c, d) 位置2:在切口的水平方向上,弯曲手腕,以便于针在正确位置通过(右手从12点位移动到6点位)。

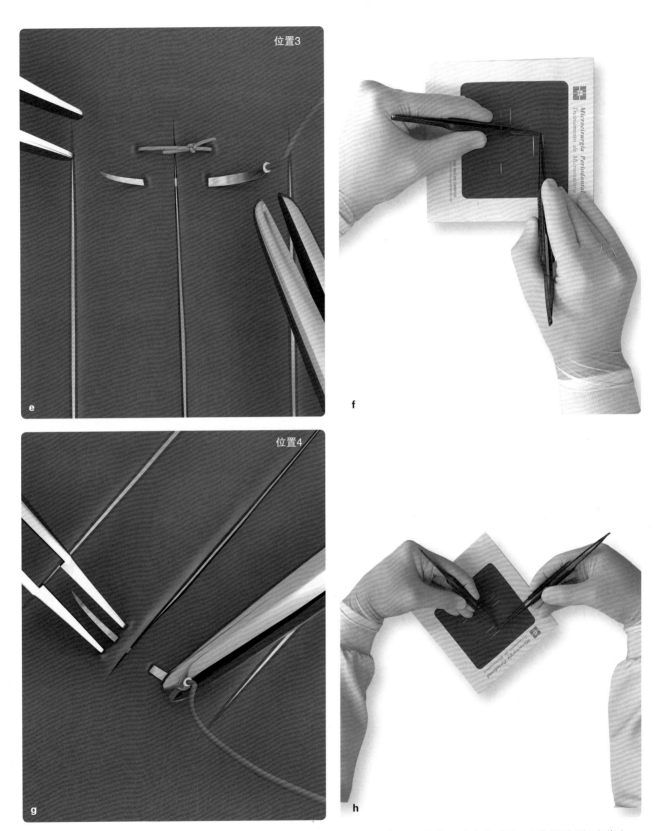

图3-25（续） （e，f）位置3：顺时针旋转持针器并固定腕部，以实现正确的运动方向（从3点位移动到9点位）。（g，h）最后，当所有这些位置变得自然时，移动到位置4，这是所有位置中最困难的。切口的位置从右上方斜向左下方。在这种尴尬的姿势下，最好握住持针器，针尖朝向术者，针头从右向左，从下往上刺入（右手从5点位移动到11点位）。

观看视频

观看视频

B区

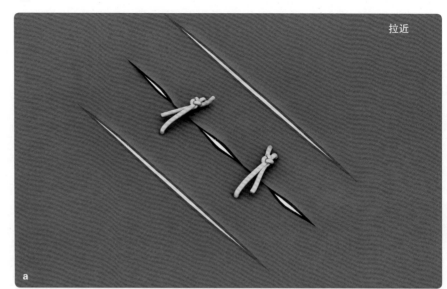

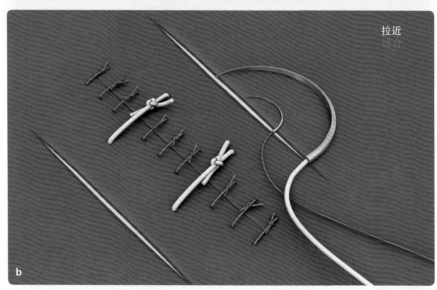

图3-26 （a）为克服橡皮障的弹性阻力，使用6-0缝线缝合。双环用于第一个结。第二个结和第三个结必须简单。（b）对于对位缝合，用7-0缝线和8-0缝线进行间断显微缝合。通过在前缝线中触碰镊子来确定对位缝合之间的距离。

B区

　　不建议在组织张力下进行缝合。因此，有两种相关类型的缝合：一种是定位缝合，一种是对位缝合。定位缝合时，使用6-0缝线和13～16mm长的针（1/2圆，反向切割）（图3-26a）。对位缝合时，建议使用7-0缝线或8-0缝线，针头长度为5～7mm（3/8圆，反向或铲形；图3-26b）。在培训的这个阶段，建议两种缝线都使用5×的PL。选择OM时，选择的放大倍数为8×（定位缝合）和13×（对位缝合）。

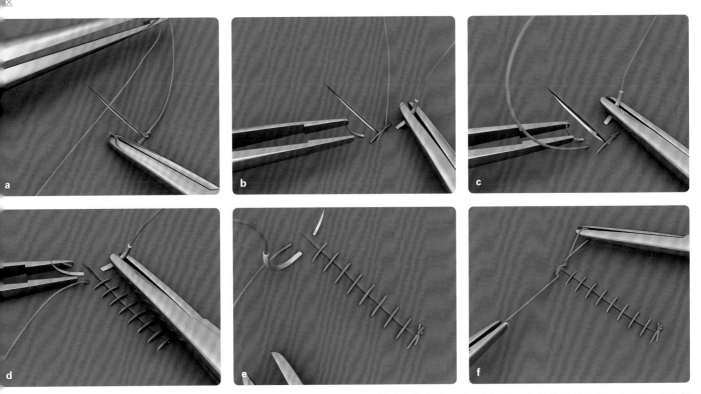

图3-27　（a）使用6-0缝线时，先打一个双结，然后打两个单结，仅剪断缝线的短端。（b）针进入初始缝线的外侧，与切口成对角线，位于第一条缝线下方。针的对角线方向和缝线之间的对称性一直保持到切口末端。（c）目标是使缝线彼此平行并垂直于切口。（d）为了完成缝合，增加针的对角线角度。（e）现在，从下往上，缝针以垂直于切口的角度刺穿橡皮障。拉动缝线，直至形成一个环，彩末端。（f）为完成显微缝合，先打一个双结，然后打两个简单结。注意外层缝线相互平行。

C区

图3-27显示了在缝合卡的C区进行的连续显微缝合。

正确和不正确的微缝线

图3-28所示为正确和不正确的微缝线。

三维练习

在掌握了二维练习后，人们必须通过三维的练习来发展显微外科技术。为此，建议使用定位在模型固定器底座上的缝线框架，模拟各种工作位置（图3-29）。建议的练习是重复定位缝合和对位缝合。用PL时保持5×倍率，用OM时6-0线保持8×倍率、7-0或8-0缝线保持13×倍率。

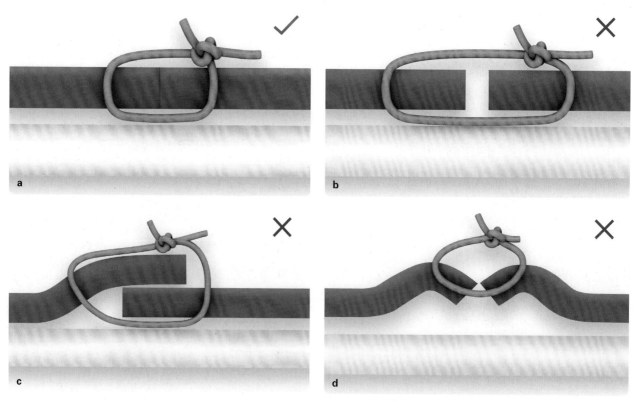

图3-28 （a）目标是使橡皮障的边缘非常接近，隐藏切口。（b）线结的不充分张力导致橡皮障边缘之间存在空隙。（c）当针的入口和出口距离不同时，会发生边缘重叠。（d）边缘内陷是针的入口和出口角度错误的结果。

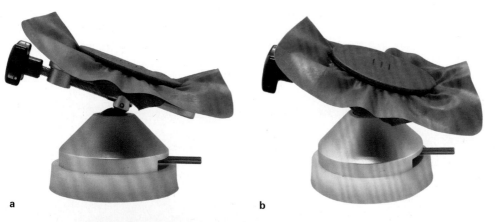

图3-29 （a）三维练习用组装好的模型固定器/缝线架组件的侧视图。（b）模型固定器底座保证缝线框架在不同位置移动。（c）增加了这种运动的难度；它需要手臂和手的正确支持才能执行显微外科运动。

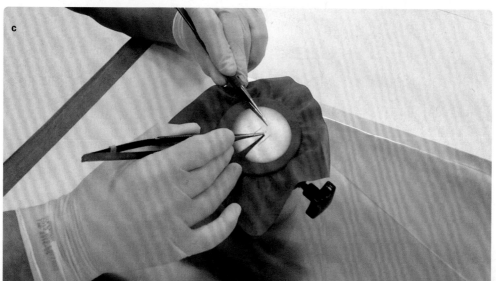

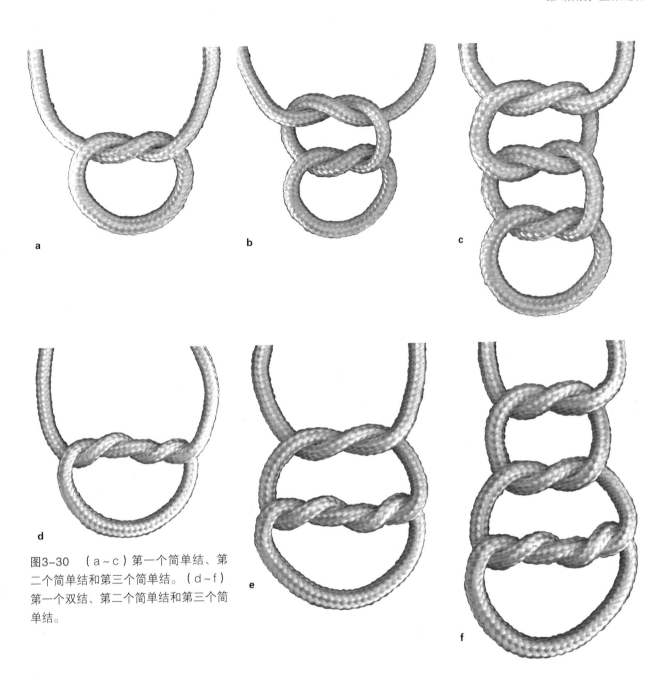

图3-30 （a~c）第一个简单结、第二个简单结和第三个简单结。（d~f）第一个双结、第二个简单结和第三个简单结。

微创缝线结的特征

图3-30和图3-31显示了显微缝合中使用的打结。

缝线及其适应证

选择使用哪种缝线与其应用、组织特征和技术有关（表3-2）。在牙周显微外科手术中，使用6-0缝线、7-0缝线和8-0缝线；而在常规牙周手术中，使用4-0缝线和5-0缝线。

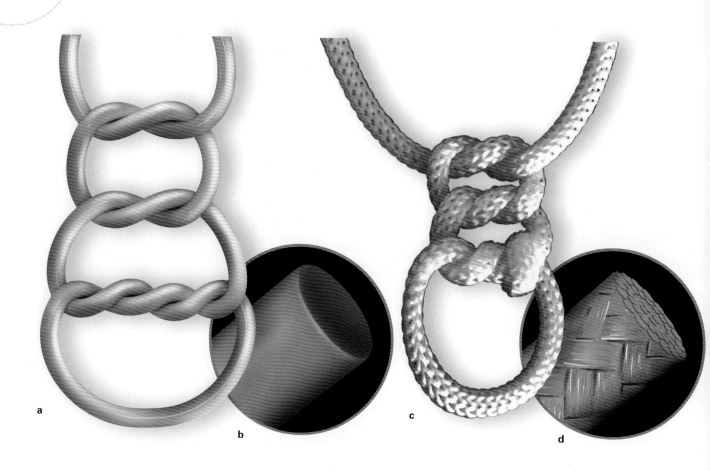

图3-31　根据缝线差异的末端打结的比较。（a, b）单股缝线。请注意，由于单股线的结构可塑性较小，结之间的间距增大。（c, d）多股缝线。打结是由于缝线的延展性更强（由几种缝线组成），因此线结彼此更接近，缝线由7根细丝扭曲或编织而成[20-21]。虽然单股缝线易于穿过组织，抵抗微生物定植，并在拉紧过程中促进缝线滑脱，但它们可能在操作过程中变形或断裂。另外，多股缝线具有更大的抗张强度，便于锁定线结，但在穿过组织时需要更加小心；应始终缓慢牵拉并以小段牵拉。牙周显微外科手术不需要可吸收缝线，因为缝线在5～7天后拆除。

表3-2 缝线及其适应证

欧洲药典	美国药典	直径（mm）	适应证		
0.01	12-0	0.001 ~ 0.009	眼科及血管显微外科		
0.1	11-0	0.010 ~ 0.019			
0.2	10-0	0.020 ~ 0029			
0.3	9-0	0.030 ~ 0.039			
0.4	8-0	0.040 ~ 0.049		整形、牙周显微外科	
0.5	7-0	0.050 ~ 0.069			
0.7*	6-0*	0.070 ~ 0.099			
1.0	5-0	0.100 ~ 0.149	血管外科手术		常规牙周外科手术
1.5	4-0	0.150 ~ 0.199			
2.0	3-0	0.200 ~ 0.249	筋膜、肌肉、腹膜、皮肤闭合		
2.5	2-0	0.250 ~ 0.299			
3.0	0	0.300 ~ 0.349			
3.5	1	0.350 ~ 0.399	胸腹手术		
4.0	2	0.400 ~ 0.499			
5.0	3	0.500 ~ 0.599			
6.0	4	0.600 ~ 0.699	手术固位		
7.0	5	0.700 ~ 0.799			
8.0	6	0.800 ~ 0.899			
9.0	7	0.900 ~ 0.999			

*在常规技术中使用更粗的缝线，在牙周显微手术中使用更细的缝线（摘自Sherwood-Davis和Geck[22]）。

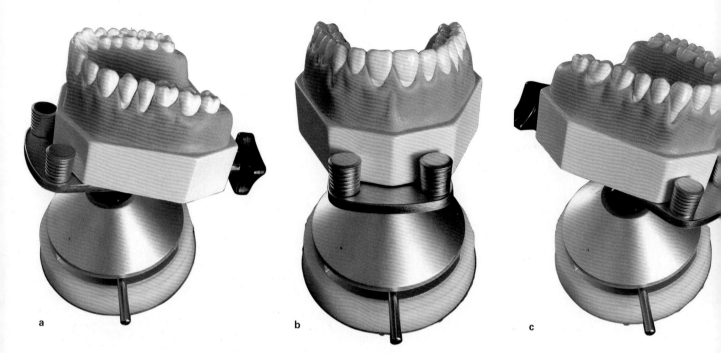

a

b

c

图3-32 （a~c）再现浅、深、单和多个牙龈凹陷的模型。固定在模型支架底座上，可以模拟（a）相邻牙齿（上颌右侧第一前磨牙和第二前磨牙）凹陷的显微手术；（b）多发性退缩（上颌右侧侧切牙、中切牙和左侧中切牙）；（c）单个凹陷（上颌左侧尖牙、第二前磨牙和第二磨牙）。除了固定外，该底座还允许模型根据不同的工作位置倾斜。 ➡

第5阶段：显微外科技术

在初步掌握了牙根预备、显微切口和显微缝合的技能后，下一步是研究和开发用于矫正牙周和种植体周缺损的显微外科技术。有必要选择一种材料构建的模型，该材料能够保证在实际显微外科手术期间于患者组织中观察到相同的视觉和触觉（图3-32a~c）。

在轻松精确地进行所有练习后，专业人员准备对患者进行显微外科手术。与传统技术培训不同，传统技术培训的技术和条件随着手术经验的改善而改善，显微外科的实验室培训至关重要（图3-32d~f）。事实上，在这一阶段结束时，专业人员将获得显著的技术提升[8]。因此，接受过适当实验室培训的外科医生在他或她的第一次显微手术时感到自信。经历显微外科最初的困难和漫长的学习曲线而获得自信是值得的。

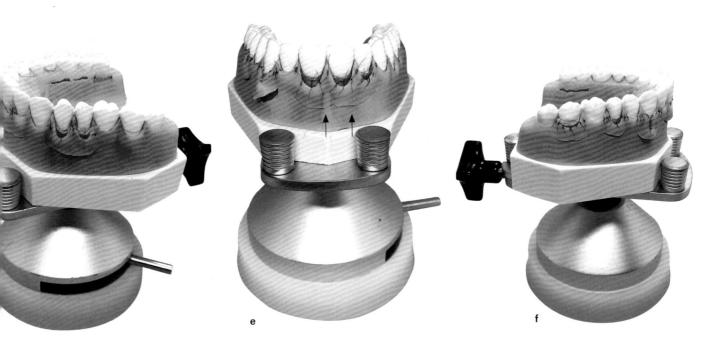

图3-32（续）　（d～f）培训显微外科技术所使用的模型。因为使用6961显微刀片具有相同的切割质量和精度，所以Castroviejo刀片拆装器的使用至关重要。此外，用6-0缝线吻合及7-0缝线和8-0缝线拉拢的显微模型模拟皮瓣的初期关闭。请注意，模型底部的切口（黑色箭头）保证皮瓣能够冠向移位，再现肺泡黏膜的弹性作用。也可以从上腭获取移植物。

参考文献

[1] Shanelec DA, Watson N (coordinators). A Manual of Basic Microsurgical Techniques Incorporating the Use of the PracticeRat Microsurgical Simulator. Handbook of Periodontal Microsurgery Course from the Microsurgery Training Institute, Santa Barbara, California, 1996.

[2] Acland RD. Practice Manual for Microvascular Surgery, ed 2. St Louis: Mosby, 1989:1–43.

[3] Tibbetts LS, Shanelec DA. An overview of periodontal microsurgery. Curr Opin Periodontol 1994;3:187–193.

[4] Michaelides PL. Use of the operating microscope in dentistry. J Calif Dent Assoc 1996;24(6):45–50.

[5] Tibbetts LS, Shanelec D. Periodontal microsurgery. Dent Clin North Am 1998;42:339–359.

[6] Burkhardt R, Hürzeler M. Utilization of the surgical microscope for advanced plastic periodontal surgery. Pract Periodontics Aesthet Dent 2000;12:171–180.

[7] Belcher JM. A perspective on periodontal microsurgery. Int J Periodontics Restorative Dent 2001;21:191–196.

[8] Zumiotti AV, Mattar R Jr, Rezende MR, Santos GB. Manual de microcirurgia. São Paulo: Atheneu, 2007:1–19.

[9] Hoerenz P. The operating microscope. I. Optical principles, illumination systems, and support systems. J Microsurg 1980;1:364–369.

[10] Shanelec DA. Optical principals of loupes. J Calif Dent Assoc 1992;20(11):25–32.

[11] Shanelec DA, Tibbetts LS. Recent advances in surgical technology. In: Clinical Periodontology, ed 8. Philadelphia: Saunders, 1996:677–684.

[12] Tibbetts LS, Shanelec DA. Current status of periodontal microsurgery. Curr Opin Periodontol 1996;3:118–125.

[13] Santamaria MP, Ambrosano GMB, Casati MZ, Nociti FH Jr, Sallum AW, Sallum EA. The influence of local anatomy on the outcome of treatment of gingival recession associated with non-carious cervical lesions. J Periodontol 2010;81:1027–1034.

[14] Zucchelli G, Gori G, Mele M, et al. Non-carious cervical lesions associated with gingival recessions: A decision-making process. J Periodontol 2011;82:1713–1724.

[15] Dragoo MR. Resin-ionomer and hybrid-ionomer cements: Part I. Comparison of three materials for the treatment of subgingival root lesions. Int J Periodontics Restorative Dent 1996;16:595–601.

[16] Dragoo MR. Resin-ionomer and hybrid-ionomer cements: Part II. Human clinical and histologic wound healing responses in specific periodontal lesions. Int J Periodontics Restorative Dent 1997;17:75–87.

[17] Gomes SC, Miranda LA, Soares I, Oppermann RV. Clinical and histologic evaluation of the periodontal response to restorative procedure in the dog. Int J Periodontics Restorative Dent 2005;25:39–47.

[18] Santos VR, Lucchesi JA, Cortelli SC, Amaral CM, Feres M, Duarte PM. Effects of glass ionomer and microfilled composite subgingival restorations on periodontal tissue and subgingival biofilm: A 6-month evaluation. J Periodontol 2007;78:1522–1528.

[19] Santamaria MP, Feitosa DS, Casati MZ, Nociti FH Jr, Sallum AW, Sallum EA. Randomized controlled clinical trial evaluating connective tissue graft plus resin-modified glass ionomer restoration for the treatment of gingival recession associated with non-carious cervical lesion: 2-year follow-up. J Periodontol 2013;84(9):e1–e8.

[20] Harris RJ. The connective tissue and partial thickness double pedicle graft: Predictable method of obtaining root coverage. J Periodontol 1992;63:477–486.

[21] Ethicon Johnson & Johnson company. Wound Closure Manual, 2007:10–40.

[22] Sherwood-Davis & Geck. Dental Suture Training Manual, 1996:3–31.

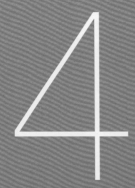

人体工程学和手术显微镜
Ergonomics and Magnification

J. David Cross

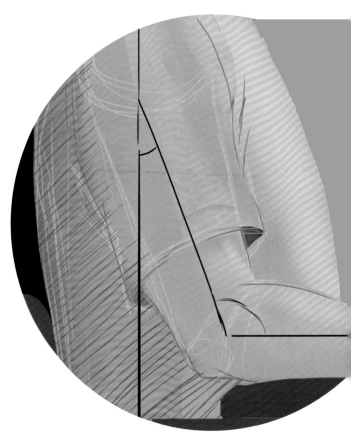

　　对显微外科医生通过手术显微镜将视觉信息融入日常工作来说，良好的工作姿势或者良好的人体工程学至关重要。

本章的目的是介绍显微外科人体工程学的基本原理，以及推进在放大系统下执行手术的重要性。

显微外科

　　"显微外科"一词用于定义借助与使用显微器械相关的落地式显微镜（OM）进行的手术，其比传统器械更小、更准确。显微外科手术有许多优点，可以概括为有形性和可预测性。显微外科手术最显著的临床优势是可进行高倍放大，从而传达准确和客观的视觉信息。

　　视觉信息是显微外科手术的基础。大约25%的大脑活动用于可视化。当图像通过角膜和晶状体时，超过1亿个视网膜感光细胞压缩视觉信息，并通过100万个视神经纤维进行传输。

　　视网膜的最佳视力在眼球的中心。该信息至关重要，因为外周细节不太准确，包含的视觉信息较少。使用OM可显著增加视觉中心的信息。放大倍率的增加与视觉信息的增加直接相关。

　　OM获得的放大倍数能够为肉眼的2~40倍，使牙医的视觉信息呈指数增加。为了在日常实践中使用和应用这些信息，外科医生必须保持极好的工作位置（或姿势）并练习良好的人体工程学。

> 显微外科手术最显著的临床优势是可进行高倍放大，从而传达准确和客观的视觉信息。

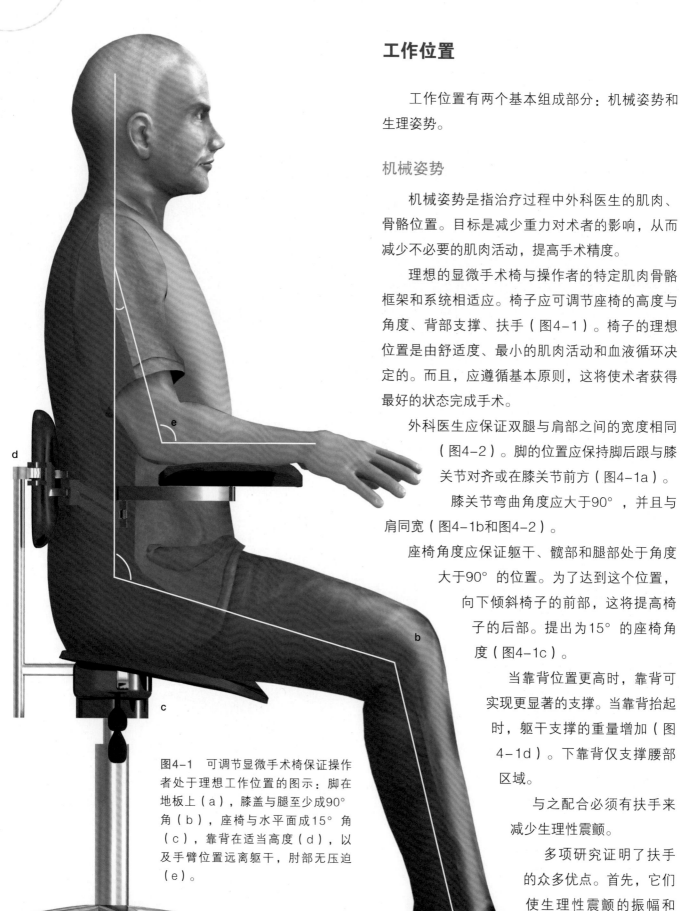

工作位置

工作位置有两个基本组成部分：机械姿势和生理姿势。

机械姿势

机械姿势是指治疗过程中外科医生的肌肉、骨骼位置。目标是减少重力对术者的影响，从而减少不必要的肌肉活动，提高手术精度。

理想的显微手术椅与操作者的特定肌肉骨骼框架和系统相适应。椅子应可调节座椅的高度与角度、背部支撑、扶手（图4-1）。椅子的理想位置是由舒适度、最小的肌肉活动和血液循环决定的。而且，应遵循基本原则，这将使术者获得最好的状态完成手术。

外科医生应保证双腿与肩部之间的宽度相同（图4-2）。脚的位置应保持脚后跟与膝关节对齐或在膝关节前方（图4-1a）。

膝关节弯曲角度应大于90°，并且与肩同宽（图4-1b和图4-2）。

座椅角度应保证躯干、髋部和腿部处于角度大于90°的位置。为了达到这个位置，向下倾斜椅子的前部，这将提高椅子的后部。提出为15°的座椅角度（图4-1c）。

当靠背位置更高时，靠背可实现更显著的支撑。当靠背抬起时，躯干支撑的重量增加（图4-1d）。下靠背仅支撑腰部区域。

与之配合必须有扶手来减少生理性震颤。

多项研究证明了扶手的众多优点。首先，它们使生理性震颤的振幅和

图4-1　可调节显微手术椅保证操作者处于理想工作位置的图示：脚在地板上（a），膝盖与腿至少成90°角（b），座椅与水平面成15°角（c），靠背在适当高度（d），以及手臂位置远离躯干，肘部无压迫（e）。

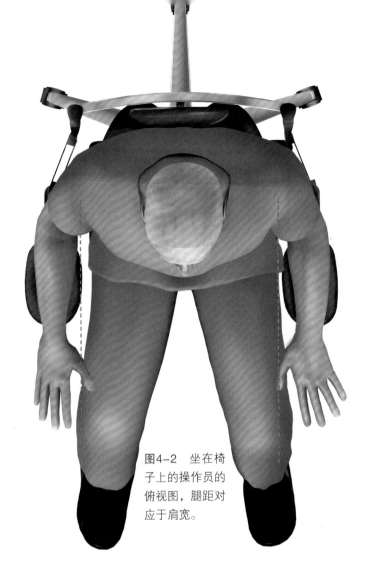

图4-2　坐在椅子上的操作员的俯视图，腿距对应于肩宽。

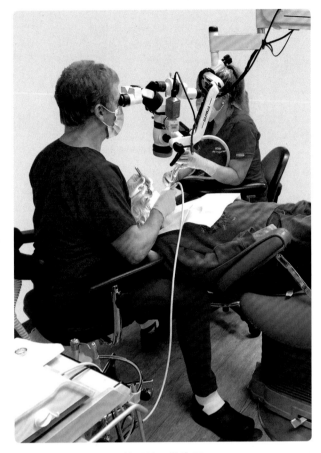

图4-3　操作员与OM的最佳工作位置。

频率显著降低。生理性震颤的增加与操作者上肢活动的增加直接相关。其次，扶手位置确保手臂停留在躯干一侧，防止上半身的任何张力或肌肉活动。这个位置将决定扶手的高度。应该弯曲肘部，使前臂和手与地板平行，然后调整扶手以保持这个位置。肘部不应接触扶手，以避免对尺神经产生压力。建议扶手与靠背保持适当距离，以免接触肘部（图4-1e）。

落地式显微镜

一旦外科医生找到一个舒适度最高和肌肉活动与压力最小的位置，那么OM应置于此工作位置。当颈部和头部与躯干上部与脊柱对齐时，该位置将对该区域的肌肉带来最小的应力。目镜应与眼睛平齐，且头部和颈部之间的角度应尽可能小（图4-3）。

理想情况下以0°角定位，头部重量为10～12lbs（1lbs≈0.454kg）（图4-4a）。当操作者倾斜头部并增加颈部角度（范围为0°～60°）时，颈椎和肌肉骨骼系统上的负荷增加有直接相关性（图4-4b～e）。

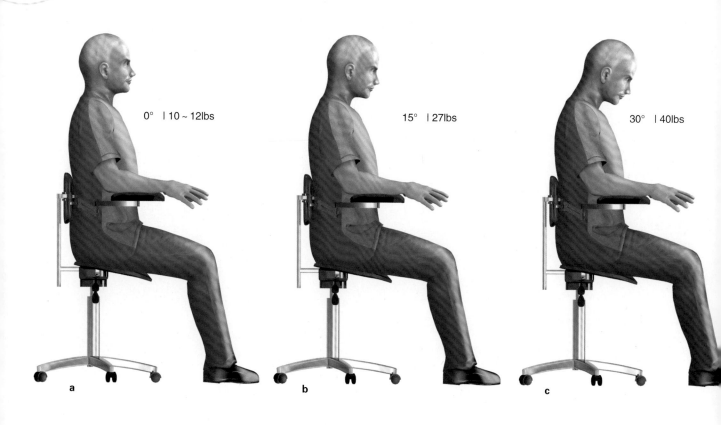

当头颈与躯干和脊柱成一条直线
时，这个动作给该区域肌肉的压力
最小。

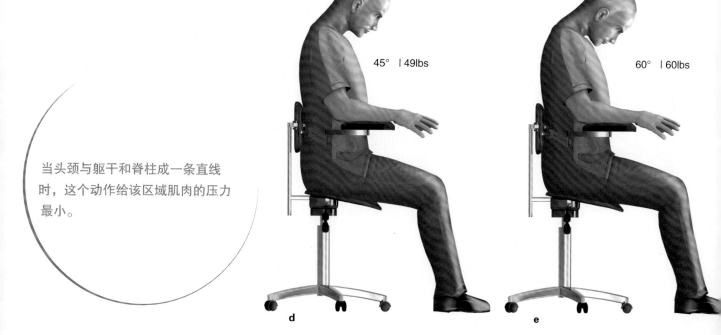

图4-4　（a～e）颈部角度对颈椎和肌肉骨骼系统头部重量的影响（摘自Hansraj）。

头戴式显微镜

如果首选使用头戴式显微镜，则必须考虑适当调整设备以适应操作者。瞳孔间距和焦距调整对于视觉舒适度与可能的最适姿势至关重要。即使采取了这些预防措施，设备重量对操作员头部的影响也是不可避免的，因为需要将注意力集中在工作对象上（图4-5）。与使用OM相比，较长的工作时间可能导致操作者肌肉疲劳（图4-4b，c）。

固定显微器械

握笔技术是固定显微仪器理想和最精确的方法。这种抓握涉及拇指和食指握持械器，中指起支撑作用。器械的远端部分由拇指和食指之间的网状结构支撑（图4-6）。

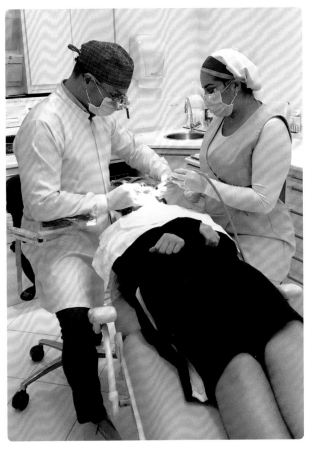

图4-5　在工作位置带有放大镜的操作员。注意颈部和颈椎之间的角度。

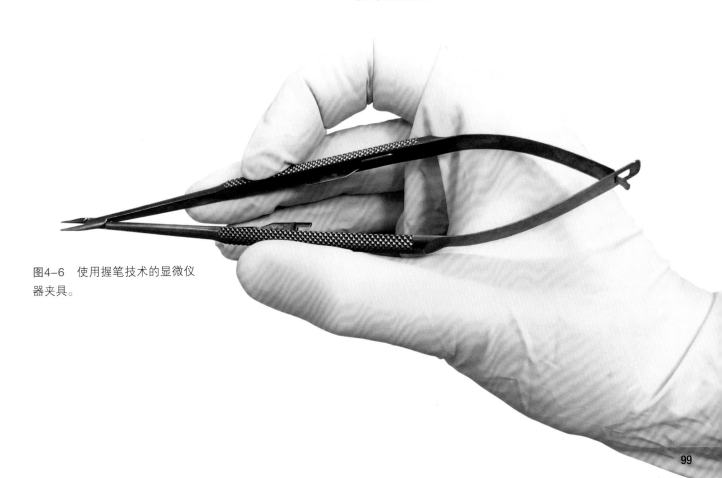

图4-6　使用握笔技术的显微仪器夹具。

生理姿势

生理姿势包括心率、血压和呼吸频率。

这些因素直接影响显微外科手术的精确度和准确性。它们相互联系、相互影响。

呼吸是最基本的。腹式呼吸又称膈式呼吸或深呼吸，当空气缓慢而均匀地进入鼻腔，并随着下腹部的升高充满肺部时，就会发生这种类型的呼吸方式促进氧气的完全交换。通过使用腹式呼吸，可能导致心率降低和血压降低或稳定。膈式呼吸与健康成人的注意力增加和压力减少有关。将这些呼吸技术应用于显微外科手术可以提高外科医生的技能。

心率、血压及呼吸频率都对显微外科手术过程中的精确度和准确性起到直接作用。

最终考虑事项

创建一个显微外科医生可以充分利用OM提供视觉信息的环境是关键。意识到思想与有目的的肌肉运动有密切关系也是显微外科手术的必要因素。应用适当的机械姿势和生理姿势使外科医生能够实现OM的所有优势。手术显微镜产生的高水平视觉信息使显微外科医生只能通过显微外科提供精确、微创和无创伤的治疗。

参考文献

[1] Acland RD. Practice Manual for Microvascular Surgery, ed 2. St Louis: Mosby, 1989.

[2] Baran S, Johnson E, Perrit-Gentil M. Ergonomic and proper handling of surgical instruments. https://www.operatingroomissues.org/ergonomic-and-proper-handling-of-surgical-instruments/. Accessed 26 February 2020.

[3] Cornell University Ergonomics Web. Sitting and Chair Design. Ergo.human.cornell.edu/DEA3250Flipbook/DEA3250notes/sitting.html. Accessed 26 February 2020.

[4] Hansraj KK. Assessment of stresses in the cervical spine caused by posture and position of the head. Surg Technol Int 2014;25:277–279.

[5] Hara Y, Goto T, Okomato J, Okuda H, Iseki H, Hongo K. An armrest is effective for reducing hand tremble for neurosurgeons. Neurol Med Chir (Tokyo) 2015;55:311–316.

[6] Harvard Health Publishing. Relaxation Techniques: Breath Control Helps Quell Errant Stress Response. https://www.health.harvard.edu/mind-and-mood/relaxation-techniques-breath-control-helps-quell-errant-stress-response. Accessed 26 February 2020.

[7] Ma X, Yee ZQ, Zuang H, et al. The effect of diaphragmatic breathing on attention, negative affect and stress in healthy adults. Front Psychol 2017;8:874.

[8] Ohta T, Kuroiwa T. Freely moveable armrests significantly increase the stability of the surgeons hands and reduced fatigue. Neurosurgry 2000;46:1259–1261.

[9] Reddy PP, Reddy TP, Roig-FrancoliJ, et al. The impact of the Alexander technique on improving posture and surgical ergonomics during minimally invasive surgery: Pilot study. J Urol 2011;186(4 suppl):1658–1662.

[10] Safwat B, Su EL, Gassert R, Teo CL, Burdet E. Ann Biomed Eng 2009;37:997–1006.

[11] Yadav YR, Parihar V, Ratre S, Kher Y, Iqbal M. Microneurosurgical skills training. J Neurol Surg A Cent Eur Neurosurg 2016;77:146–154.

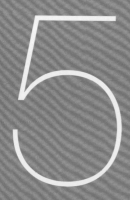

5

上皮下结缔组织移植：
显微外科方法
Subepithelial Connective Tissue Grafting:
The Microsurgical Approach

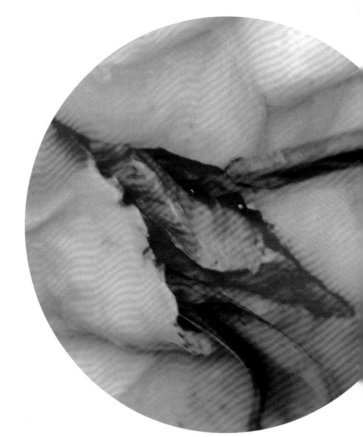

由于上皮下结缔组织移植物的整合，牙根和种植体周覆盖手术变得可预测、可重复。

上皮下结缔组织移植（Subepithelial Connective Tissue Graft，SCTG）的应用扩大了牙周病学在牙周整形外科领域的治疗范围。使用这种类型的移植物，牙根和种植体周覆盖已经成为可预测、可重复的外科手术，允许在单个、多个、浅或深缺损的情况下常规使用。在过去，牙根覆盖术被认为是一种选择性治疗；而现如今，它已经成为一种必要的治疗技术，尤其是在微笑美学方面。

Edel[1]提出了SCTG的原理作为增加角化龈组织宽度的手段。Raetzke[2]随后提出了双层SCTG技术用于牙根覆盖，该技术保证受区移植物有2个营养来源：一个来自骨膜，另一个来自骨髓腔。因此，插入组织之间的SCTG获得足够的营养以维持生存。这也有利于移植组织获得受区的颜色和质地特征[3]。经过多年的发展，SCTG也已成为处理牙龈退缩[4-9]、软组织缺损[10-12]、种植体周软组织处理[13-15]、根分叉病变[16-17]、过薄牙龈组织的牙周和种植体周整形外科的首选治疗方案。最近的牙周文献[18]显示，在20年随访的牙根覆盖术中获得成功，这表明SCTG也有利于维持长期疗效。

SCTG已经成为牙周以及种植体周整形外科的首选治疗方案。

外科手术的解剖学参数

牙龈组织和咀嚼黏膜之间的相似性与组织学特征证明了使用腭部作为牙周整形手术的首选供区是合理的。硬腭由上颌骨腭突和腭骨水

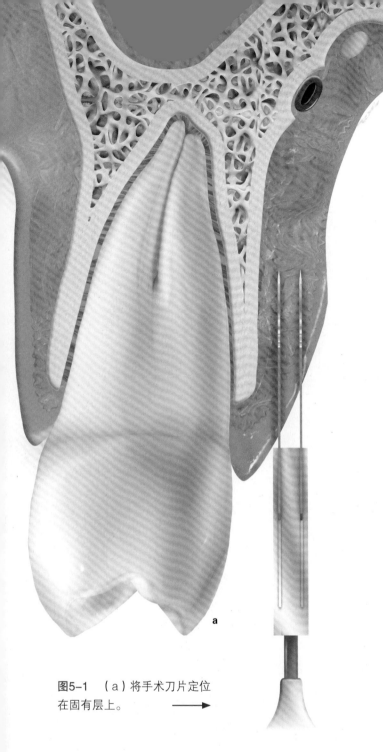

图5-1 （a）将手术刀片定位在固有层上。

上腭固有层是采集SCTG的理想区域。

平突组成，被咀嚼黏膜覆盖。咀嚼黏膜延伸到硬腭区域和牙齿周围的牙龈。硬腭上皮角化，叠加在富含纤维结缔组织的固有层上。上皮由成纤维细胞、厚而致密的交织胶原束和贯穿纤维成分的小血管组成。固有层中数量最多且最具特征性的细胞是成纤维细胞，但也存在巨噬细胞、肥大细胞、一些血液和免疫细胞以及未分化细胞。除腭中缝区域外，固有层直接插入骨膜上，在骨与固有层之间有广泛的黏膜下层。该黏膜下层的组成因区域而异：在前外侧区域，以脂肪组织为主；而在后外侧区域，有大量集中的较小唾液腺[19]。SCTG采集的理想区域是固有层中包含的区域（图5-1）。

外科医生应知道腭大动脉（GPA）的准确位置和路径，以确定可获得的供体组织量，而不会有损伤腭大神经血管束的风险。GPA起源于翼腭窝上颌动脉降支。它通过翼腭管，从上颌第三磨牙腭部的腭大孔（GPF）穿出，直达硬腭[20]。GPF位于硬腭后缘附近，借助钝器触诊可识别[21]。另有文献指出靠近GPF、腭棘及大多数患者的第一磨牙和第二磨牙前后之间可见长度为10mm的骨桥（图5-2a）。在硬腭中，神经血管束向前行进并分支，直至通过切牙孔到达鼻腔。

此外，神经血管束在硬腭双侧纵沟内向前行进。腭棘限制腭大沟，形成内外侧之间的边缘。临床医生可以通过在牙周手术期间触诊这种凸出的骨

观看视频

结构和滴入局部麻醉剂来评估神经血管束的走行并预防损伤风险[22-23]（图5-2b）。

根据Raiser等[22]在尸体中进行的研究，神经血管束可能位于上颌前磨牙和磨牙区域距釉质牙骨质界（CEJ）7～17mm处。在进行初次腭部切口之前，外科医生应触诊腭沟，这在后部最明显。这种触诊确定了供体部位最大顶端界限的位置，从而避免侵犯神经血管束的风险。作者将腭穹隆分为3种类型：高、中、浅（图5-3）。当腭穹隆较浅时，神经血管束通常位于最靠近CEJ的位置。腭穹隆（U形）越高，结构越远。与浅腭穹隆相比，在高腭穹隆或中腭穹隆患者的前磨牙区收获移植物具有较大的安全性。男性腭弓的平均高度为14.90mm，标准差为2.93mm；女性为12.70mm，标准偏差为2.45mm。根据这项研究，当上腭较浅时，应格外小心。

Monnet-Corti等[24]对198位无牙周病患者的石膏模型进行了研究。模型测量确定GPA路径的参考值为第二磨牙牙龈边缘与腭中缝之间距离的1/2（图5-4）。这项研究表明，在大多数患者中，上腭可用的尺寸足以安全获取SCTG。平均有效移植物长度为（31.7±4.0）mm，范围为24～46mm。尖牙近中舌面（最低高度）的平均高度为（12.07±2.9）mm，第二前磨牙和第一磨牙之间的近端面平均高度为（16.2±2.2）mm（表5-1）。

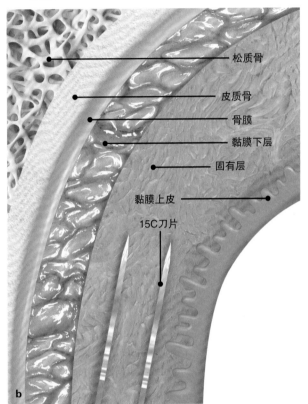

松质骨
皮质骨
骨膜
黏膜下层
固有层
黏膜上皮
15C刀片

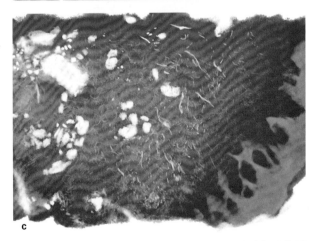

图5-1（续）　（b）与上皮和黏膜下层组织结构相关的平行切口详情。（c）腭部组织切片。注意胶原蛋白纤维集中在基膜下方（由Isabel Tumenas医生提供）。

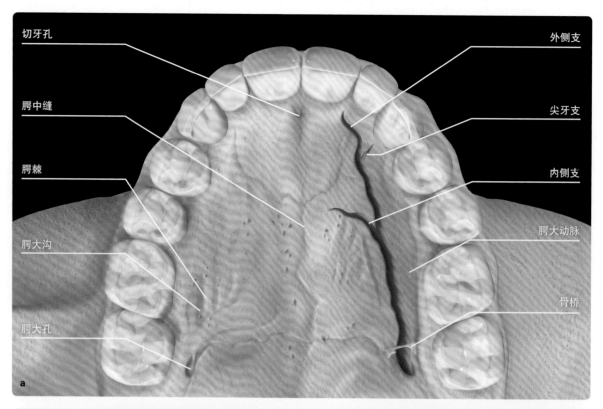

切牙孔
腭中缝
腭棘
腭大沟
腭大孔

外侧支
尖牙支
内侧支
腭大动脉
骨桥

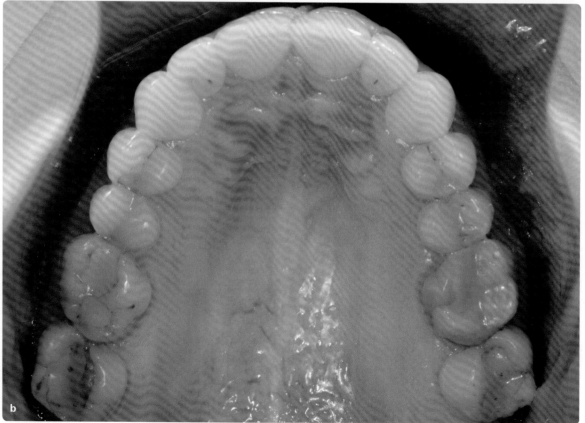

图5-2 （a）突出显示感兴趣解剖结构的干燥上颌骨图像。（b）软组织解剖参考的腭部照片（摘自Yu等[23]）。

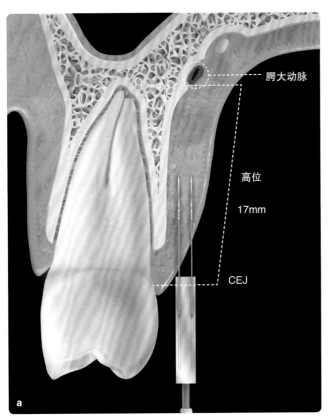

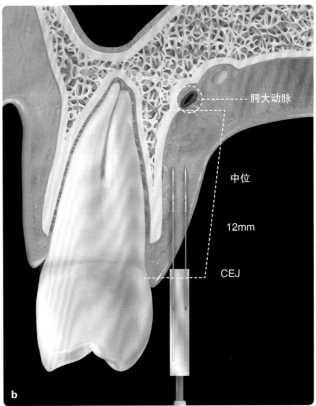

图5-3 根据腭部解剖变异，CEJ到神经血管束的平均距离：（a）高位（17mm），（b）中位（12mm）和（c）浅位（7mm）（摘自Raiser等[22]）。

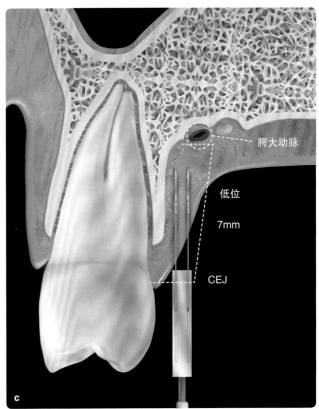

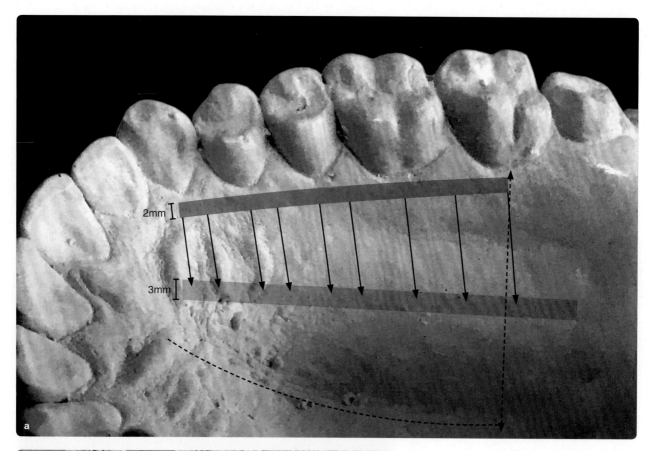

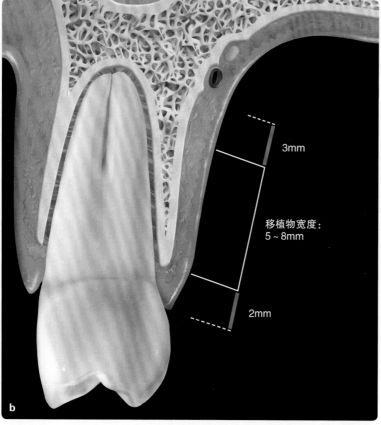

图5-4 （a）石膏模型与测量参考：腭部供区的平均高度［从牙龈边缘（蓝线）到GPA（橙线）的距离］。（b）为了确定安全的移植物采集区域，从顶端3mm和冠状面2mm的总测量值中减去（摘自Monnet-Corti 等[24]）。

表5-1 男性与女性腭部血液供应高度（mm）

	尖牙	尖牙与第一前磨牙之间	第一前磨牙	前磨牙之间	第二前磨牙	第二前磨牙与第一磨牙之间	第一磨牙	磨牙之间	第二磨牙
全部	12.07 ± 2.9	13.61 ± 2.62	13.8 ± 1.92	15.43 ± 1.97	15.38 ± 2.14	16.2 ± 2.2	15.16 ± 2.47	15.7 ± 2.62	14.7 ± 2.9
男性	11.97 ± 3.12	13.65 ± 2.9	14.13 ± 2.12	15.64 ± 2.15	16.1 ± 2.57	17.02 ± 2.28	16.15 ± 2.57	17.02 ± 2.5	16.02 ± 3.0
女性	12.11 ± 2.75	13.6 ± 2.5	13.65 ± 1.8	15.25* ± 1.86	15.05* ± 0.84	15.83* ± 2.06	14.63* ± 2.4	15.1* ± 2.46	14.1* ± 2.64

*男性与女性之间在统计学上无明显差异（P<0.05）[24]。

与Chambrone等[9]发现的结果相似，男性的平均高度为（14.9±2.93）mm，女性为（12.7±2.45）mm。另一项研究[22]表明，腭穹隆解剖结构与GPA距离的变化有关。然而，尚无已发表的数据支持腭部解剖结构与达到GPA风险之间的关系。早先对咀嚼黏膜厚度的研究表明[25-26]，第一磨牙腭侧根方区域是获取移植物的解剖学阻碍。结论：最佳供区在尖牙远中与第一磨牙近中舌侧端之间。100%的病例可以获得5mm结缔组织移植物，93%的前磨牙区病例可以获得8mm移植物，不包括距离牙龈边缘2mm和距离GPA 3mm的安全边缘（图5-4；表5-1）。

Fu等[27]对尸体进行了一项研究，与Monnet-Corti等[24]的研究相矛盾，因为GPF的位置不准确，被低估了4mm。这一事实证明可以减少动脉损伤，但也会限制收获SCTG的可用组织量。

前磨牙区是获取组织的理想区域。

Studer等[25]在31位健康牙周患者中评价了腭侧咀嚼黏膜的厚度作为可能的软组织供区。患者的性别不影响咀嚼黏膜的厚度。在硬腭中，当厚度从牙龈边缘向腭中缝正中移动时，厚度增加。咀嚼黏膜平均厚度为1.8~3.9mm。第一磨牙腭根上组织比硬腭的所有其他区域都薄。这一事实代表了移植物采集的解剖屏障。得出的结论是，从解剖学角度来看，SCTG的最佳供区是尖牙和前磨牙之间的区域（图5-5；表5-2）。

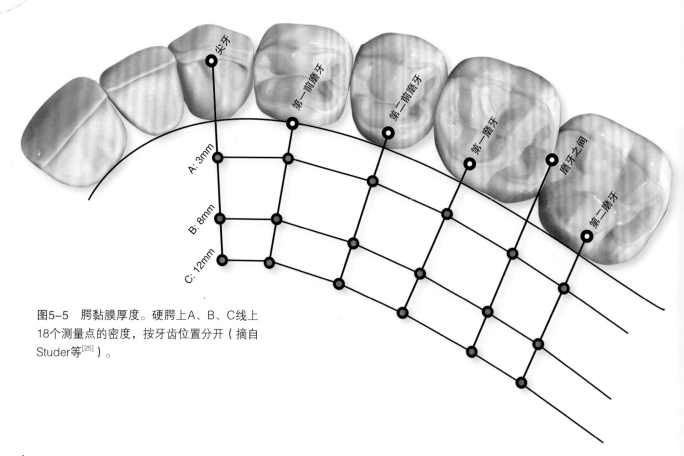

图5-5 腭黏膜厚度。硬腭上A、B、C线上18个测量点的密度，按牙齿位置分开（摘自Studer等[25]）。

表5-2 在不同点位线硬腭的厚度（mm）

点位线	尖牙			第一前磨牙			第二前磨牙			第一磨牙			磨牙之间			第二磨牙		
	A	B	C	A	B	C	A	B	C	A	B	C	A	B	C	A	B	C
总数 (N=31)																		
平均数	2.6	3.2	3.3	2.4	3.2	3.9	2.5	3.2	3.8	1.8	2.2	3.5	2.6	2.6	3.9	2.6	2.7	3.5
标准差	0.6	0.5	0.6	0.6	0.5	0.6	0.8	0.7	0.8	0.8	0.8	1.3	0.7	0.8	1.5	0.8	1.1	1.2
中间数	2.5	3.0	3.5	2.5	3.0	4.0	2.5	3.0	3.5	1.5	2.0	3.0	3.0	2.5	3.3	2.5	2.5	3.0
男性 (N=17)																		
平均数	2.7	3.3	3.5	2.5	3.2	3.9	2.6	3.1	3.7	2.0	1.9	3.1	2.8	2.3	3.3	2.8	2.4	2.9
标准差	0.7	0.5	0.6	0.6	0.5	0.5	0.8	0.6	0.7	0.8	0.8	1.3	0.5	0.8	1.1	0.8	1.0	0.8
中间数	2.5	3.0	3.5	2.5	3.0	4.0	2.5	3.0	3.5	2.0	2.0	3.0	3.0	2.0	3.0	3.0	2.0	3.0
女性 (N=14)																		
平均数	2.4	3.0	3.1	2.4	3.2	3.9	2.4	3.3	4.0	1.6	2.5	4.0	2.4	2.9	4.5	2.2	3.0	4.3
标准差	0.4	0.4	0.4	0.5	0.4	0.8	0.7	0.7	0.9	0.6	0.8	1.0	0.9	0.7	1.6	0.7	1.1	1.2
中间数	2.5	3.0	3.0	2.5	3.0	4.0	2.3	3.0	3.8	1.5	2.3	4.0	2.5	3.0	4.5	2.0	3.0	4.0

选取自Studer等[25]

Kim等[28]进行了尸体研究，分析GPA和腭穹隆的形态图。他们分析了动脉距腭黏膜的深度以及腭穹隆的形态与动脉分支之间的相关性。结果显示，高腭组动脉位置较浅腭组深，第二磨牙区相对于黏膜较深，尖牙区较多。他们还得出结论，前磨牙区应被推荐为理想的移植物供区，特别是第二前磨牙区。从该区域采集的最大组织高度和厚度分别为9.3mm和4.0mm（图5-6；表5-3和表5-4）。

移植物尺寸可能是预测结果的决定性因素。我们曾经讨论过[29]：为了用SCTG获得牙龈凹陷的全覆盖，移植物应具有足够的高度，以使根尖骨重叠萎缩3mm。因此，对于2mm的牙龈退缩，需要5mm高度的移植物；对于5mm的缺损，需要8mm的移植物[24]。根据Zucchelli等[30]的研究，小移植物（即高4mm，厚<2mm）与大移植物（缺损高度和厚度 >2mm）相比，具有相同的中度或完全牙根覆盖效果。小移植物为患者提供了更舒适的术后恢复时间和更美观的结果，具有更好的颜色和更少的瘢痕。SCTG厚度和高度的减少有利于供区部位的血液供应与移植物上的皮瓣适应。此外，观察到用小移植物获得的成功美学效果和根部覆盖率与SCTG的质量有关。较薄的结缔组织（位于固有层上）较致密，与较厚的结缔组织相比更高、更坚固、密度更稳定，不易吸收；较厚的结缔组织更接近腭侧、更松散，在脂肪和腺体组织（黏膜下层）中更丰富[31]。建议使用小移植物的传统技术报道了更大的执行难度和手术操作期间损伤脆弱组织的可能性[30]。

从相同腭部区域再次采集SCTG前需等待至少9周。

在多次牙龈退缩的情况下，有必要多次从同一部位取出SCTG。一项组织学研究评价了从相同腭部区域再次采集SCTG前需等待多长时间。结论是必须保证至少63天（9周）以实现该区域的完全愈合，同时建立上皮层和固有层[32]。一些学者描述了SCTG采集技术[2,10,33-36]，但是在切口数量、皮瓣设计和移植物采集上有所不同。它们可分为以下技术：①通过2个切口用上皮组织带取出SCTG[2,10,33-34]和②通过单个切口仅取出结缔组织部分[35-36]。用2个切口采集的SCTG应去上皮，因为上皮新生仅起源于受区。因此，移植区域获得了与邻近组织相似的颜色和纹理[3]。由于缝合时咀嚼黏膜活动度有限，制取带有上皮组织条带的移植物技术在腭部留下的开放区域将通过二期愈合来愈合。仅清除结缔组织的手术一期愈合的可能性更高。这取决于对皮瓣的精确管理和技术的准确性。应尽量减少和避免垂直切口，以减少手术创伤。

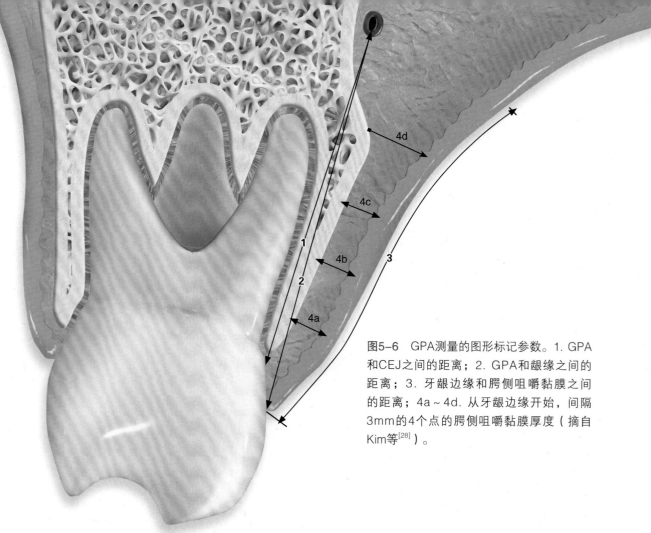

图5-6　GPA测量的图形标记参数。1. GPA和CEJ之间的距离；2. GPA和龈缘之间的距离；3. 牙龈边缘和腭侧咀嚼黏膜之间的距离；4a～4d. 从牙龈边缘开始，间隔3mm的4个点的腭侧咀嚼黏膜厚度（摘自Kim等[28]）。

表5-3　不同牙位腭侧咀嚼黏膜厚度（mm）

牙位	a	b	c	d	平均值
第二磨牙	2.1 ± 0.9	2.5 ± 1.2	4.0 ± 1.7	5.6 ± 2.3	3.5 ± 2.1
第一磨牙	1.8 ± 0.6	2.3 ± 0.9	3.3 ± 1.1	5.1 ± 1.3	3.1 ± 1.6
第二前磨牙	2.3 ± 0.6	3.1 ± 0.9	3.5 ± 1.1	4.0 ± 1.2	3.2 ± 1.2
第一前磨牙	2.4 ± 0.7	3.0 ± 0.9	3.4 ± 1.0	3.8 ± 1.2	3.2 ± 1.1
尖牙	2.2 ± 0.9	2.7 ± 1.0	3.2 ± 1.0	3.1 ± 1.2	2.8 ± 1.1

数据表示平均值±标准偏差。a、b、c、d表示从龈缘开始每隔3mm腭侧咀嚼黏膜的厚度（图5-6）。摘自Kim等[28]。

表5-4　不同位置距离GPA的距离（mm）

牙位	从CEJ到GPA的距离	从龈缘到GPA的距离	从龈缘到腭侧咀嚼黏膜的距离
第二磨牙	13.8 ± 3.3	14.3 ± 3.6	12.6 ± 2.9
第一磨牙	13.2 ± 2.6	12.8 ± 1.3	12.3 ± 1.3
第二前磨牙	14.0 ± 2.1	14.6 ± 2.2	14.3 ± 2.2
第一前磨牙	12.2 ± 2.5	12.8 ± 2.6	12.4 ± 2.6
尖牙	10.6 ± 2.9	10.7 ± 3.0	10.9 ± 2.9

数据表示平均值±标准偏差。摘自Kim等[28]。

显微外科技术

通过使用手术显微镜和显微器械，显微外科技术能够精确识别解剖参考标记，在固有层的适当部分采集厚度均匀的SCTG，这对GPA和邻近组织损伤的风险最小。另一个优点是在供区皮瓣中保存了极少量的结缔组织（即使在临界情况下）以确保创口营养，改善患者的创口愈合模式及术后舒适度。

根据作者对不同腭部区域SCTG采集的安全区域和厚度的研究（如上所述），只要重视个体解剖特征，就有巨大的供体区域可用。如果尊重个体解剖特征，有大量可用的供体区域。由于GPA的前支和第一磨牙腭根凸出形成的解剖屏障，研究强调了从尖牙远端到第一磨牙近中的首选区域。一些学者建议触诊腭棘，观察GPA通路形成的沟，以避免损伤神经血管束[22,24]。如果我们考虑厚1mm、高5mm的植入物，所有发表的研究均表示符合期望的植入物安全边缘在距离牙龈边缘2mm、距离GAP 3mm的位置。此外，通过增加近中（尖牙区域）和远端（近中）的移植物长度来打破解剖屏障。

一个相关方面是，移植物的高度似乎与缺损深度无关；也就是说，所有病例均可维持恒定的高度。在第6章所述病例中（浅、深、单个和多个缺损），使用高度为（5±1）mm的移植物。因此，增加了SCTG适应证的范围以及技术执行的安全性。

根据所需的移植物延伸、解剖特征和易于进入，可以使用单一显微切口或平行显微切口技术（框5-1）。

框5-1 最佳SCTG特征和采集技术适应证

SCTG尺寸
理想位置：固有层
高度：（5±1）mm
厚度：整个延伸范围内1mm
可用极限：中切牙远端，延伸至第二磨牙：从近端乳头中心，直至受区远端乳头中心（单个或多个缺损）

显微外科技术
单一显微切口
适应证：有限扩展，良好的解剖结构和通路
材料/工具：头戴式显微镜或落地式显微镜、牙周探针、手术刀柄、6961显微刀片、显微牵开器、Corn钳、castroviejo持针器、组织镊和6-0缝线

平行显微切口
适应证：多处凹陷、大面积缺损和解剖局限
材料/工具：头戴式显微镜或落地式显微镜、牙周探针、手术刀柄（1mm）、15C刀片、显微牵开器、Corn钳、橡皮障、Castroviejo持针器、组织钳和6-0缝线

显微缝合
两种技术，供区采用连续显微缝合，6-0缝线和1/2圆、15mm针

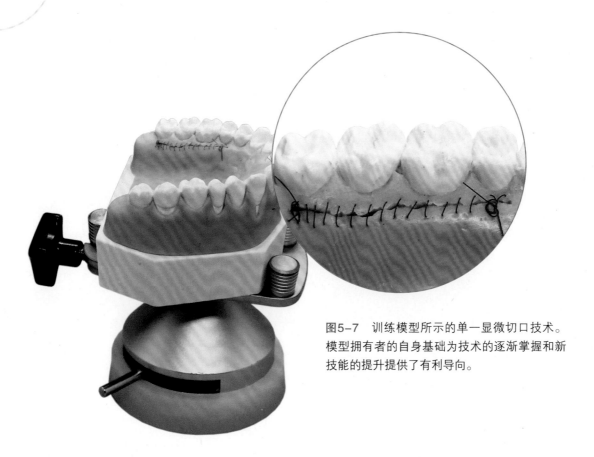

图5-7 训练模型所示的单一显微切口技术。
模型拥有者的自身基础为技术的逐渐掌握和新
技能的提升提供了有利导向。

单一显微切口

一些学者[35-36]提出了使用传统技术单切口的原理，但移植物采集技术、移植物厚度、切除组织的特征（黏膜上皮、固有层、黏膜下层和骨膜）和使用工具（15C刀片和黏膜骨膜剥离器）的方法不同。与传统技术相比，另一个关键差异是学者提倡使用少量缝线关闭创口（图5-7）。

显微外科手术方法（图5-8和图5-9）是基于精准的手术操作、手术显微镜系统（头戴式显微镜或落地式显微镜）和显微器械来使用的。

显微外科技术的优点是可以获得完全来源于固有层、厚度均匀的移植物，并保留供区的结缔组织皮瓣。供区采用连续显微缝合，实现对接创面对合。临床优势是移植物组织质量（主要为成纤维细胞和胶原束）、供区一期愈合和术后舒适度。

> 临床优势是移植物组织质量（主要为成纤维细胞和胶原束）、供区一期愈合和术后舒适度。

病例示例

图5-10和图5-11的病例显示了采集SCTG的单一显微切口技术的2个临床示例。

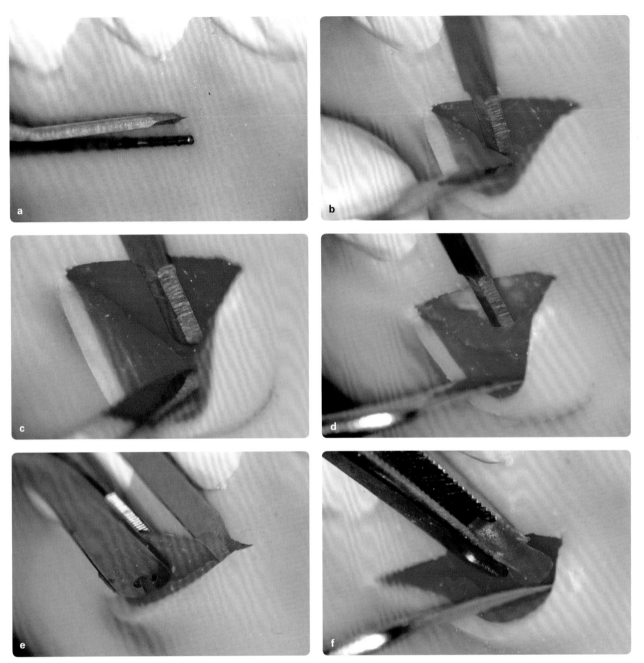

图5-8 训练模型所示的单一显微切口技术。（a）初始显微切口使用6961显微刀片（Surgistar），与牙齿龈缘附近的咀嚼黏膜表面成90°角（2mm）。（b，c）平行于黏膜表面的微创刀片决定了牙龈的厚度。（d）下一步是确定的1mm厚的SCTG。（e，f）微刀片分离移植物的侧面和底部。

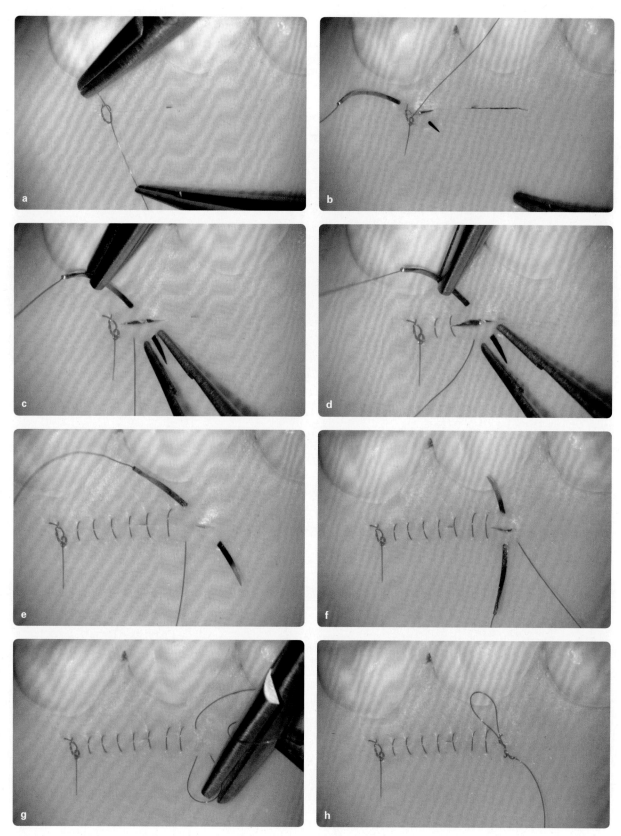

图5-9 训练模型上的连续显微缝合。（a）缝线从双结和两个单结开始。（b~d）缝针刺入线结远端并沿对角线穿过皮瓣下方。目标是使外螺纹垂直于切口并相互平行。（e）结尾时，加大斜行进针的角度。（f）针垂直于切口通过。（g，h）留下一个小回路进行打结。

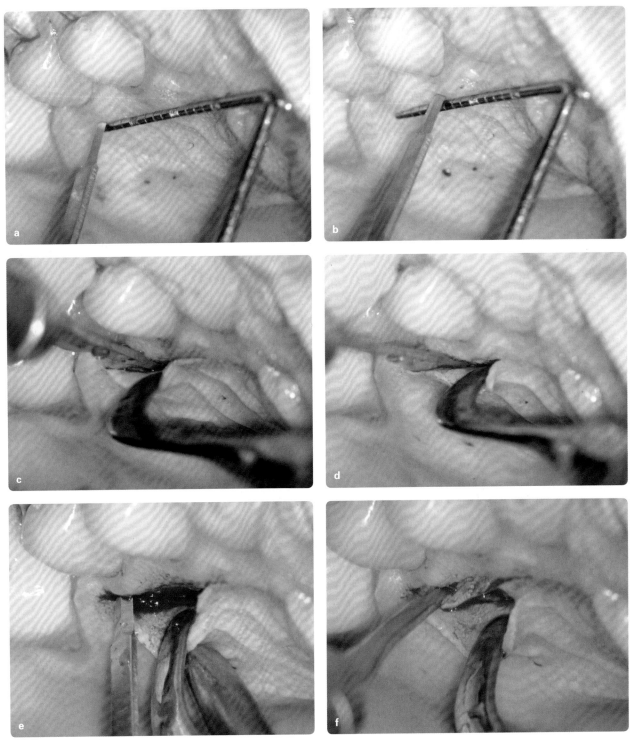

图5-10 （a，b）初始显微切口与6961显微刀片成90°角。（c，d）皮瓣厚度的定义。（e，f）微创刀片定向，以获得1mm厚的移植物。

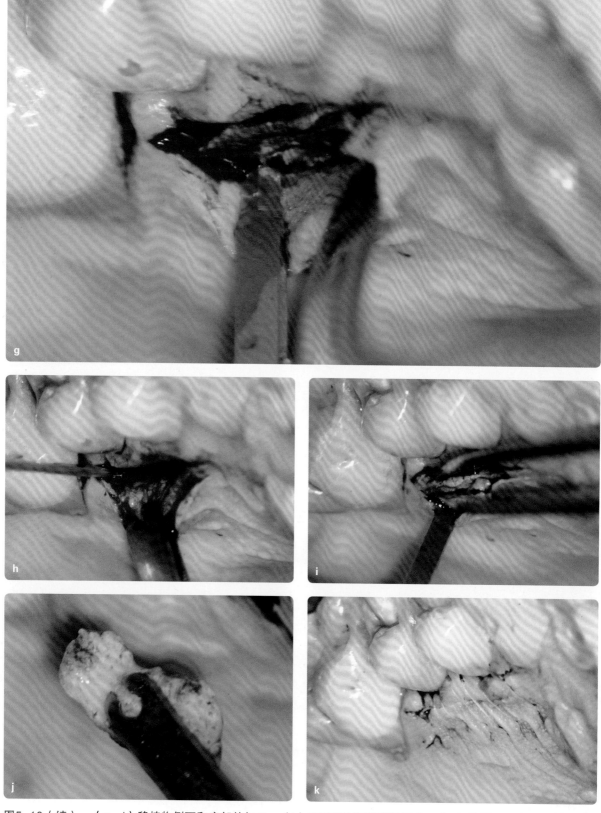

图5-10（续） （g~i）移植物侧面和底部的切口。（j）SCTG采集到所需尺寸。（k）使用6-0缝线连续显微缝合。注意一期创口闭合。

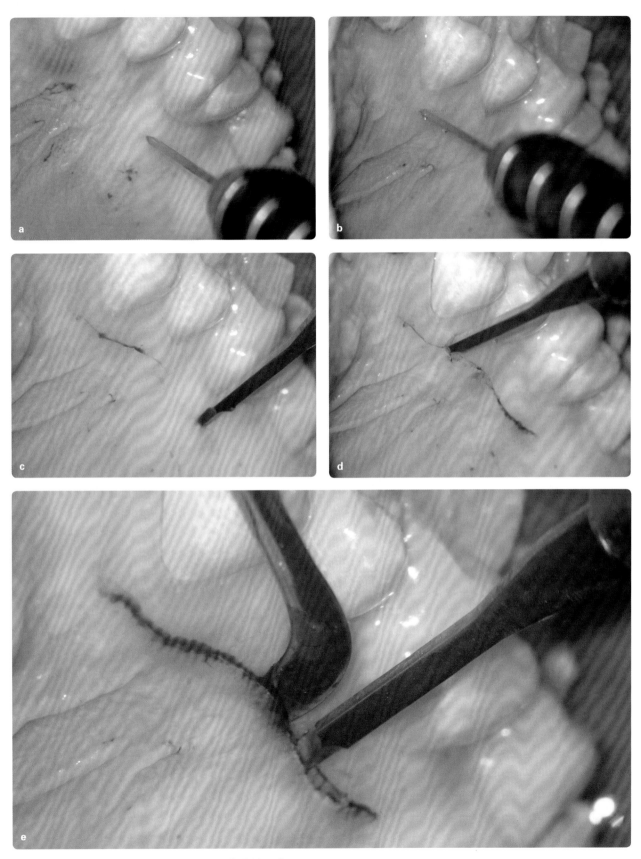

图5-11 （a，b）初始显微切口。（c~e）皮瓣厚度。

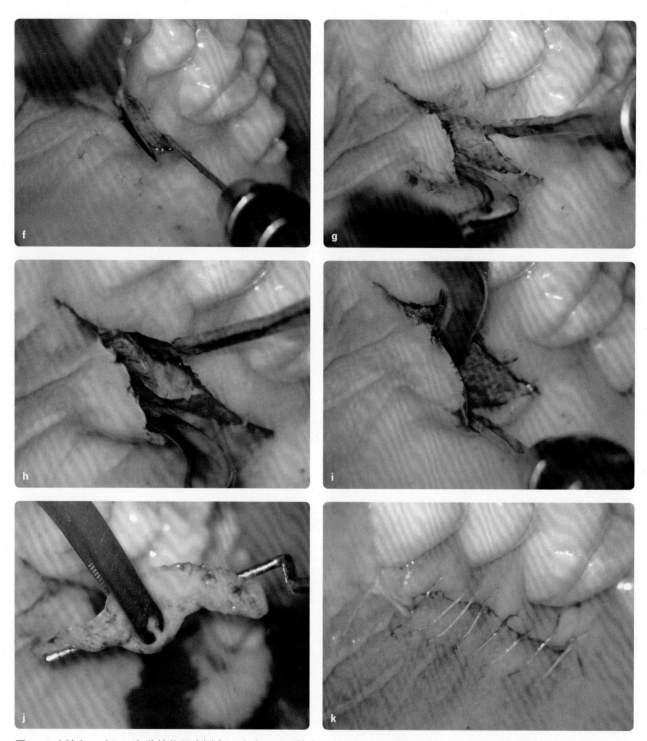

图5-11（续） （f~h）移植物厚度测定。（i）SCTG基底切口。（j）移除移植物。（k）连续显微缝合。当解剖条件有利时，可以取出长而均匀的移植物。

平行显微切口

一些学者提出使用2个切口来分隔出厚度不同的上皮组织带[2,10,33-34]。Harris[33]提出使用双刃于术刀，刀片之间的距离为1.5 mm。

与其他技术相比，其优势是移植物厚度的标准化、易于获得广泛的移植物，并消除腭部松弛的垂直切口。

显微外科手术方法（图5-12和图5-13）基于技术步骤的精度、手术显微镜（头戴式显微镜或落地式显微镜）的使用和显微器械的使用。与简单切口技术相比，显微手术的区别在于可以制取1mm的均匀且恒定的厚度（仅来自固有层）、扩展可用范围（克服近中和远端的解剖障碍）、保留供体部位皮瓣中的结缔组织、并精确剥离上皮层的移植物。

在供区使用连续显微缝合，以实现创口边缘的最佳对合，从而使血凝块稳定。即便如此，二期愈合也会形成小的愈合带（图5-14）。临床优势是移植物组织质量（主要为成纤维细胞和胶原束）、减少二期愈合面积（切口之间距离1mm）和提升术后质量。

病例示例

图5-15～图5-18的病例显示了平行显微切口技术采集SCTG的4个临床示例。

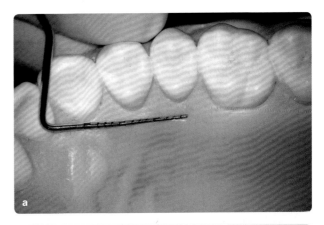

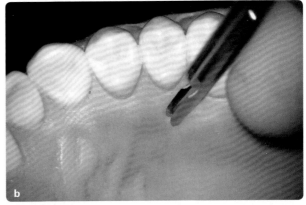

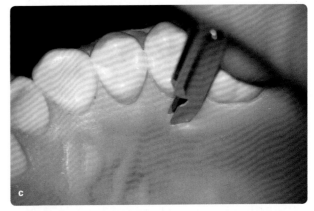

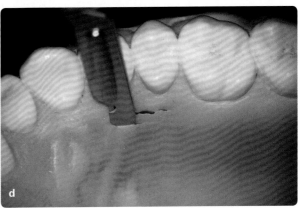

图5-12　训练模型上的平行显微切口技术。（a）预期范围的测量。（b～d）使用Harris双刃手术刀（1mm）制作初始显微切口。其方向应使刀片平行于黏膜并在固有层内。　——➤

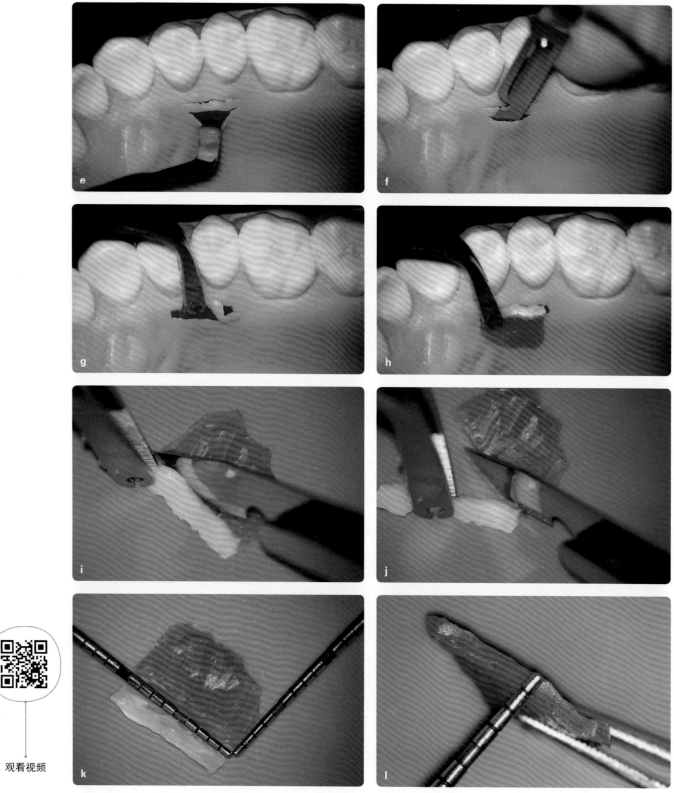

观看视频

图5-12（续）（e，f）使用单刃刀片（15C）分离移植物的侧面和底部。（g，h）Corn钳固定移植物。（i，j）将移植物置于辅助台上，去除上皮层。（k）测量计划尺寸。（l）整条组织带厚度为1mm。

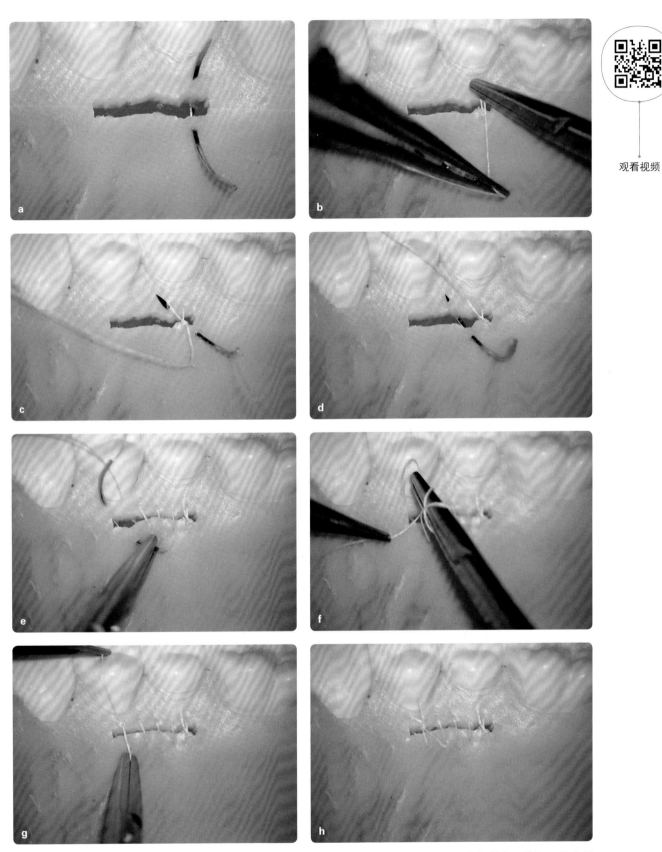

观看视频

图5-13 使用6-0螺纹和1/2圆15mm针在训练模型上展示的连续显微缝合。（a～h）顺序与单个显微切口技术相同。请注意，一期创口闭合。

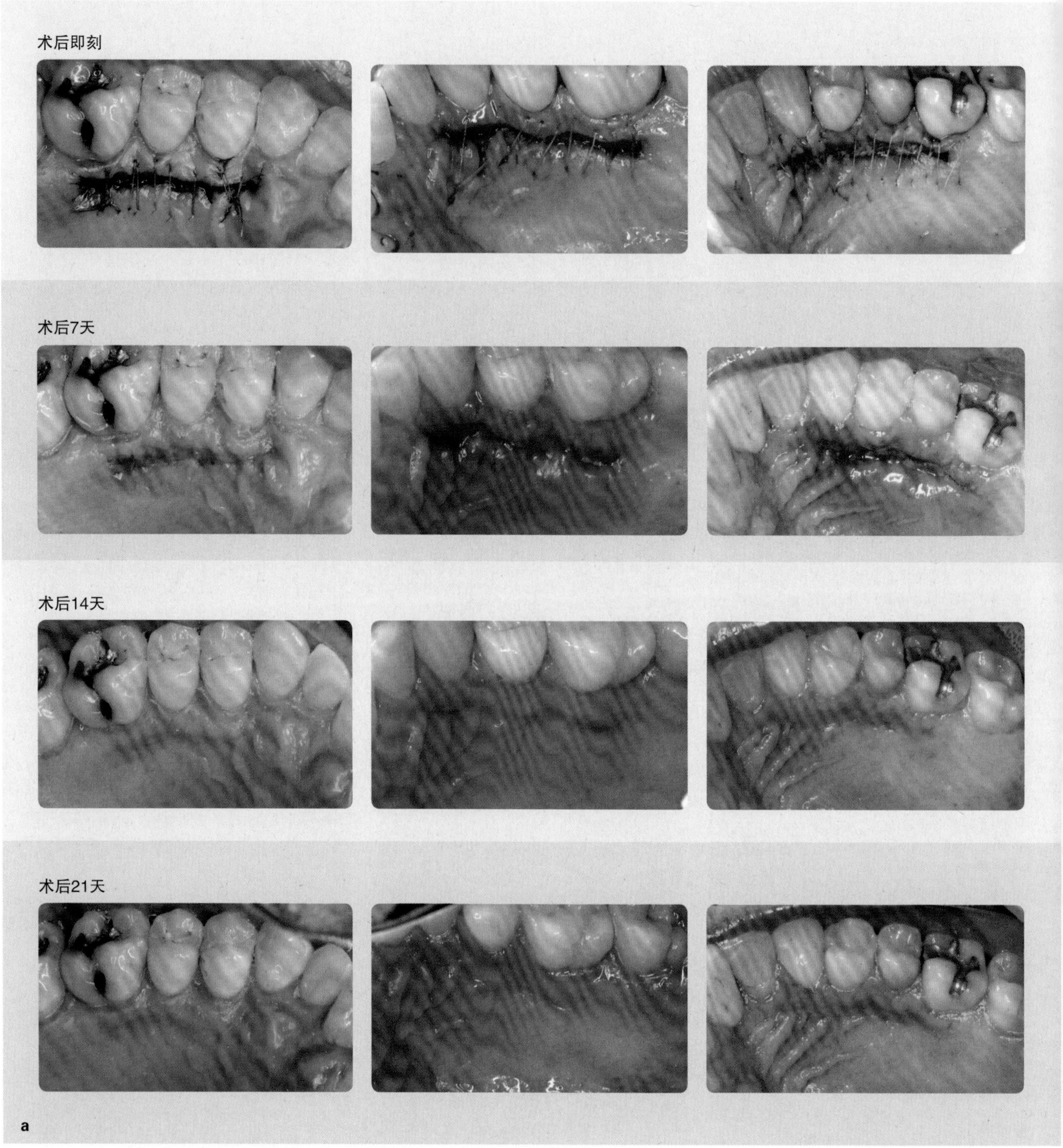

术后即刻

术后7天

术后14天

术后21天

a

图5-14   6个病例的比较显示使用平行显微切口技术的术后愈合情况。在第一组中（a）7天后拆除连续微创缝线，而第二组（b）5天后拆除。请注意，两组之间没有显著的临床差异。因此，建议在术后第5天至第7天之间拆除连续微创缝线。

术后即刻

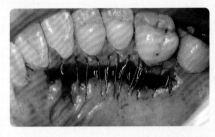 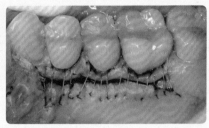 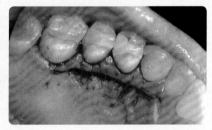

术后5天

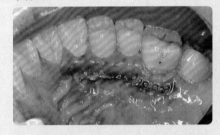 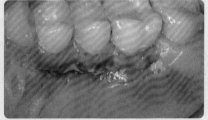 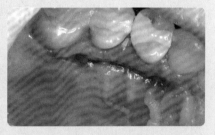

术后14天

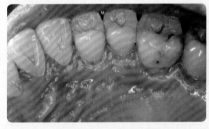 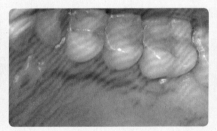 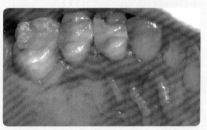

术后21天

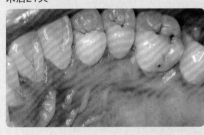 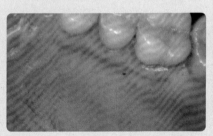 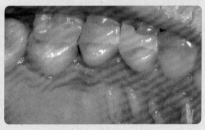

b

上皮下结缔组织移植：显微外科方法 ————————

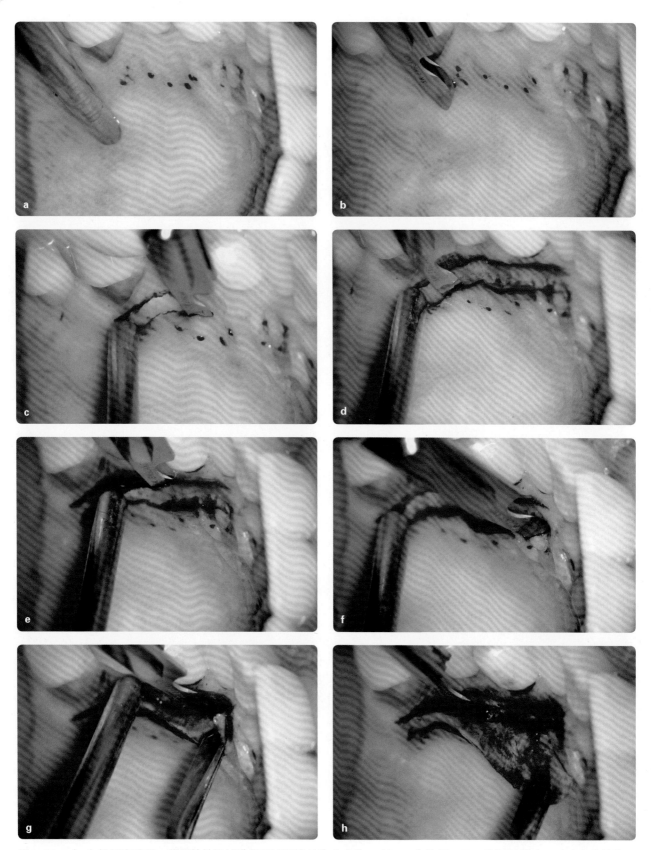

图5-15　（a）供区麻醉后，使用钝性器械进行GPA通路的临床定位。（b，c）使用双刃刀片通过单次运动确定移植物厚度和延伸范围。（d~j）使用单刃刀片，从外侧及基底之间剥离移植物。

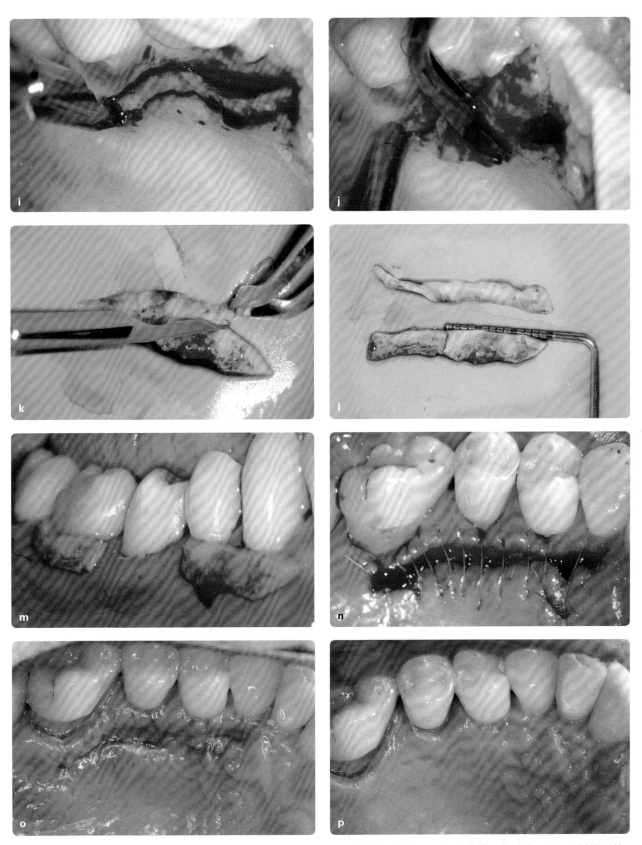

图5-15（续）　（k，l）去除上皮层。（m）将移植物分为两部分并定位在受区。（n）连续显微缝合。（o）拆线后第7天立即愈合。（p）术后第21天的愈合情况。

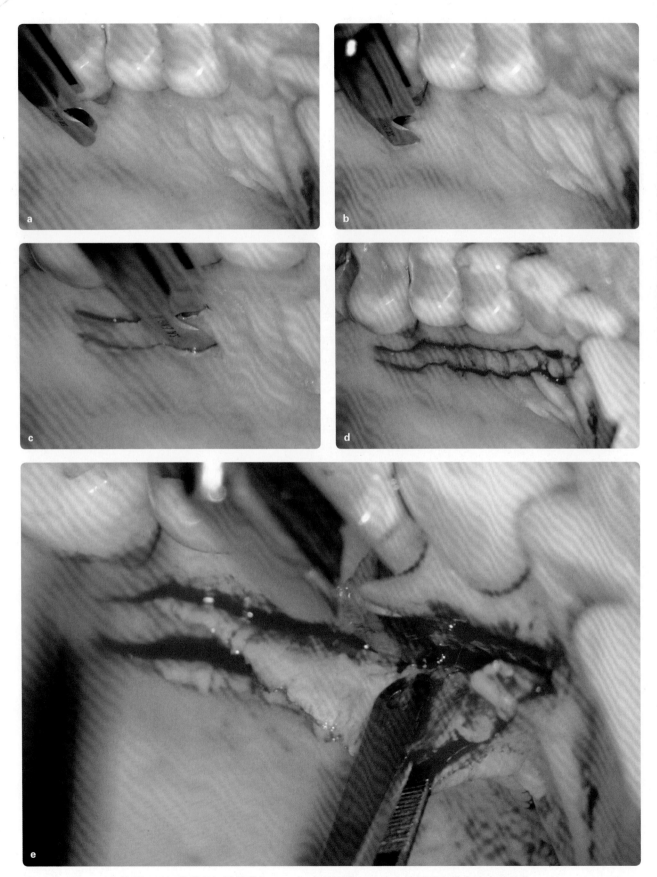

图5-16 （a~d）使用双刃刀片进行初始显微切口。（e）使用单刃刀片在外侧端和基底分离移植物。

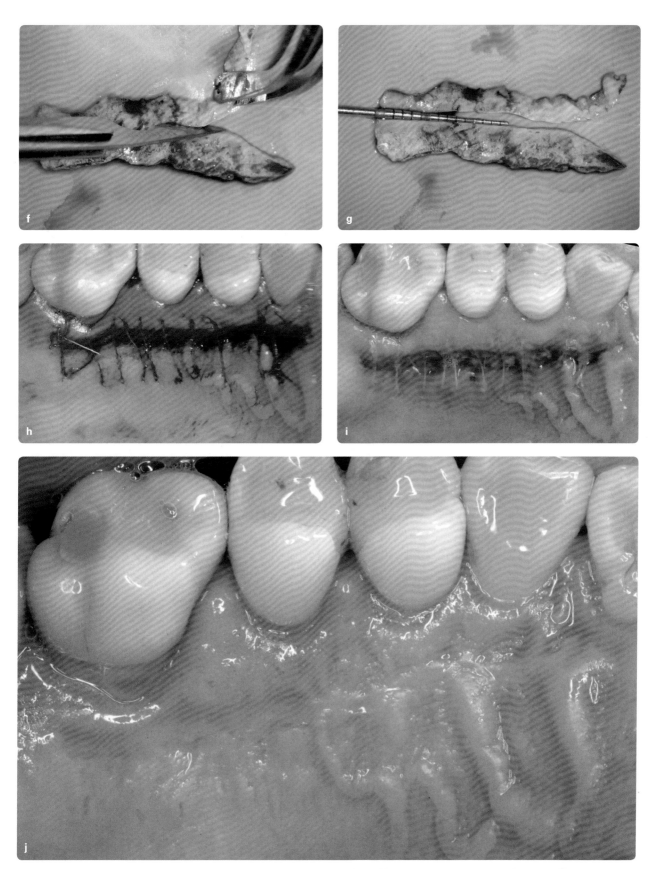

图5-16（续） （f，g）去除上皮层。（h）连续显微缝合。（i）拆线前第7天的术后愈合。（j）第30天的术后愈合。

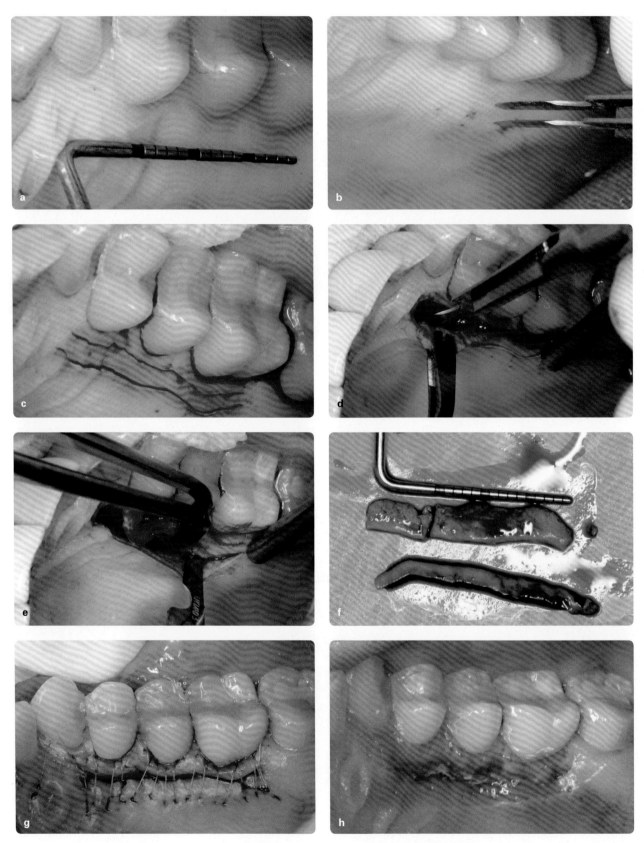

图5-17　（a）供体部位测量。（b，c）初始显微切口。（d，e）移植物外侧端和基底上的单个切口。（f）去除上皮层，根据需要将移植物分成两部分。（g）连续显微缝合。（h）拆线后第5天立即愈合。

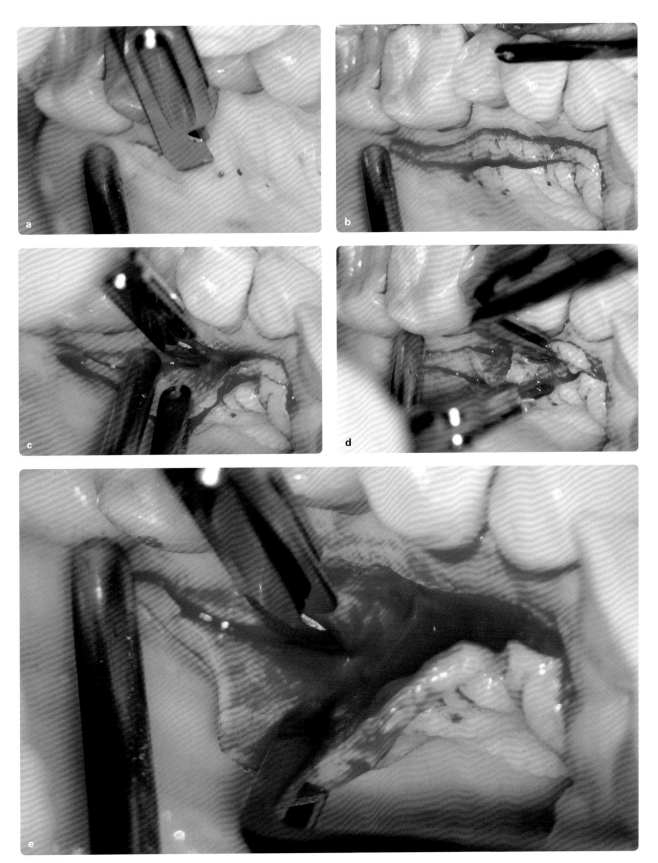

图5-18 （a，b）使用双刃手术刀进行初始显微切口。（c～e）使用单刃刀片进行移植物分离。

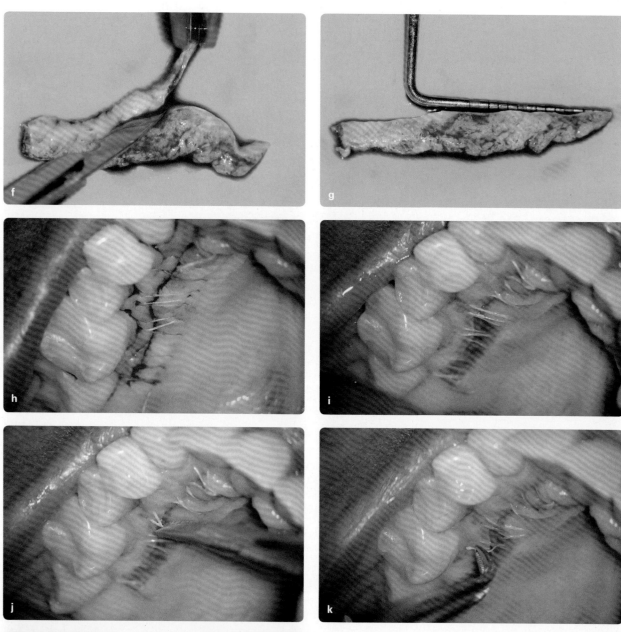

图5-18（续） （f，g）去除上皮层并测量移植物延伸范围。（h）使用6-0缝线连续显微缝合。（i）拆线前第5天的术后愈合切口。（j，k）用显微剪刀拆线。（l）拆线后即刻。

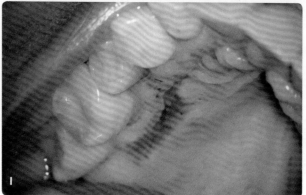

止血控制

经手术出血

移植物采集后，应立即用生理盐水浸泡的纱布垫对腭部进行5分钟的强烈压迫。

建议的方案是，只有在完成受体部位的显微切口后，才在供体部位进行连续的显微切口。这种手术在大多数显微外科手术中已经足够了。

但是，在出现经手术并发症的情况下[22]，建议进行4次操作：

（1）应用含血管收缩剂的麻醉药。

（2）立即持续加压至少5分钟。

（3）在出血点附近（出血点和GPF之间）进行1次或多次缝合。

（4）加厚全厚皮瓣、直视下切断血管并结扎。

在这些特殊情况下，进行止血操作时，应将移植物定位在受区部位的裂开皮瓣下方，以接受血液营养，防止细胞死亡。

> 移植物采集后，应立即用生理盐水浸泡的纱布垫对腭部进行5分钟的强烈压迫。

术后出血

当患者不遵循指南或术后护理时，容易发生并发症，如晚期出血（术后数小时或数天）。

在这种情况下，应评估出血的严重程度和原因，以便采取上述止血控制措施。

最终考虑事项

SCTG采集技术的选择应基于微创原则和获得的组织质量。外科医生应知道GPA的准确位置和路径，以确定可获得的供体组织量，而不会有损伤腭大神经血管束的风险。GPF位于硬腭后缘之前，在钝器的辅助下通过触诊腭部可以识别。

当使用单一显微切口技术采集SCTG时，必须保持均匀的厚度并在皮瓣中保留最少数量的结缔组织。否则，供区会存在坏死风险。当遵守这些原则时，一期愈合和术后顺利愈合将会得以实现。

即使在手术和解剖通路存在困难的情况下，平行显微切口技术也有利于采集大面积、均匀厚度的SCTG。此外，可以很容易地克服前磨牙区GPA分支和第一磨牙区组织厚度减少产生的解剖屏障。缺点包括需要额外的技术步骤来制取上皮条带且两枚刀片制取上皮条带的区域需要二期愈合。切口的精确性和连续显微缝合的质量，稳定了开放区域的血凝块，有利于术后恢复。

支持两种显微外科技术的另一个决定性因素是移植物的尺寸。将厚度限制为1mm，高度限制为5mm，可以增加有效的延伸，改善移植物组织质量，提高移植手术的安全性。

厚度限制为1mm，高度限制为5mm，可以增加有效的延伸，改善移植物组织质量，提高移植手术的安全性。

参考文献

[1] Edel A. Clinical evaluation of free connective tissue grafts used to increase the width of keratinized gingiva. J Clin Periodontol 1974;1:185–196.

[2] Raetzke PB. Covering localized areas of root exposure employing the "envelope" technique. J Periodontol 1985;56:397–402.

[3] Karring T, Lang NP, Löe H. The role of gingival connective tissue in determining epithelial differentiation. J Periodontol Res 1974;10:1–11.

[4] Chambrone L, Pannuti CM, Tu YK, Chambrone LA. Evidence-based periodontal plastic surgery. II. An individual data meta-analysis for evaluating factors in achieving complete root coverage. J Periodontol 2012;83:477–490.

[5] Pini-Prato GP, Nieri M, Pagliaro U, et al. Surgical treatment of single gingival recessions: Clinical guidelines. Eur J Oral Implantol 2014;7:9–43.

[6] Chambrone L, Tatakis DN. Periodontal soft tissue root coverage procedures: A systematic review from the AAP regeneration workshop. J Periodontol 2015;86(suppl 2):S8–S51.

[7] Cairo F. Periodontal plastic surgery of gingival recessions at single and multiple teeth. Periodontol 2000 2017;75:296–316.

[8] Chambrone L, Pini Prato GP. Clinical insights about the evolution of root coverage procedures: The flap, the graft, and the surgery. J Periodontol 2019;90:9–15.

[9] Chambrone L, de Castro Pinto RCN, Chambrone LA. The concepts of evidence-based periodontal plastic surgery: Application of the principles of evidence-based dentistry for the treatment of recession-type defects. Periodontol 2000 2019;79:81–106.

[10] Langer B, Calagna LJ. The subepithelial connective tissue graft. J Prosthet Dent 1980;44:363–367.

[11] Cohen ES. Ridge augmentation utilizing the subepithelial connective tissue graft. Case report. Pract Periodontics Aesthet Dent 1994;6:47–53.

[12] Allen EP, Gainza CS, Fathing GG, Newbold DA. Improved technique for localized ridge augmentation. A report of 21 cases. J Periodontol 1985;56:195–199.

[13] Silverstein LH, Kutzman D, Garnick JJ, Trager PS, Waters PK. Connective tissue grafting for improved implant esthetics. Clinical technique. Implant Dent 1994;3:231–234.

[14] Edel A. The use of a connective tissue graft for closure over an immediate implant covered with occlusive membrane. Clin Oral Implants Res 1995;6:60–65.

[15] Hürzeler MB, Weng D. Peri-implant tissue management: Optimal timing for an aesthetic result. Pract Periodontics Aesthet Dent 1996;8:857–869.

[16] Lekovic V, Kenney EB, Carranza FA, Martignoni M. The use of autogenous periosteal grafts as barriers for the treatment of class II furcation involvements in lower molars. J Periodontol 1991;62:775–780.

[17] Bouchard P, Ouhayoun JP, Nilveus RE. Expanded polytetrafluoroethylene membranes and connective tissue grafts support bone regeneration for closing mandibular class II furcations. J Periodontol 1993;64:1193–1198.

[18] Pini-Prato GP, Franceschi D, Cortellini P, Chambrone L. Long-term evaluation (20 years) of the outcomes of subepithelial connective tissue graft plus coronally advanced flap in the treatment of maxillary single recession-type defects. J Periodontol 2018;89:1290–1299.

[19] Katchburian E, Arana V. Histologia e embriologia oral. São Paulo: Panamericana, 1999:79–117.

[20] Li KK, Meara JG, Alexander A Jr. Location of the descending palatine artery in relation to the Le Fort I osteotomy. J Oral Maxillofac Surg 1996;54:822–825.

[21] Hwang SH, Seo JH, Joo YH, Kim BG, Cho JH, Kang JM. An anatomic study using three-dimensional reconstruction for pterygopalatine fossa infiltration via the greater palatine canal. Clin Anat 2011;24:576–582.

[22] Raiser GM, Bruno JF, Mahan PE, Larkin LH. The subepithelial connective tissue graft palatal donor site: Anatomic considerations for surgeons. Int J Periodontics Restorative Dent 1996;16:131–137.

[23] Yu SK, Lee MH, Park BS, Jeon YH, Chung YY, Kim HJ. Topographical relationship of the greater palatine artery and the palatal spine. Significance for periodontal surgery. J Clin Periodontol 2014;41:908–913.

[24] Monnet-Corti V, Santini A, Glise JM, et al. Connective tissue graft for gingival recession treatment: Assessment of the maximum graft dimensions at the palatal vault as a donor site. J Periodontol 2006;77:899–902.

[25] Studer SP, Allen EP, Rees TC, Kouba A. The thickness of masticatory mucosa in the human hard palate and tuberosity as potential donor sites for ridge augmentation procedures. J Periodontol 1997;68:145–151.

[26] Müller HP, Schaller N, Eger T, Heinecke A. Thickness of masticatory mucosa. J Clin Periodontol 2000;27:431–436.

[27] Fu JH, Hasso DG, Yeh CY, Leong DJ, Chan HL, Wang HL. The accuracy of identifying the greater palatine neurovascular bundle: A cadaver study. J Periodontol 2011;82:1000–1006.

[28] Kim DH, Won SY, Bae JH, et al. Topography of the greater palatine artery and the palatal vault for various types of periodontal plastic surgery. Clin Anat 2014;27:578–584.

[29] Bouchard P, Malet J, Borghetti A. Decision-making in aesthetics: Root coverage revisited. Periodontol 2000 2001;27:97–120.

[30] Zucchelli G, Mounssif I, Mazzotti C, et al. Does the dimension of the graft influences patient morbidity and root coverage outcomes? A randomized controlled clinical trial. J Clin Periodontol 2014;41:708–716.

[31] Zucchelli G, Mele M, Stefanini M, Mazzotti M, Montebugnoli L, De Sanctis M. Patient morbidity and root coverage outcome after subepithelial connective tissue and de-epithelialized grafts: A comparative randomized-controlled clinical trial. J Clin Periodontol 2010;37:728–738.

[32] Soileau KM, Brannon RB. A histologic evaluation of various stages of palatal healing following subepithelial connective tissue grafting procedures: A comparison of eight cases. 2006;77:1267–1273.

[33] Harris RJ. The connective tissue and partial thickness double pedicle graft: A predictable method of obtaining root coverage. J Periodontol 1992;63:477–486.

[34] Bruno JF. Connective tissue graft technique assuring wide root coverage. Int J Periodontics Restorative Dent 1994;14:126–137.

[35] Hürzeler MB, Weng D. A single-incision technique to harvest subepithelial connective tissue grafts from the palate. Int J Periodontics Restorative Dent 1999;19:279–287.

[36] Lorenzana ER, Allen EP. The single-incision palatal harvest technique: A strategy for esthetics and patient comfort. Int J Periodontics Restorative Dent 2000;20:297–305.

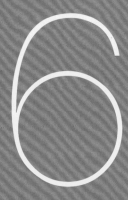

显微外科技术
Microsurgical Techniques

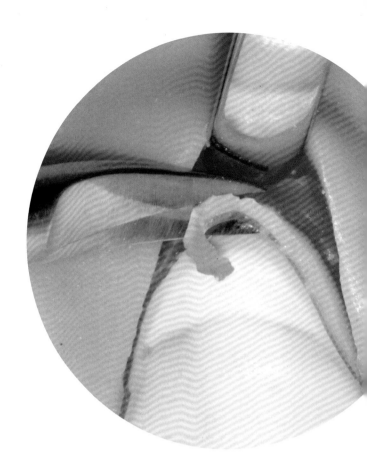

目前，口腔美学要求有精确的手术计划、精准的操作和高质量的愈合方式。

牙周及种植体周软组织成形术汇集了不同的治疗技术，保证在治疗软组织缺陷时提供可预测性，如牙龈退缩、龈乳头改变、缺牙区软组织高度和厚度的丧失、牙龈边缘不对称和种植体周软组织轮廓不完整[1]。根面覆盖过程是最具挑战性的，因为需要进行牙根表面处理并且要掌握详细且对手术失败非常敏感的治疗方案。因此，掌握这些方案的医务人员将能够有效地处理牙周及种植体周软组织缺损。

患者对美观的高期望改变了根面覆盖率和种植体周软组织整形手术成功与否的评判标准。直至几年前，临床医生和研究人员依旧认为成功的标准是牙根面完全覆盖［龈缘位于釉牙骨质界（CEJ）］、有健康的龈沟深度（2mm）、存在角化组织以及探查时没有出血[2]。今天，除了数量方面以外，还要从质量方面满足患者的需求，包括组织颜色和质地的协调、周围组织（牙周或种植体周）恰当的轮廓，以及愈合类型[3-4]。

在牙周病文献中，外科手术中的根面覆盖率是根据表面覆盖的百分比和完全覆盖的百分比来衡量的[5]。第一个评估指在愈合期后，之前暴露的牙根区域现在被覆盖有软组织的百分比。第二个评估仅指缺损获得完全覆盖，这意味着术后的软组织边缘处于CEJ水平或冠方。当患者微笑时，暴露的牙根最冠方区通常是牙龈退缩的可见部分；因此，如果术后仍可见则可以被认为是美学上的失败。对于有较高美观需求的患者，外科手术的目标应该是在没有瘢痕的情况下获得完全的牙根覆盖，并且覆盖区域的颜色和质地都很完美[3-4,6]。

有研究充分证明，结合上皮下结缔组织移植（SCTG）的冠向复位瓣（CAF）是治疗牙龈退缩达到牙根完全覆盖的金标准[7-12]。有研究表明，CAF结合SCTG能将牙周组织从薄龈型转变为较厚的牙周生物表型[11]，使牙周组织具有更强的抗收缩能力。我们对SCTG知识的有效利用在过去的30年里有了显著改进，对影响最佳治疗效果的因素分析值得临床研究[13-14]。牙周相关文献已经解决了在20世纪90年代早期至21世纪初的研究中的手术差异[13]，如①不同黏膜瓣厚度（部分皮瓣、全厚皮瓣或混合皮瓣）和设计（非冠向复位瓣、CAF尽可能多地覆盖移植物、CAF在CEJ水平或冠方1～2mm、信封瓣、双龈乳头瓣、隧道瓣）；②使用显微器械和手术显微镜；③不同类型的缝合材料［丝绸、肠线、聚四氟乙烯（PTFE）、单丝］、缝线拆除时间（7天、10天和14天）和缝线尺寸（4-0或5-0）。

无论选择SCTG还是其他软组织替代生物材料，手术技术和轻柔的黏膜瓣转移都会影响牙根及种植体周覆盖手术的最终效果。非创伤性黏膜瓣分离及后期稳定是获得更快和更可预测结果的基本要素。

软组织的厚度可能会影响全厚皮瓣和半厚皮瓣的选择。全厚皮瓣包含了覆盖骨的所有软组织层（上皮、结缔组织和骨膜），它的厚度是由之前存在的牙龈（或种植体周的黏膜）的尺寸决定的。因此，与半厚皮瓣相比，全厚皮瓣更厚一些。但是，由于骨外露，破骨细胞活性增加，因而产生更多的骨吸收[16-17]。另外，半厚皮瓣有良好的活动度，减少了邻近组织的张力，并确保皮瓣血液供应[18]。此外，在受体区骨面上保留骨膜和薄层结缔组织以改善皮瓣、骨膜、移植物的血液供应[15]。从外科角度来看，黏膜瓣的理想厚度应≥0.8mm[19]，这对于黏膜瓣的分离和确保组织存活所需的营养是必要的。防止皮瓣边缘过薄或者成斜行切口也是非常重要的。由于切口设计在很大程度上影响黏膜瓣的厚度，因此切口起始时刀片应垂直于组织表面并且在缺损的龈缘，沟内切口最好包括整个游离龈[20]。还有黏膜瓣的活动度，一项研究表明，组织的张力应≤0.4g，以有利于缝合和早期愈合[21]。

在常规手术中，建议将牙龈边缘置于超过牙根覆盖理想位置的1.5～2.0mm，以补偿术后收缩[22]。这样，愈合后牙龈边缘更接近CEJ水平。

进一步的研究表明，没有垂直松弛切口的CAF，如冠向定位的隧

> 有研究充分证明，结合上皮下结缔组织移植（SCTG）的冠向复位瓣（CAF）是治疗牙龈退缩达到牙根完全覆盖的金标准。

> 防止皮瓣边缘过薄或者成斜形切口也是非常重要的。

道黏膜瓣和信封黏膜瓣，在减少手术创伤、术后不适、全根覆盖和美学（如减少瘢痕形成）方面，可能比有垂直切口的黏膜瓣更好[23-34]。因此，黏膜瓣的准备和处理直接影响了牙根覆盖的短期和长期效果。

牙龈退缩边缘是否存在角化组织残余可能是手术技术的一个复杂因素或变数因素。学者建议，对于角化组织高度≤1mm的患者，应该选择改良隧道瓣技术（针对多种缺陷）或CAF联合SCTG（针对单一和多种缺陷），因为它们都利于组织营养和防止创口收缩[25]。当角化组织高度>2mm时，CAF可以单独使用，不需要移植。对于高度在1～2mm的角化组织带，牙龈厚度决定了手术方式。

牙根覆盖的2种手术方法[26-28]已被提出可用于没有角化组织、严重深度缺损和唇颊系带处牙龈退缩的病例。第一次游离龈移植手术的目的是在退缩牙龈的底部形成角化组织带；在3个月后，进行第二次外科手术，冠方或侧方移动新生成的角化组织。

腭穹隆的解剖结构在制取移植黏膜过程中起着至关重要的作用。因此，供体部位的选择（在尖牙远中与第二磨牙或上颌结节近中之间）、制取移植黏膜的方法（双开门技术，平行切口或上皮化牙龈移植物深度），以及移植黏膜的组成可能有很大的差异。研究表明[29-30]，在根面覆盖的数量上，大的和薄的移植物没有临床差异，而似乎使用较小移植物的效果更令人满意。在第一项研究中，在CEJ根方使用小尺寸SCTG（移植物高度等于骨裂深度，并且厚度<1mm）可以通过CAF更好地覆盖牙根，改善外观并促进牙根覆盖效果近似于较大的移植物（冠根尺寸比骨裂深度大3mm，并且厚度>2mm）位于CEJ水平。第二项研究证实，与较大的移植物（移植物高度等于骨裂，并且厚度<2mm）相比，小的移植物（高度4mm，厚度<2mm）受供体部位的影响较小，移植物的颜色更好[30]。有临床证据表明了治疗牙龈退缩的移植物的选择指征。有学者[31]提出，在角化组织厚度>0.8mm的区域，使用SCTG治疗美学区多种牙龈缺损并不适用，在这种情况下，从更好的美学角度出发，单独使用CAF可以获得与SCTG相似的临床结果。这一信息在多牙根覆盖的情况下是有用的，允许选择性地用SCTG处理一些牙根，而用CAF处理另外一些牙根。因此，如果SCTG的厚度<2mm，且在整个长度上都保持厚度一致，将是很方便的，可以避免在缝合黏膜瓣时出现轮廓过大和调整黏膜瓣困难。

手术创口的愈合取决于血凝块的早期形成及其黏附，以支持在黏膜

牙龈退缩边缘是否存在角化组织残余可能是手术技术的一个复杂因素或变数因素。

瓣和创口相对表面（根或种植体）之间界面作用的机械力，以防止污染[32]。因此，组织稳定和通过定位缝合技术闭合黏膜瓣创口是相同的作用，都是必不可少的。实现快速而平稳的愈合对于在重建手术中获得数量和质量的成功至关重要[33-35]。在牙周及种植体周软组织塑形手术中，自体移植或不同的生物材料常被用于修复软组织缺损，一期愈合是成功的关键因素。这些移植物的整合取决于多种临床因素，特别是治疗组织的血液供应、预防细菌感染和创口稳定性。相反，二期愈合会导致创口收缩，造成体积缺陷，伴随的组织区域或形成厚瘢痕组织，这将对美学效果产生负面影响。鉴于愈合模式对重建手术成功的重要性、为了提高手术的可预测性、确定并控制影响创口愈合过程的因素对临床来说是必要的。在常规技术中，关于缝合方式的研究得出结论认为，在单一牙龈退缩中，CAF手术早期拆除缝线（术后10天之内）可能会对完全覆盖暴露的牙根产生负面影响[36]。根据牙周塑形手术中，对牙根覆盖过程的潜在可预测性因素进行了研究，并且可以分为3种不同的类别：患者相关因素、牙相关因素和技术相关因素[37-38]。患者相关的可预测性因素[15]（即系统性疾病、吸烟、口腔卫生习惯、年龄和遗传因素）以及局部因素（即缺损的位置和解剖特点、临床附着水平、前庭沟深度、软组织厚度、角化黏膜量和炎症细菌）都是重要的个人原因。与技术有关的因素是临床医生手术操作和对手术结果的干预（即外科医生技能、黏膜瓣张力、组织创伤、受体区制备、黏膜瓣厚度、切口设计和移植物大小）。在这种情况下，软组织处理对于牙周及种植体周软组织塑形手术的成功更为重要，因为它直接影响创口愈合的过程。从切口轮廓设计到缝合的精准技术都应注重于获得最佳血液供应以及组织稳定。临床上，退缩的龈下牙根表面需要更清晰地暴露出不规则的非龋性牙颈部病变（NCCL）、龈下龋齿或过度凸起。需要在手术时处理牙根，以促进黏膜瓣适应性并在整个表面形成薄且均匀的血凝块。其他案例，如严重深度凹陷，需要较大的冠向和侧方黏膜瓣移植以提供更好的血液供应。已经有临床确定的技术[39-40]可以在不做垂直松弛切口的情况下使黏膜瓣具有良好的活动性，特别是在多种退缩的情况下。但是，当龈乳头窄且生物宽度增加（龈乳头最高点与骨嵴距离＞5mm）和Miller Ⅲ类[41]（CairoRT2[42]）牙龈退缩时，切除龈乳头上皮层可能会限制这些技术的使用或导致龈乳头最高点的丧失。

尽管目前外科医生对临床和手术参数已经达成了共识（表6-1），

> 鉴于愈合模式对重建手术成功的重要性、为了提高手术的可预测性、确定并控制影响创口愈合过程的因素对临床来说是必要的。

> 从切口轮廓设计到缝合的精准技术都应注重于获得最佳血液供应以及组织稳定。

表6-1 宏观手术与显微外科手术的理想条件

	宏观手术	显微外科手术
初始切口	垂直于组织	龈乳头底部的垂直显微切口及缺损龈缘沟内切口
瓣类型	薄龈型为全厚皮瓣，厚龈型为半厚皮瓣	厚、薄龈型均为部分瓣
理想的黏膜瓣厚度	> 0.8mm	可以 < 0.8mm
黏膜瓣切口	黏膜瓣尽可能没有垂直松弛切口	黏膜瓣没有垂直松弛切口
黏膜瓣张力	< 0.4g	< 0.4g
术后组织边界位置	超出计划水平1.5 ~ 2.0mm	在计划水平
移植黏膜尺寸	小：高度等于缺损区，厚度 < 2mm	标准尺寸：高度5mm，厚度1mm
没有角化组织	可能需要2次手术	只需要1次手术
缝合	4-0或5-0	6-0、7-0、8-0显微缝线
稳定创口	用合适的缝线	用定位和对位的微缝线
拆线	术后10天	术后5 ~ 7天

但常规（宏观手术）技术往往不能获得最佳效果，因为它局限于患者的有利条件，如牙周生物表型较厚、剩余角化组织、牙龈缺损的类型[13,15,25]。在过去的30年里，黏膜瓣的处理和缝合技术已经发展起来，这些进步与先进的显微器械以及手术显微镜的使用有关[11]。从早期形成血凝块到长结合上皮的建立并且结缔组织附着于暴露的牙本质，这些设备的使用使得创伤更小、操作更加精细、黏膜瓣更稳定且促进愈合[11,20]。另外，仅使用手术显微镜并不能保证其效果比传统外科手术效果更好。在这种情况下，学者强调，临床医生的技能水平和患者的依从性也是必要的。因此，有必要根据特定的生物学原理和技术制订严格的治疗方案，以使手术显微镜在牙周手术治疗中的使用效果更加明显和持久。

仅使用手术显微镜并不能保证其效果比传统外科手术效果更好。

本章遵循按显微外科原理优化的微创原理（表6-1），包括使用手术显微镜［头戴式显微镜（PL）或落地式显微镜（OM）］、显微器械和初期创口闭合，力求创口的一期愈合。这项技术的提出解决了大多数在牙根表面和种植体周软组织轮廓缺损的问题，无论牙周生物表型（厚或薄）或缺损类型如何（浅、深、单个、多个），应同时满足患者对美观和功能的需求。

以下显微外科原理部分所描述的技术是基于血管显微外科训练手册[43-44]中规定的生物学基础，并符合Dennis A. Shanelec和Leonard Tibbetts提出的最初牙周组织的需要[45-48]。基于这些显微外科的原则和20多年牙周及种植体周重塑显微整形外科的临床经验，作者开展了显微切口、显微缝合和微创外科技术培训。

显微外科原则

显微外科是一种微创手术，通过手术显微镜（PL或OM）、显微仪器和精确的技术来争取最小的组织创伤与手术创口的一期缝合（端对端）[45-48]。它基于严格的原则，其中最初的显微切口和所有后续步骤严格遵循美学手术计划。下面的手术技巧将会被用到本章介绍的手术病例中，尊重其缺损的特点、解剖结构以及每位患者的局限性。

显微切口

显微切口是显微外科手术技术中最关键的技术环节。

龈乳头基底部的半月形显微切口

设计成半月形的目的是为牙龈下组织提供通路，维持龈乳头的完整性，为缝合创造空间，并有利于黏膜瓣的精确入路，这些情况都不会产生组织剩余。

使用Castroviejo拆装器和碳钢刀片进行半月形显微切口，刀片与组织表面成90°（图6-1）。刀片在龈乳头基底部的穿透深度不足1mm，未触及骨膜。显微切口分为冠方显微切口（CSM）和根方显微切口（ASM；图6-2）。CSM根据术前美学规划，确定移植物覆盖在牙根/种植体的理想位置。ASM与黏膜瓣冠向移位有关；即根据缺损的深度，ASM距离CSM越远，其向冠方的移动越多。

显微切口是显微外科手术技术中最关键的技术环节。

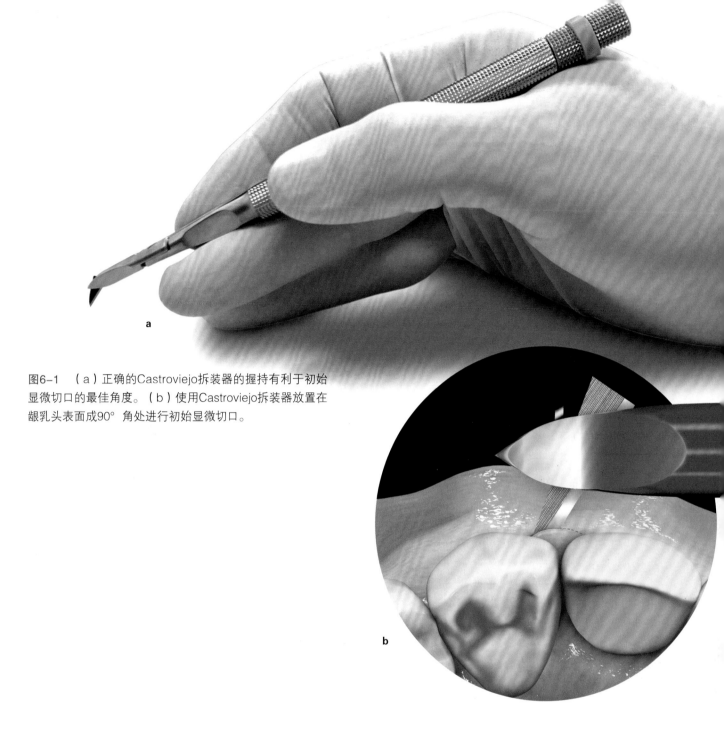

图6-1 （a）正确的Castroviejo拆装器的握持有利于初始显微切口的最佳角度。（b）使用Castroviejo拆装器放置在龈乳头表面成90°角处进行初始显微切口。

对于对称的相邻缺损，CSM和ASM显微切口平行且距离达到黏膜瓣向冠方移动的距离（图6-2b）。对于不对称的相邻缺损，CSM显微切口继续以移植物的最佳位置为指导，而ASM则根据缺损深度确定与CSM的距离。在这种情况下，退缩区最大处ASM微创切口距离CSM微创切口最远（图6-2c，e）。因此，我们可以补偿牙根/种植体表面更高移植物的营养的需要。对于对称和不对称缺损，黏膜瓣可完全覆盖（图6-2d）或部分暴露（图6-2f），其表面大部分接受骨膜和皮瓣内侧的双重营养。

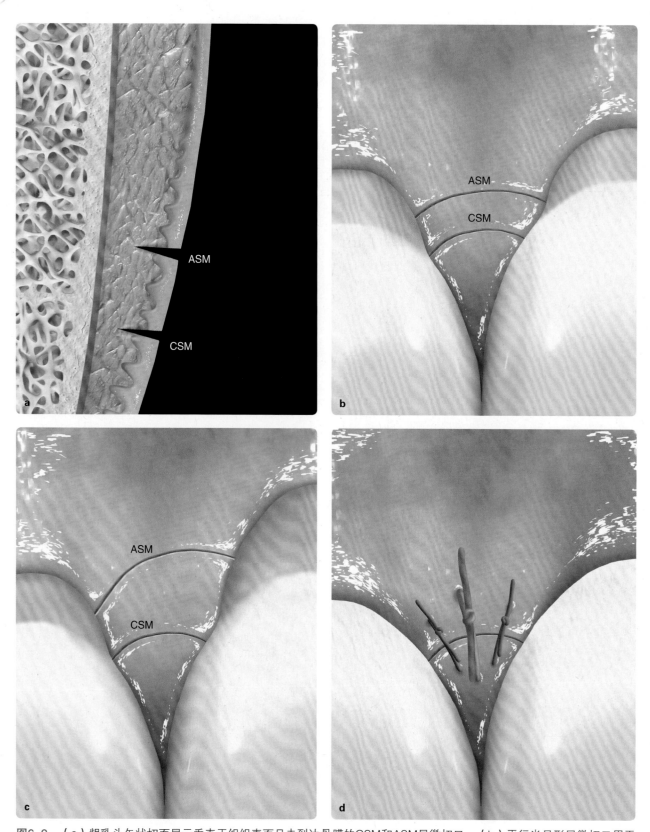

图6-2 （a）龈乳头矢状切面显示垂直于组织表面且未到达骨膜的CSM和ASM显微切口。（b）平行半月形显微切口用于对称的相邻缺损。（c）不对称的、相邻缺损的显微切口，其中ASM在缺损较深处距离CSM更远。（d）半月形显微切口设计提供精确的黏膜瓣近似值，无组织剩余。

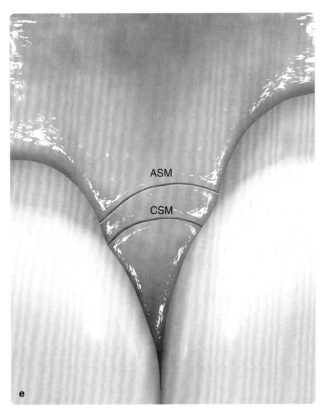 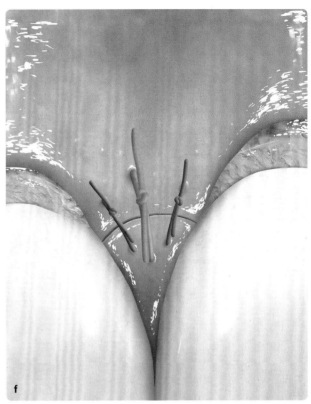

图6-2（续） （e）在缺损最深处，由于黏膜瓣活动受限，ASM切口不能在相同的缺损高度上进行。（f）只要黏膜瓣覆盖大部分，移植物可部分暴露。

制约CSM和ASM微创切口间距的因素

美学手术计划确定了CSM的位置，而ASM由以下因素的存在和干扰决定：

- 角化组织带
  - 狭窄或缺失：弹性结缔组织的普遍存在有利于黏膜瓣冠向移动，形成良好的移植物覆盖，并在许多情况下，达到完全覆盖（图6-2d）。
  - 宽：收缩的牙龈底部残留的角化组织阻碍和限制皮瓣的活动，使部分移植物暴露在外（图6-2e）。
- 龈乳头解剖形态：较矮的龈乳头比陡峭的更能限制黏膜瓣移动
- 缺损深度：收缩超过4mm的牙龈需要另外的技术，因为单纯的黏膜瓣移动不足以给移植物提供足够的营养

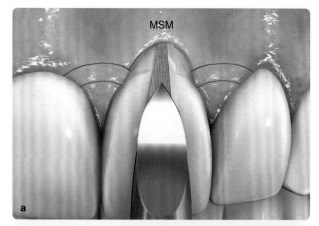

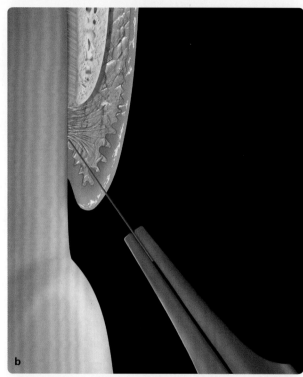

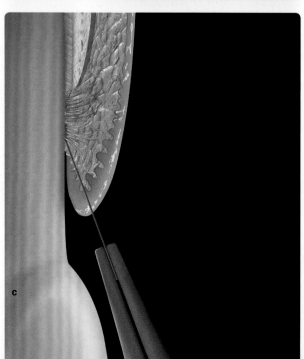

改良沟内显微切口

使用Castroviejo拆装器，改良沟内显微切口（MSM）技术旨在仅切除龈沟上皮，同时在不接触骨嵴的情况下保留结缔组织附着（图6-3）。不同龈沟的深度，刀片的倾斜角度可能不同。龈沟较浅时，刀片与根面的夹角更大（图6-3b），而龈沟较深时，刀片的角度更小（图6-3c）。

黏膜瓣的微创分离

在行冠方显微切口（CSM）、根方显微切口（ASM）和改良沟内显微切口（MSM）后，使用6961显微刀片从ASM开始微创分离黏膜瓣（Surgistar；图6-4a）。微创刀片应倾斜进入（平行于上皮表面）并向根方深入1mm（图6-4b）。一旦厚度确定，刀片在整个皮瓣中每2mm加深一次，直到到达膜龈联合处（MGL；图6-4c，d）。其目标是形成一个厚度均匀的黏膜瓣，其长度有利于在显微缝合时保证边缘精确对位。用微创剪刀去除CSM和ASM之间的上皮组织（图6-4e）。

显微缝合

在显微外科手术中，显微缝合分为两个阶段：粗略定位显微缝合和精准对位显微缝合，每个阶段都有各自的适应证。

粗略定位显微缝合

粗略定位显微缝合用于拉拢接近黏膜瓣边缘，将移植物固定在计划的牙根/种植体覆盖水平

图6-3 改良沟内显微切口（MSM）。（a）Castroviejo拆装器穿过牙龈边缘的颊面观。（b）较浅龈沟区MSM矢状面观。（c）刀片位置的变化（相对于牙体长轴的角度增加），以切除较深的龈沟上皮。

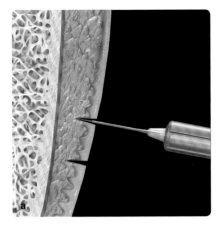
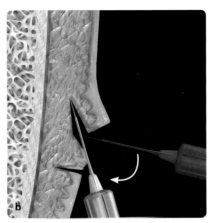
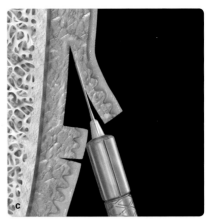
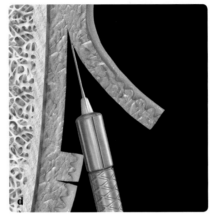
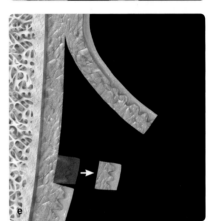

图6-4 皮瓣的微创分离。（a）龈乳头基部近中视图。微创刀片位于ASM上。（b）微创刀片柄向冠方旋转，以确定皮瓣厚度，使角度为90°角。（c）皮瓣每隔2mm加深一次，保持皮瓣厚度均匀。（d）分离应超过MGL，以提供足够的皮瓣活动度。（e）用微创剪刀去除CSM和ASM之间的上皮组织。

高度，并减少组织张力。这个阶段需要6-0缝线和长度为15mm的1/2圆针。双结之后再打两个单结（见第3章）。

显微缝合是连续的，缝合针穿过皮瓣、移植物和龈乳头颊侧中心点。当针穿过黏膜瓣返回龈乳头中心时，必须观察显微缝合的几何形状（见第3章）。显微缝合多半用于龈乳头侧方、单乳头连续、双乳头连续。

- **龈乳头侧方定位缝合**：适用于在龈乳头下进行无半月形显微切口的显微信封技术的移植（图6-5），或适用于联合多个牙根覆盖技术。在脆弱组织中，使用7-0或8-0缝线

- **单个龈乳头连续显微缝合**：在对单个龈乳头进行半月形显微切口时，将黏膜瓣/移植物/受体区位置拉拢（图6-6）

- **两个龈乳头连续显微缝合**：用于近中和远中龈乳头需要半月形显微切口的情况（图6-7）

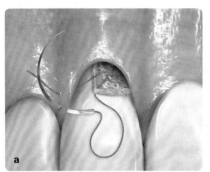
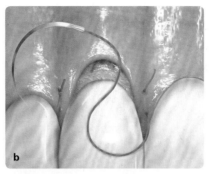
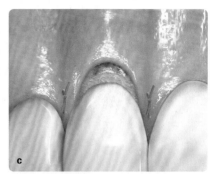

图6-5　龈乳头侧方定位显微缝合。（a）在移植物应在的位置，缝合针穿过龈乳头基部（从上皮到结缔组织），穿过移植物边缘，进入龈乳头中心（从结缔组织到上皮组织），然后打外科结。（b）近中侧粗略龈乳头显微缝合，与远中龈乳头相同的缝合顺序。（c）完成近中、远中龈乳头的显微缝合。

图6-6　单个龈乳头连续显微缝合。（a）缝合针被限制在一个龈乳头，通过黏膜瓣（从上皮到结缔组织）和移植物边缘，穿过龈乳头并从龈乳头腭侧穿出，再从腭侧返回到龈乳头颊侧的中心。然后打外科结。（b）将黏膜瓣/移植物/受体区位置拉拢。

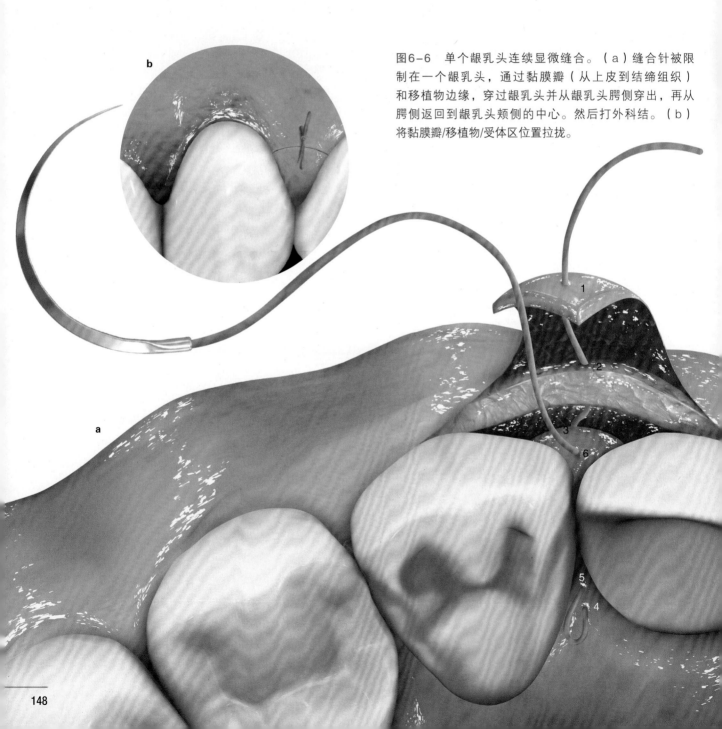

图6-7 两个龈乳头连续显微缝合。（a）缝合针穿过两个龈乳头。从黏膜瓣近中（从上皮到结缔组织）开始，缝合针穿过近中龈乳头下的移植物边缘，从龈乳头近中腭侧穿出；然后缝合针从远中腭侧龈乳头穿入到远中龈乳头中心，再穿过黏膜瓣（从上皮到结缔组织）和远中龈乳头下的移植物边缘返回，在远中舌侧龈乳头穿出。最后进入龈乳头近中腭侧并从近中颊侧中心穿出。打外科结。（b）将黏膜瓣/移植物/受体区位置拉拢。

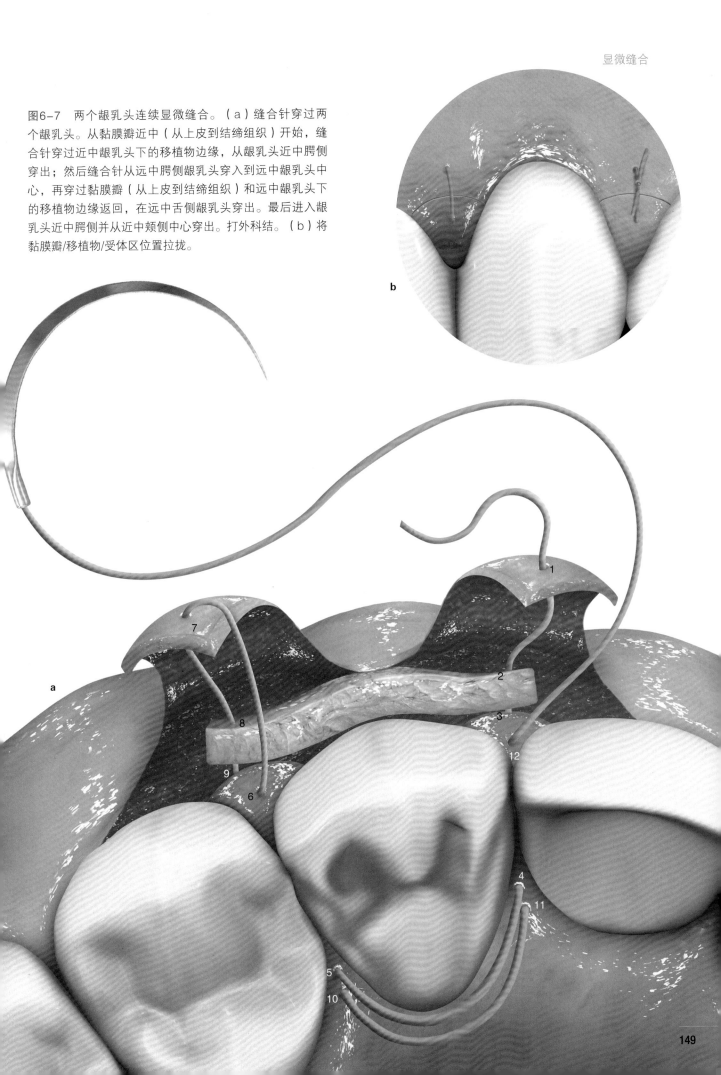

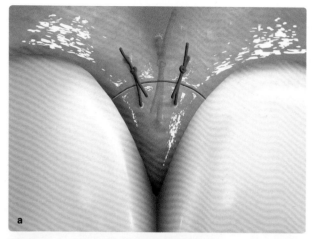

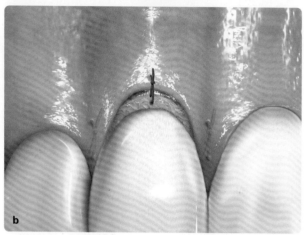

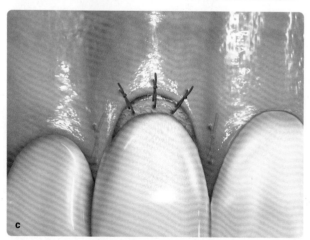

图6-8 精准对位显微缝合。(a)龈乳头基底部:显微缝合的形状是从龈乳头基底部到龈乳头顶点的距离(蓝线)。因此,黏膜瓣以半月形达到精准接合,没有产生组织剩余或暴露区域。对位显微缝合的数量是由龈乳头的宽度决定的,始终遵循在第3章中列出的基本原则。(b,c)黏膜瓣/移植物:缝合针穿过黏膜瓣,从移植物边缘中点穿出。对于较窄的牙根,缝合1针就足够了。对于较宽的牙根(如尖牙和磨牙),需要缝合2针或更多。

对合显微缝合

对合显微缝合是粗略显微缝合的补充,目的是使黏膜瓣边缘紧贴龈乳头基部,确定移植部位,从而形成未来的龈缘顶点。此外,这有利于在黏膜瓣/移植物/表面(根/种植体)界面形成一个薄而稳定的整体凝块。使用7-0或8-0缝线和长度为5~7mm的针间断进行缝合。

- **龈乳头基底部**:主要目的是关闭黏膜瓣与龈乳头基底部之间的手术创口(对接部位),以消除组织中的空腔。缝合针穿过黏膜瓣(上皮到结缔组织)并在龈乳头基底部穿出,而不穿过移植物,遵循显微缝合的几何形状原理。打1个双结和2个单结(图6-8a)
- **黏膜瓣/移植物**:目的是根据手术计划确定理想的移植物位置,确定未来的牙龈顶点。此外,它能形成一个薄而稳定的凝块,引导一期愈合。缝合针穿过黏膜瓣,然后转到移植物1/2厚度。打3个单结(图6-8b,c)

代偿显微缝合

代偿显微缝合是用于特殊缺陷和解剖部位不良的辅助显微缝合。目的是为黏膜瓣/移植物表面提供良好的稳定性,并有利于组织的营养。这种缝合方法需要6-0缝线和1根15mm长的1/2圆针。第1个结是双结,然后是2个单结。

- **缺损复位**:这类显微缝合用于牙龈退缩较深者,以接近缺损的边缘,减少组织的侧向张力,有利于移植物营养(图6-9a)。代偿显微缝合能实现一期创面关闭
- **肌肉限制**:在前庭沟较浅时,肌肉常常会干扰黏膜瓣边缘。缝合针将穿过骨膜到2个区域,利用缝线限制肌肉活动(图6-9b)

- **唇系带限制**：粗略定位和精准对位显微缝合后，进行唇动度试验，评估黏膜瓣边缘的稳定性。如果发生干扰，此缝合将限制唇系带活动（图6-9c）

理想的移植物位置

被移植物覆盖表面（牙根/种植体）的位置应有利于其改建、稳定、供养及初期愈合。此外，该部位应产生功能性解剖结构以确保长期覆盖的结果。因此，对于每种临床情况，有必要对受体部位进行分析并修饰，以适应移植物。在显微手术中，受植部位遵循美学规划的同时，半厚皮瓣及骨膜为组织提供营养。

- **良好完整的牙根**：当CEJ边界良好，根面有足够的解剖空间（微凸）接受移植物和黏膜瓣时。在这种情况下，可以得到一个良好的牙冠穿龈轮廓来保护牙周功能（图6-10）。注意移植物的高度与暴露的牙根高度不一致
- **个性化基台**：个性化种植体基台，为软组织提供足够的空间，确保其长期稳定（图6-11a）。个性化基台的适应证将在本章后面详细介绍
- **牙根过凸**：当牙根过凸限制了移植物/黏膜瓣的适应证时，就需要使用旋转器械和手动器械来减小其体积。这种情况经常发生在上颌尖牙和位置偏颊侧的牙齿中。获得必要的空间后，牙根表面应具有微凸的解剖形态（图6-11b）
- **牙冠破坏**：当缺损只涉及牙釉质时，术前应根据美学规划恢复CEJ边界（图6-11c）。这适用于冠向破坏的情况，修复体牙冠的边界退回到有利条件来接受移植物/黏膜瓣
- **冠/根破坏**：当牙釉质和牙本质（即冠和根）同时被破坏时，该区域必须通过恢复良好的解剖形态来接受移植物/黏膜瓣组合（图6-11d）

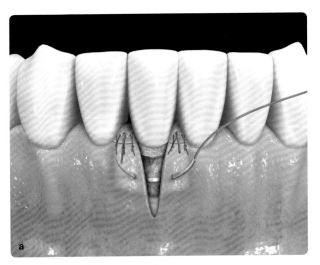

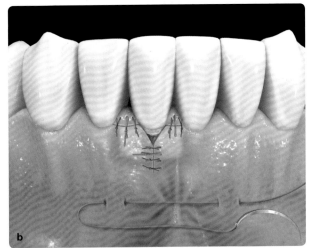

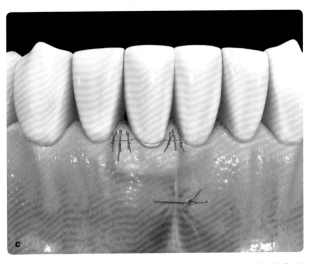

图6-9 代偿显微缝合。（a）缺损复位：缝合针穿过皮瓣而不穿过移植物，遵循显微缝合的几何形状原则。（b）肌肉限制：在离移植区域较远处进行的显微缝合。缝合针进入并穿出两端骨膜周围的黏膜。打结后，外部缝线限制了唇的肌肉活动。（c）唇系带限制：缝合针在移植物下界以下和唇系带水平进出。

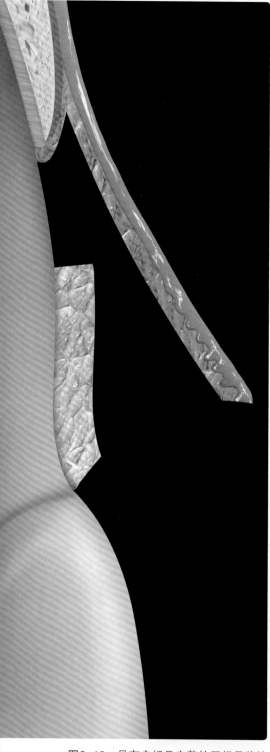

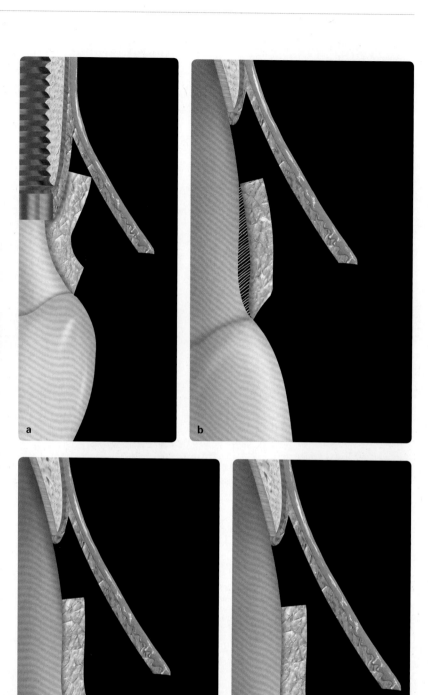

图6-10 具有良好且完整的牙根是移植物的最佳位置。CEJ边界与美学规划相对应，并且根面有利于移植物/黏膜瓣组合。

图6-11 （a）合适的个性化种植体基台接受移植物：氧化锆具有良好的组织生物相容性和美观性，是个性化基台的理想材料。（b）牙根过凸：过凸的牙根轮廓可能导致组织愈合后不理想的牙龈边缘轮廓。（c）牙冠破坏：应在术前进行受损牙釉质修复，重建CEJ边界作为参考。同样的原则适用于全冠修复。（d）冠/根破坏：修复应包括恢复冠和根解剖形态，重建合适的轮廓接受移植物/黏膜瓣组合。

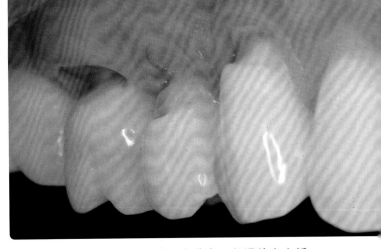

非龋性牙颈部病变与颈部牙本质过敏症

在牙颈部的非龋性牙体缺损，也称为非龋性牙颈部病变（NCCL）。颈部牙本质过敏症（CDH）很常见，这通常与牙龈退缩有关（图6-12）。

CDH似乎是NCCL发病的一种症状体征[49]，因为这两种疾病都发生在牙颈部应力集中和化学降解的同一区域。在这里，牙髓识别刺激并做出疼痛反应。大多数CDH源于牙龈下，与早期NCCL有直接关系。生物力学和试验研究[49]证实了由于特殊类型的咬合力导致牙颈部存在应力集中和张力。意识到压力是CDH和NCCL的病因有助于临床医生了解和治疗这些牙科疾病，并阐明高危人群，如有功能不良习惯的患者（如咬牙、磨牙）。然而，只有生物力学因素本身不能使疾病产生并进展，因为这是由张力、摩擦和生物腐蚀等组成的多因素疾病（框6-1）。

治疗NCCL的主要适应证如下[50]：

- 改善美观（当NCCL变色或关系到牙龈退缩时）
- 控制CDH和疼痛
- 预防龋齿/脱矿
- 防止牙齿生物膜积累（取决于病变的形状和深度，适当的卫生清洁变得困难）

图6-12　有严重的NCCL的患者伴有牙龈退缩和主诉CDH。

框6-1　NCCL和CDH的病因[49]

压力/张力（内部裂解）
内源性因素
- 功能异常：磨牙症、紧咬牙
- 咬合：早接触或偏侧咀嚼
- 吞咽的习惯

外源性因素
- 咀嚼习惯：咀嚼坚硬且韧的食物
- 口腔习惯：咬指甲和物体，如铅笔、钢笔
- 职业习惯：用牙齿咬钉子、吹奏管乐器
- 牙科用具：正畸托槽、可摘局部义齿卡环、保持器

生物腐蚀
内源性因素（酸）
- 含酸性细菌的菌斑生物膜
- 龈沟液
- 胃食管反流病、贪食症或其他胃肠疾病患者的胃液反流

外源性因素（酸）
- 食用酸性水果和碳酸饮料
- 职业接触酸性工业气体和其他环境因素

蛋白水解作用
- 酶促作用（龋齿）
- 蛋白酶（胃蛋白酶和胰蛋白酶）
- 龈沟

电化学
- 牙本质的压电效应

摩擦
外源性因素（磨损）
- 口腔卫生：过度刷牙、使用研磨性牙膏、使用家庭美白套装

由于局部解剖特点等因素，NCCL的高度和深度，牙冠和牙根表面的受累范围，牙龈退缩的高度，邻近组织条件，预测的最大根面覆盖，根方角化龈缺陷的宽度、厚度和患者的审美要求，使治疗计划可能变得复杂化[51-53]。

治疗联合病变（牙龈退缩/NCCL/CDH）前应先控制致病因素（框6-1）。小心地去除粗糙牙根面牙石，然后教育患者使用超软牙刷正确地去除牙齿表面生物膜并且不损伤窝洞。此外，应检查和控制与NCCL形成相关的特定因素，如酸性饮食和饮食失调。还应通过磨牙殆垫和调节咬合来控制功能性习惯。对于抱怨刷牙疼痛的CDH患者，建议在牙周基础治疗中使用树脂改良玻璃离子来修复最敏感的牙颈部区域。

如果NCCL有健康的牙釉质，牙根磨损没有达到1mm，则只对相邻区域进行填补以消除凹陷，使表面凸出（见病例1、病例4和病例10）。在牙釉质破坏的情况下，需要进行修复以建立手术的覆盖水平（图6-11c）。

最具挑战性的病例是由NCCL形成的深嵴，病变范围累及部分冠和部分牙根（见病例18和病例20）。因此，没有CEJ作为根面覆盖手术的参考水平（图6-11d）。由于微创手术是建立在移植物/黏膜瓣的精确定位基础上的，为争取一期愈合，在微创手术前建立所需覆盖水平的参考是至关重要的。这一水平可能与牙齿的原始CEJ相吻合，但它必须主要由美学设计来决定。在将被移植物覆盖的深窝洞（＞1mm）也应该被修复，以形成一个微凸表面。这一步骤建立覆盖水平参考，形成合适的穿龈轮廓，并为移植物创建一个良好的表面。它还有助于形成厚度均匀的薄血凝块和初期稳定。

已经证明，无论使用何种材料（复合树脂或树脂改良玻璃离子），修复体的存在都不会影响根覆盖率的百分比[51]。此外，修复体的存在似乎没有改变龈下微孔或龈沟液中炎症标记物的浓度[54]。其他研究表明[55-57]，与树脂改良玻璃离子相比，复合树脂对牙齿生物膜具有更高的黏附性。良好的临床和微生物结果主要归因于材料良好的边缘密合性、减少表面粗糙度，以及氟化物和铝的释放。这些特性可能会干扰细菌对玻璃离子表面的黏附，并抑制细菌的代谢和生长[57]。

这种愈合模式是在修复体的根方形成长接合上皮[58]。当NCCL修复材料是树脂改良玻璃离子时，龈上部分应在根面覆盖手术愈合后用更美观的材料（如复合树脂或陶瓷）替代。

治疗联合病变（牙龈退缩/NCCL/CDH）前应先控制致病因素。

在微创手术前建立所需覆盖水平的参考是至关重要的。

牙龈退缩的分类

　　牙龈退缩的分类有助于对每位牙龈和种植体周缺陷的患者进行诊断，制订计划和进行手术疗效预测。牙龈退缩是根据牙龈边缘的高度、邻近组织的完整性（软组织和硬组织），以及它们与CEJ的关系进行分类。为了正确的诊断和分类，临床检查应在牙周/种植周健康状况下进行，并辅以根尖周X线片。这样，手术计划中的遗漏和失败就可以避免了。

　　牙龈健康可能发生在没有临床或植入骨的丢失或牙周组织减少的完整牙周组织中。在这些病例中，患者要么有牙周炎（牙龈退缩患者），要么有牙周炎病史，但病情稳定。评价在这些情况下牙龈健康的临床参数是探诊深度≤3mm，并且探诊出血 < 10%[59]。尖牙龈乳头较长，探诊可能 > 3mm，但不应出现立即或迟发性出血。

Miller分类

　　对于根面覆盖手术，Miller I 类和Miller II 类更容易预测[41]。这是由于健康邻近软硬组织的支持，提高了移植物的血运。然而，即使是Miller III 类牙龈衰退的部分覆盖，当修复治疗（间隙关闭和牙冠重建）和外科治疗（临床牙冠延长）结合时，结果也可能是令人满意的。Miller IV 类病例是不可预测的，因为邻近软硬组织有更明显的缺失以及移植物冠方部分血管化程度降低（图6-13）。

Cairo分类

　　最近，美国牙周病学学会和欧洲牙周病联合会提出了基于邻近组织丢失和颊侧龈沟移位为参考的Cairo分类[42,60]。除图6-13所示的细节外，一般而言，Miller I 类和Miller II 类变成了RT1，Miller III 类变成了RT2，Miller IV 类变成了RT3。

Miller分类

（a，b）Ⅰ类：牙龈退缩没有达到MGL。没有邻面骨附着和根间龈乳头丧失。完全覆盖牙根，预后良好。

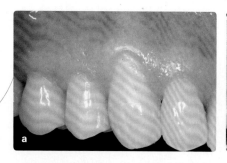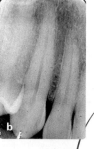

Cairo分类

（a~d）RT1：牙龈退缩而没有邻面附着丧失。牙齿近远中CEJ在临床上不可见。

（c，d）Ⅱ类：牙龈退缩达到或超过了MGL。没有邻面骨附着和根间龈乳头丧失。牙根完全覆盖，预后良好。

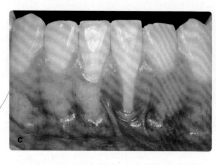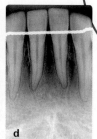

（e，f）Ⅲ类：牙龈退缩达到或尚未达到MGL。邻面骨附着或龈乳头顶点丧失，但位于退缩边缘基底部的冠方或伴有牙齿位置不佳（如牙齿拥挤）。常规预后；部分牙根覆盖可能。

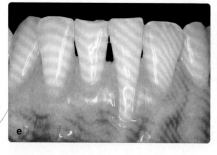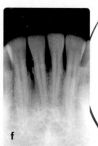

（e，f）RT2：牙龈退缩伴邻面附着丧失。邻面附着丧失量（测量从邻面CEJ到邻面龈沟/袋深度）小于或等于颊侧附着丧失量（测量从颊侧CEJ到颊侧龈沟/袋根方）。

（g，h）Ⅳ类：牙龈退缩达到或未达到MGL。邻面组织（骨和龈乳头）位于同一水平或退缩牙龈边缘根方的，不利预后。

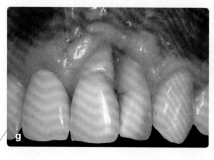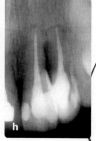

（g，h）RT3：牙龈退缩伴邻面附着丧失。邻面附着丧失的量（测量从邻面CEJ到邻面龈沟/袋深度）大于颊侧附着丧失的量（测量从颊侧CEJ到颊侧龈沟/袋根方）。

图6-13　Miller[41]和Cairo[42]牙龈退缩的分类。

显微外科技术

微创信封技术M1和M2

较浅牙龈退缩的根面覆盖手术似乎是最简单和最可预测的。但是，考虑到根面覆盖手术的主要适应证是美观和牙本质敏感区，只有完全覆盖这些缺陷并确保没有误差，手术才能成功。还应尽量减少手术中的组织创伤。

> 考虑到根面覆盖手术的主要适应证是美观和牙本质敏感区，只有完全覆盖这些缺陷并确保没有误差，手术才能成功。

适应证

- 存在剩余角化组织
- 浅（最多2mm）、窄或宽牙龈退缩
- Miller I 类（Cairo RT1）牙龈退缩
- NCCL不需要显著的根部修复
- 单个、单独或邻近的多个牙龈缺损

显微外科差异

- 精细、精确地去除牙龈上皮
- 在不损伤牙龈边缘的情况下进行刮治和根面平整
- 分离黏膜瓣，龈乳头下形成信封/隧道，组织厚度均匀
- 去除SCTG：厚度均匀（1mm），延伸与待覆盖牙根相对应，高度为（5±1）mm
- 通过粗略定位显微缝合和精准对位显微缝合精确地定位移植物，有助于受体部位形成薄和稳定的血凝块
- 供体部位连续显微缝合，有利于血凝块稳定，术后较舒适

M1：独立的缺损

微创信封技术M1针对位于单个牙根或多个非相邻牙根的牙龈缺损（图6-14）。这种手术技术的灵感来自Haetzke的经典程序[61]，目的是创建一个包膜来接受结缔组织移植，并提供双重营养来源。显微外科通过精确的手术步骤、最小的组织创伤、接近受限区域和快速愈合来提高技术（表6-2）。

逐步的实验室训练

就像本书中描述的其他显微外科手术过程一样，在实验室模型上进行训练是开发执行该技能所必需的关键步骤（图6-15）。图6-16在实验室模型上演示了操作步骤。

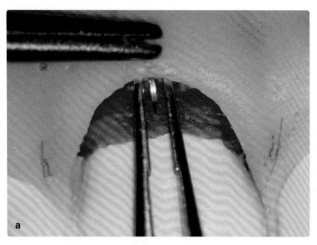
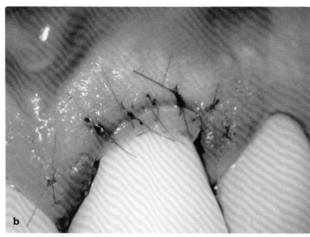

图6-14　M1技术在实验室模型（a）和临床患者（b）上的示例。

表6-2　微创信封技术的步骤和仪器

步骤	说明	仪器和方法
牙根预备	使用刮治器清洁牙根表面	PL或OM
改良龈沟显微切口	去除沟内上皮	Gracey刮治器 pH为1的柠檬酸和小毛刷
微创分离皮瓣	获得用于放置和给移植物提供营养的包膜	Castroviejo拆装器 碳钢刀片
结缔组织移植	单刃刀片技术或Harris双刃手术刀技术[61]	6961显微刀片 显微拉钩
定位显微缝合	在龈乳头下固定移植物	蚊式钳 Harris双刃手术刀（1mm）
对位显微缝合	用于正确放置移植物	15C刀片 橡皮障
供区显微缝合	连续缝合	Castroviejo持针器 组织镊
拆线	5～7天后	6-0缝线、7-0缝线或8-0缝线

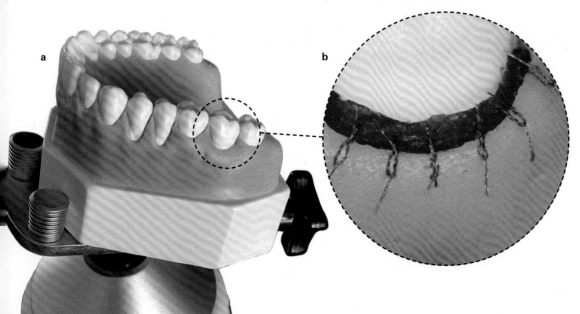

图6-15　显微外科训练模型使各种缺损类型的修复技术得以发展，并使显微手术中难以记录的细节可视化。（a）模型支架底座允许有一定倾斜度，允许进行逐步手术操作，从而再现手术中的困难。（b）已完成的训练细节。

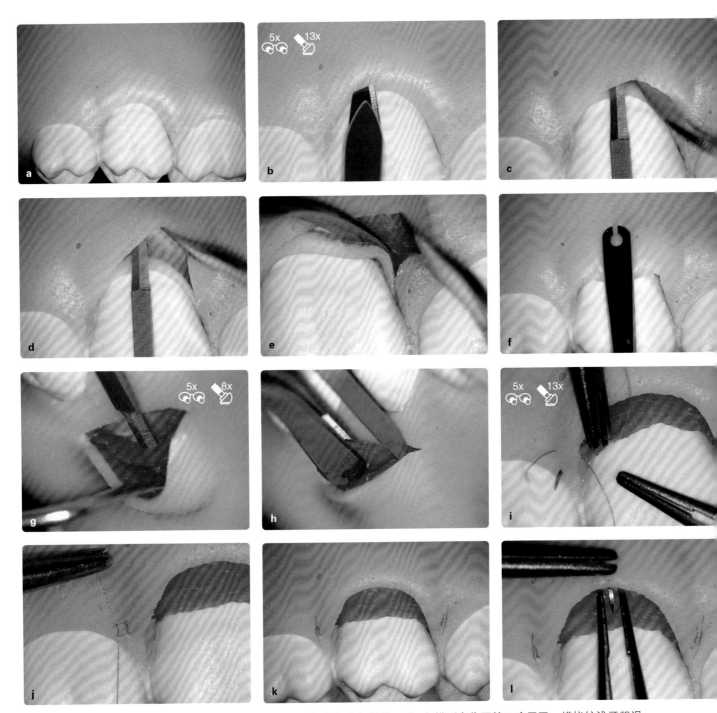

图6-16　微创信封技术用于牙龈达2mm的较浅退缩，并保留角化组织带。（a）模型定位于第二磨牙区，模拟较浅牙龈退缩。（b）用Castroviejo拆装器从MSM开始，去除龈沟上皮。刀片的进入位置应沿手柄的长轴（垂直位置）。（c）使用6961显微刀片（Surgistar），在非惯用手侧用显微拉钩的帮助下进行黏膜瓣分离。（d）加深分离黏膜瓣，形成一个内信封。（e）显微剥离子精确地去除上皮颈圈。（f）用蚊式钳进行黏膜瓣活动度测试，以确定黏膜瓣是否获得适合的松解。（g）遵循微创原则将结缔组织从上腭移除（细节见第5章）。用拉钩上提黏膜瓣，6961显微刀片决定移植物的厚度，接近1mm。（h）用非惯用手持蚊式钳固定移植物，惯用手持微创刀片将移植物的基部和侧面分离。（i）将移植物放于黏膜瓣下后，用缝合针和8-0缝线穿透远中龈乳头基底部，仅通过皮瓣。然后穿过移植物，缝合针应该从最冠方穿出龈乳头。值得注意的是，缝合针进入龈乳头的穿出位置决定了移植物的位置。这里使用多股线，但单股线也可以使用。第一个双结是为了确定移植物的位置。（j）打第二个单结。（k）近中龈乳头重复相同的显微缝合。这样，就完成了粗略定位缝合，也固定了移植物。精准对位显微缝合将黏膜瓣与移植物紧密连接。（l）小心借助非惯用手的组织钳将黏膜瓣抬高，以便于缝合针以90°角度进入。

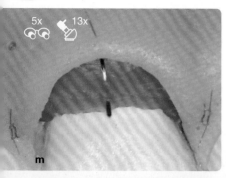

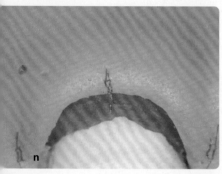

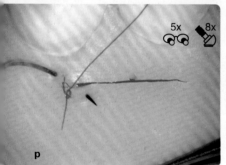

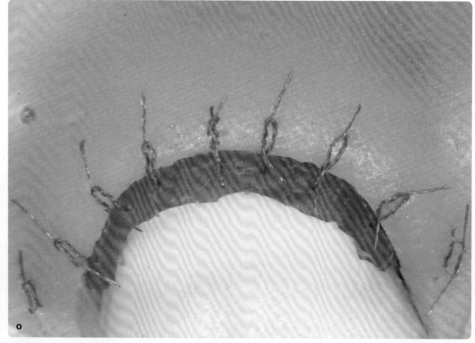

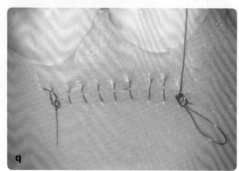

图6-16（续） （m）然后缝合针穿过移植物厚度的1/2。（n）第一次完成皮瓣/移植物对位显微缝合。（o）完成受区部位的显微缝合。（p）最后，对供区部位进行连续显微缝合。缝合针以对角线的位置穿过起始缝线的远端，位于第一针缝线的下方。（q）打完第一个双结后，打第二个和第三个单结。注意，目的是让外部缝线彼此平行，以消除组织张力，并适当闭合手术创口（见第3章和第5章）。

病例1

患者为46岁女性，采用烤瓷冠修复的上颌左侧中切牙存在1.5mm牙龈退缩（图6-17）。患者主诉对修复体满意，强调牙龈缺损。在临床检查中，发现牙龈类型为Miller I 类（Cairo RT1），牙周生物表型为厚龈型[62]，存在磨损样浅NCCL（深度<1mm），后牙出现牙龈炎。在基础牙周治疗和制作一个夜磨牙殆垫后，实施手术计划。

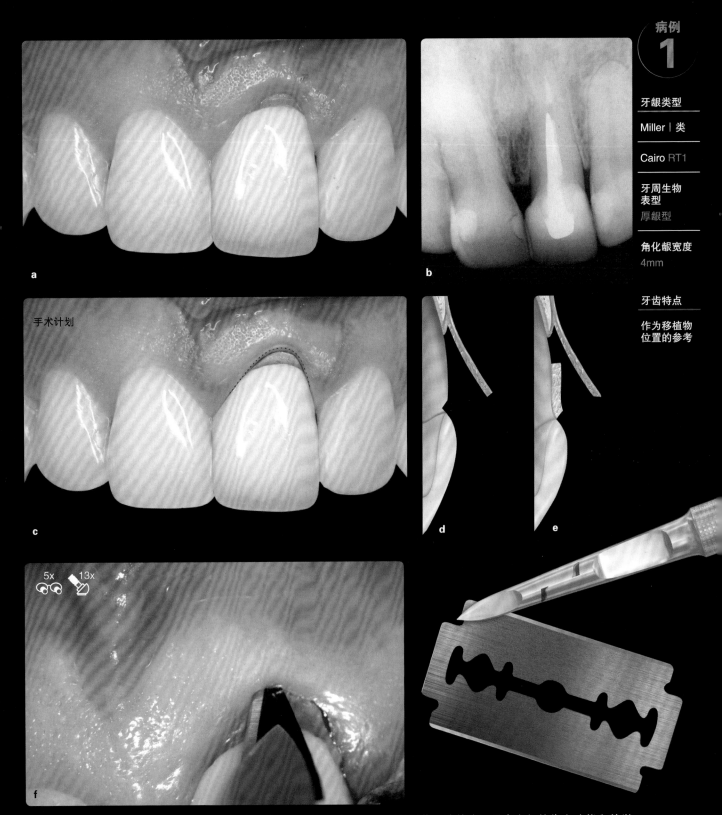

牙龈类型

Miller Ⅰ 类

Cairo RT1

牙周生物
表型
厚龈型

角化龈宽度
4mm

牙齿特点

作为移植物
位置的参考

图6-17 （a）上颌左侧中切牙根方牙龈缘至烤瓷冠边缘存在1.5mm牙龈退缩。该烤瓷冠具有良好的临床功能和美学。（b）根尖周X线片显示金属桩超过了根中1/3。牙髓治疗于10多年前，叩诊及根尖区触诊均无不适。（c）手术计划。MSM和SCTG的定位在预期的美学高度。（d）根部有磨损样NCCL。（e）使用Gracey刮治器进行跟面平整，创建一个合适的表面来接受移植物。（f）采用Castroviejo拆装器切MSM，目的是去除沟内上皮。 ⟶

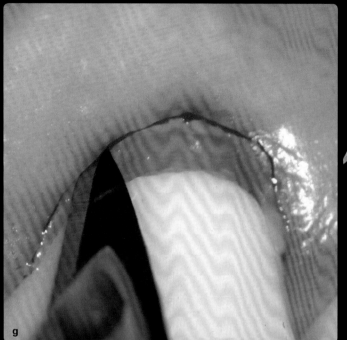

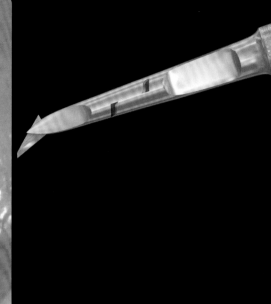

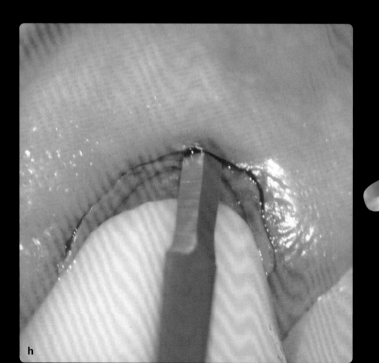

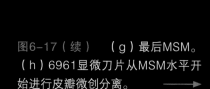

图6-17（续） （g）最后MSM。
（h）6961显微刀片从MSM水平开
始进行皮瓣微创分离。

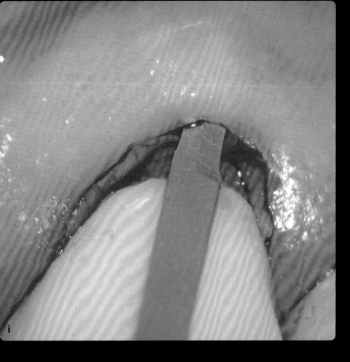

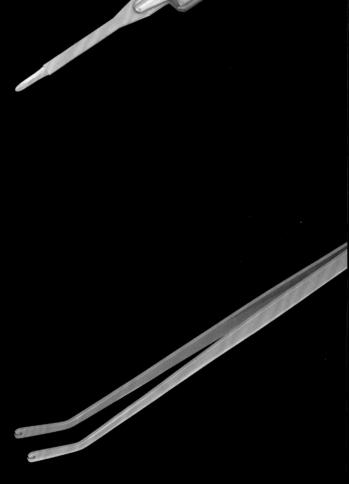

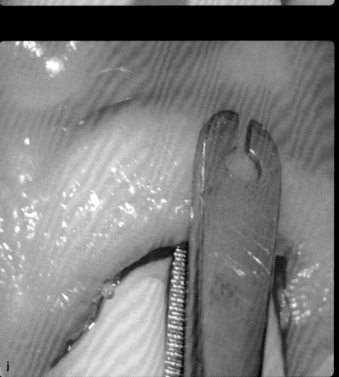

图6-17（续） （i）确定近中远端延伸区黏膜瓣厚度后，微创刀片向MGL方向加深。目的是为移植物创造足够的空间，打破组织的

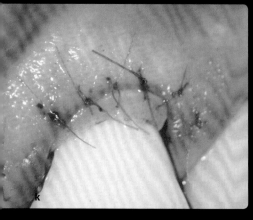

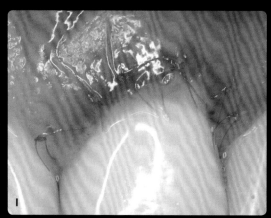

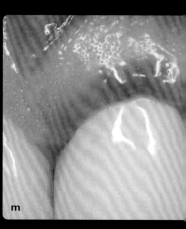

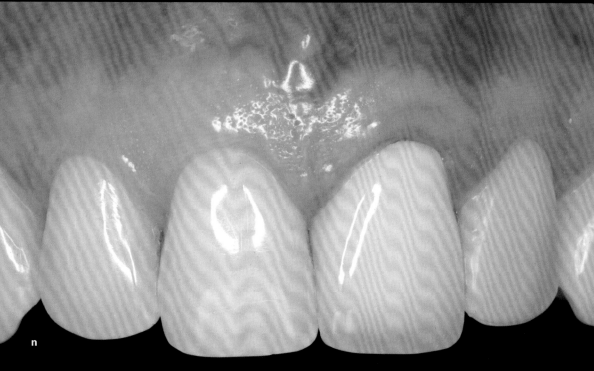

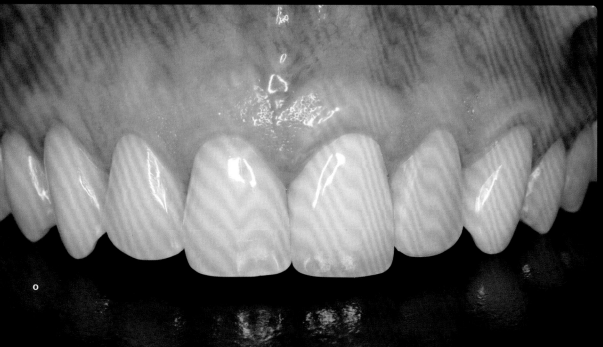

图6-17（续）（k）用8-0缝线和5mm缝合针将龈乳突显微缝合并完成黏膜瓣/移植物的侧方粗略定位显微缝合。目的是精确定位移植物在冠方的高度并在手术创口形成一个薄而稳定的血凝块。（l）术后5天拆缝线。注意愈合发生在缝合时相同的高度。（m）术后10天，愈合保持在术后即刻相同高度水平（见图6-17k）。（n）术后30天，完全的根面覆盖，恢复了牙龈美学。（o）术后1年，美学效果保持不变。

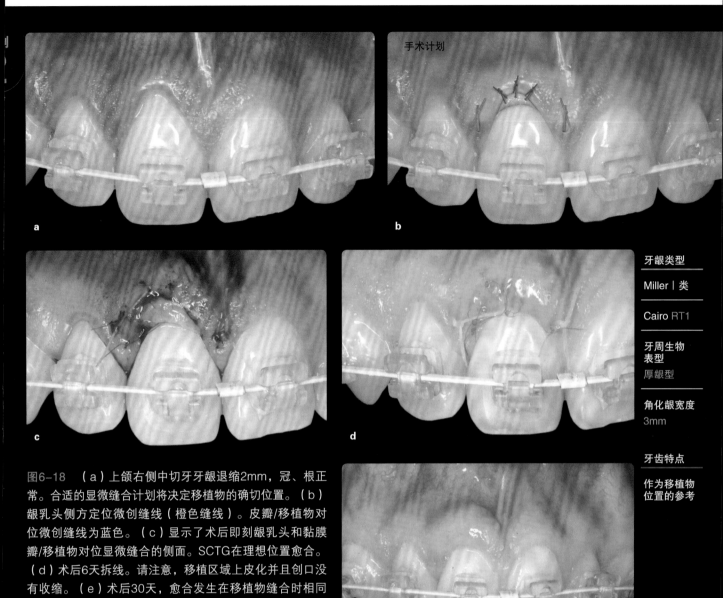

牙龈类型

Miller I 类

Cairo RT1

牙周生物表型
厚龈型

角化龈宽度
3mm

牙齿特点

作为移植物位置的参考

图6-18 （a）上颌右侧中切牙牙龈退缩2mm，冠、根正常。合适的显微缝合计划将决定移植物的确切位置。（b）龈乳头侧方定位微创缝线（橙色缝线）。皮瓣/移植物对位微创缝线为蓝色。（c）显示了术后即刻龈乳头和黏膜瓣/移植物对位显微缝合的侧面。SCTG在理想位置愈合。（d）术后6天拆线。请注意，移植区域上皮化并且创口没有收缩。（e）术后30天，愈合发生在移植物缝合时相同高度。

病例2

患者为33岁女性，上颌右侧中切牙牙龈退缩2mm，冠、根正常（图6-18）。患者主诉喝冷饮时CDH，上颌左侧、右侧中切牙的牙龈顶点高度不一致，导致微笑不协调。临床检查发现牙龈退缩为Miller I 类（Cairo RT1），有较厚的扇形牙周生物表型和早期牙龈炎（龈乳头肿胀）。患者正在接受正畸固定矫治，但其治疗被中断，直到牙周美学问题解决。基础牙周治疗后，制订手术计划。

病例
3

牙龈类型

Miller Ⅰ 类

Cairo RT1

牙周生物
表型
厚龈型

角化龈宽度
3 ~ 4mm

牙齿特点

作为移植物
位置的参考

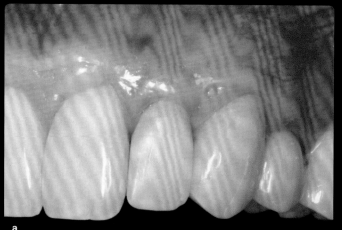

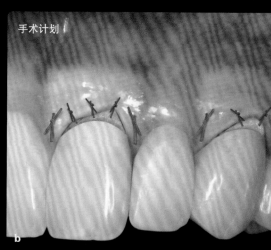

手术计划

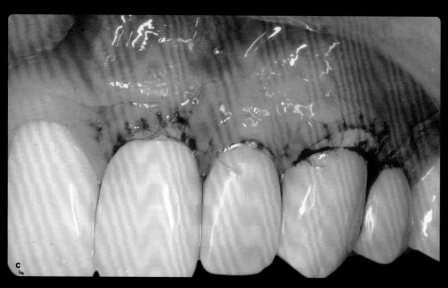

图6-19 （a）上颌左侧中切牙和尖牙牙龈轻度退缩（1mm）。（b）手术计划包括龈乳头的侧方定位缝合、黏膜瓣/移植物精准对位缝合以及理想移植物高度的确定。美学参考是右侧中切牙和侧切牙的牙龈顶点。上颌左侧中切牙移植物应位于上颌右侧中切牙的牙龈顶点，而尖牙移植物应位于相对应右侧切牙。（c）同时进行手术两个部位的术后即刻。SCTG从左侧上腭取下，分为两部分，分别对应中切牙和尖牙。———→

病例3

　　患者为30岁女性，上颌左侧中切牙和尖牙牙龈轻度退缩1mm（图6-19）。患者主诉在喝冷饮和吃酸性水果时出现CDH。临床检查发现牙龈退缩为Miller Ⅰ类（Cairo RT1），牙周生物表型为厚龈型，无牙龈炎征象。上颌左侧尖牙颈部用树脂改良玻璃离子修复（Ⅴ类）。既往有口腔不良习惯和创伤性窝洞病史。在术前进行口腔预防、口腔卫生指导、制作夜磨牙殆垫后实施手术计划。

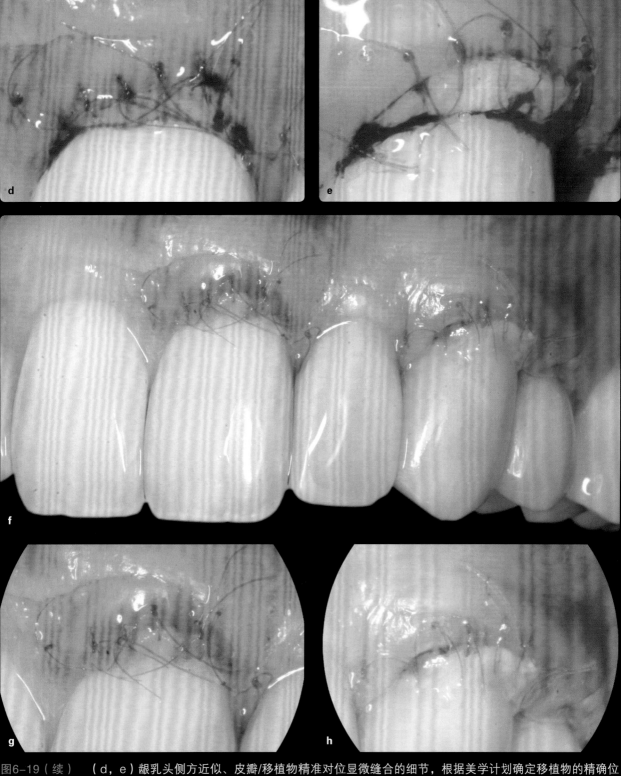

图6-19（续） （d，e）龈乳头侧方近似、皮瓣/移植物精准对位显微缝合的细节，根据美学计划确定移植物的精确位置。（f~h）术后3天。

观看视频

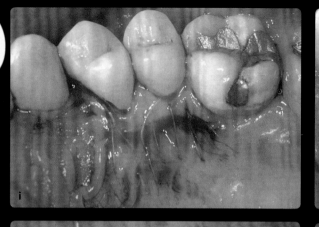

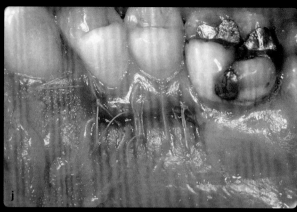

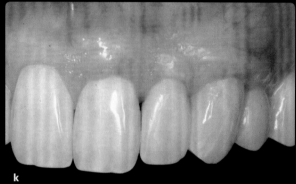

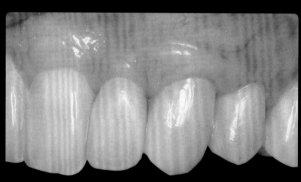

图6-19（续）　（i）供区连续缝合后即刻。（j）术后5天，拆线前供区部位。要注意愈合速度和对相邻组织的最小损伤。（k）术后30天，龈缘愈合高度与显微缝合时所建立的高度相同。（l）术后2个月，移植部位无瘢痕，着色自然，确保牙周软组织美观。

M2：相邻组织退缩

M2技术是基于Allen[63]描述的原理，并根据微创理论和显微外科技术进行改进。通过对技术步骤的改进，借助手术显微镜（PL或OM）和显微器械，可以优化手术效果（图6-20）。

逐步的实验室训练

图6-21和图6-22在实验室模型上演示了操作步骤。

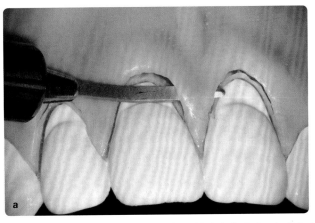
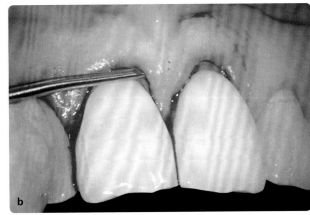

图6-20　在实验室模型（a）上的M2技术和临床（b）中患者的实例。

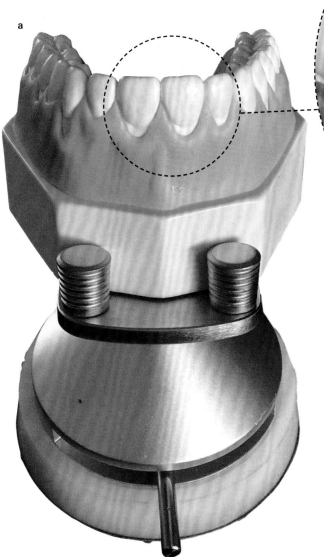
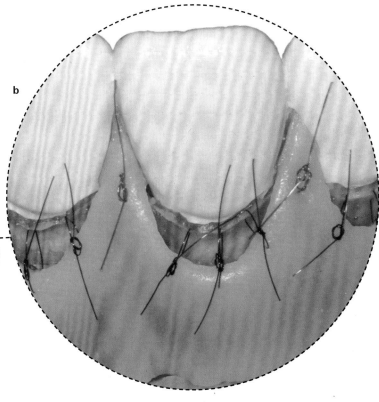

图6-21　在M2技术中，可以模拟12位点的工作位置进入上颌中切牙和左侧侧切牙。（a）模型支架底座保证显微手术的每个阶段在直视下操作时可以进行必要的调整。（b）已完成的工作详情。

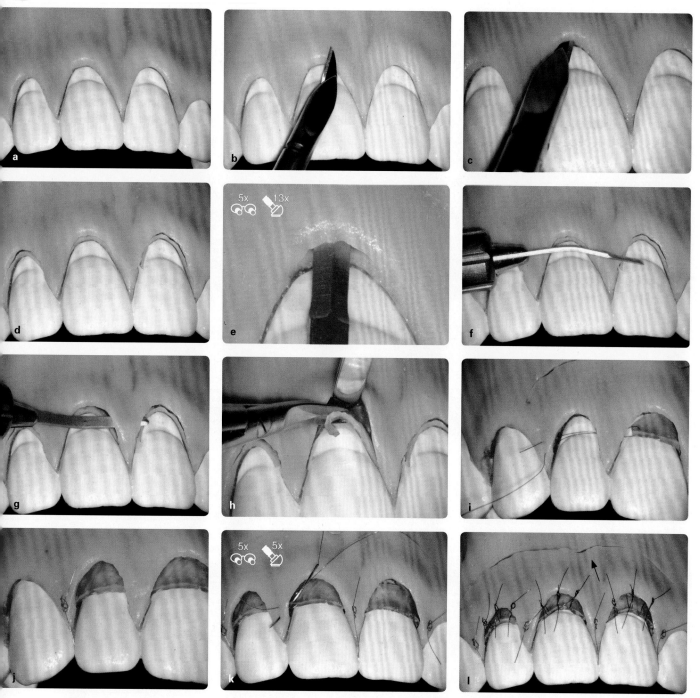

图6-22 （a）M2可用于相邻牙龈退缩位点。（b）使用Castroviejo拆装器进行最初的显微切口。（c）从MSM开始，去除整个沟内上皮。（d）Castroviejo拆装器可精确且适度地进入待切除的组织内。（e）使用6961显微刀片，从MSM开始分离黏膜瓣。（f）弯曲微创刀片使其更容易到达最具挑战性的区域，并获得厚度均匀的黏膜瓣。（g）6961显微刀片有助于龈乳头下黏膜瓣分离。（h）黏膜瓣分离后，用剪刀从龈沟中取出上皮组织。（i）用6-0缝线和15mm缝合针进行龈乳头侧方的粗略定位显微缝合。缝合针穿过右侧切牙远中龈乳头基底部，从近中龈乳头下穿过，穿过移植物边缘，在龈乳头下返回，再穿过侧切牙的远中龈乳头最顶端。（j）打第一个双结后，第二个结和第三个结必须是单结。（k）在中切牙远中龈乳头和近中龈乳头重复定位显微缝合。（l）定位显微缝合后，用7-0缝线加7mm针（或8-0缝线加5mm针）精准对位显微缝合黏膜瓣/移植物。对位微缝线将移植物置于所需的根面覆盖高度。前庭底部的水平切口仅在训练模型（技术模型）上进行，其目的是重建黏膜瓣的可移动性（箭头）。

图6-23 （a）相邻牙龈（上颌右侧切牙至左侧中切牙）轻度退缩。（b）手术计划。MSM可以精确地去除沟内上皮，有利于移植物的快速适合。修复中切牙和左侧切牙，以达到牙龈美学协调。（c）用Castroviejo拆装器进行初始MSM，去除沟内上皮。（d）使用6961显微刀片开始分离黏膜瓣。

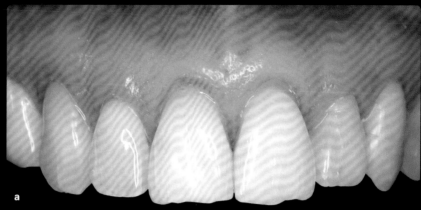

病例 **4**

牙龈类型

Miller Ⅰ类

Cairo RT1

牙周生物表型

厚龈型

角化龈宽度

6mm

牙齿特点

作为移植物位置的参考

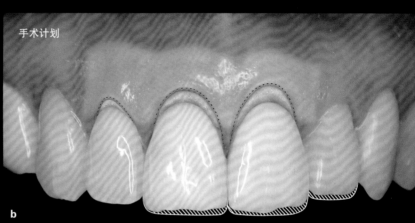

手术计划

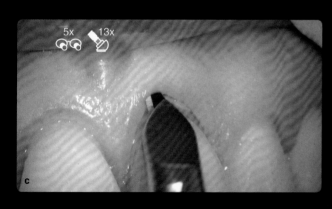

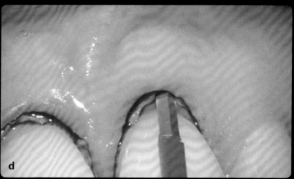

病例4

　　患者为58岁女性，上颌右侧切牙牙龈退缩1mm，左侧中切牙牙龈退缩1.5mm（图6-23）。患者的主诉是牙龈顶点不对称，造成美观上的不和谐。在临床检查中，观察到牙龈类型为Miller Ⅰ类（Cairo RT1），牙周生物表型为厚龈型，较浅的磨损样NCCL（深度<1mm），切牙有口腔不良习惯。还有轻度牙龈炎的症状。在牙周基础治疗和制作夜磨牙𬌗垫后，实施手术计划。

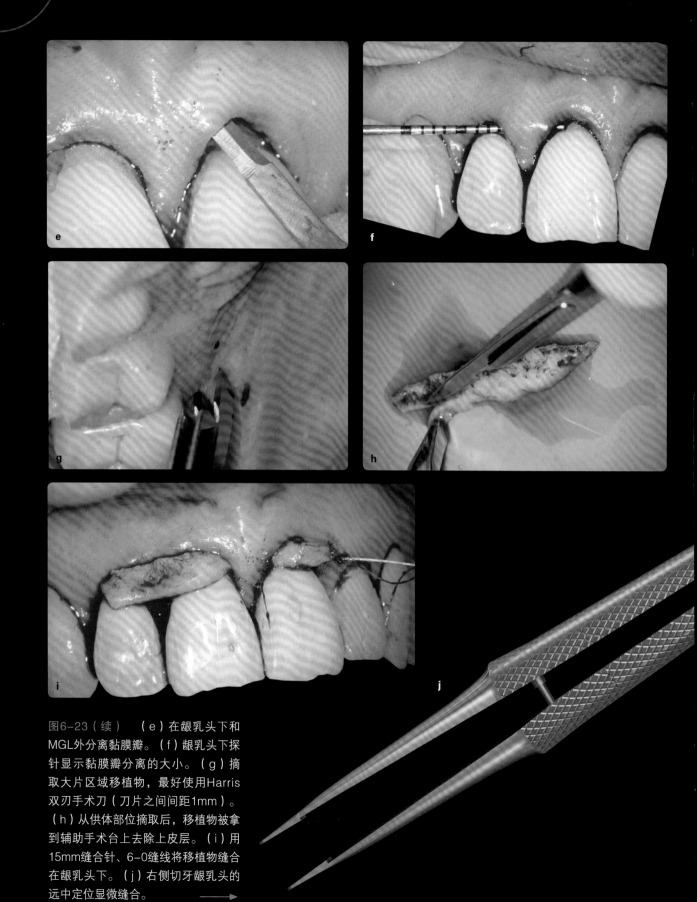

图6-23（续）　（e）在龈乳头下和MGL外分离黏膜瓣。（f）龈乳头下探针显示黏膜瓣分离的大小。（g）摘取大片区域移植物，最好使用Harris双刃手术刀（刀片之间间距1mm）。（h）从供体部位摘取后，移植物被拿到辅助手术台上去除上皮层。（i）用15mm缝合针、6-0缝线将移植物缝合在龈乳头下。（j）右侧切牙龈乳头的远中定位显微缝合。

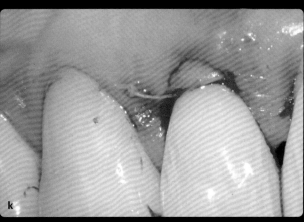

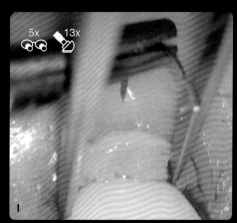

图6-23（续） （k）龈乳头近中显微缝合后，用8-0缝线和5mm缝合针开始黏膜瓣/移植物对位显微缝合。组织钳使针的进出角度为90°。（l）定位显微缝合后。（m）术后30天，注意牙龈边缘的愈合已经稳定。（n）术后4个月，中切牙和左侧切牙直接修复后。（o）最终修复效果（修复手术由Fátima Tonello Vaz de Campos医生完成）。

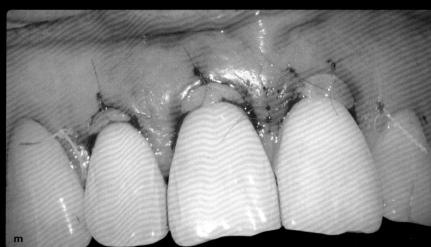

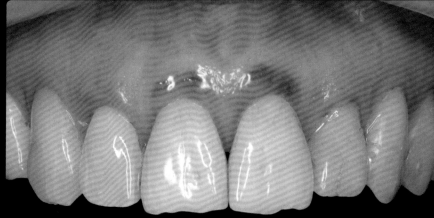

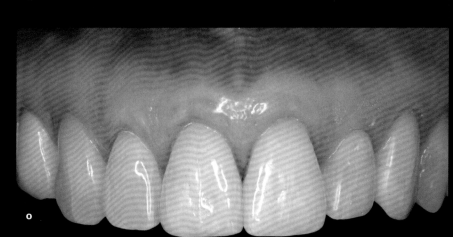

牙龈类型

Miller I 类

Cairo RT1

**牙周生物
表型**
厚龈型

角化龈宽度
2 ~ 3.3mm

牙齿特点

作为移植物
位置的参考

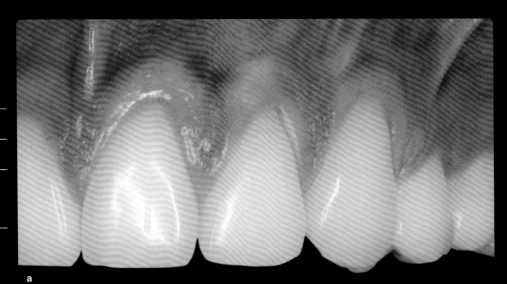

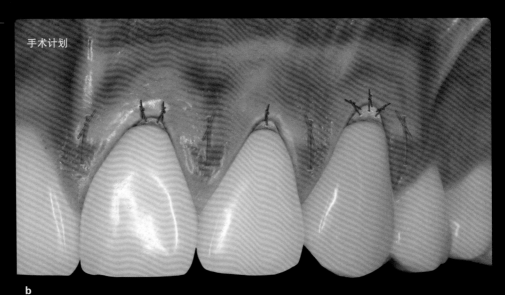

手术计划

图6-24 （a）上颌左侧尖牙、侧切牙、中切牙牙龈轻度退缩。（b）根据期望的未来的牙龈
顶端高度，手术计划通过粗略定位（乳头外侧）和精准对位（皮瓣/移植物）显微缝合精确固
定移植物。 ⟶

病例5

　　患者为26岁男性，上颌左侧尖牙和中切牙牙龈退缩2mm，左侧侧切
牙牙龈退缩1mm（图6-24）。患者主诉正畸治疗后牙龈退缩及牙本质
过敏。临床检查显示牙龈退缩为Miller I 类（Cairo RT1），牙周生物表
型为厚龈型，并且有早期牙龈炎。牙周基础治疗后，实施手术计划。

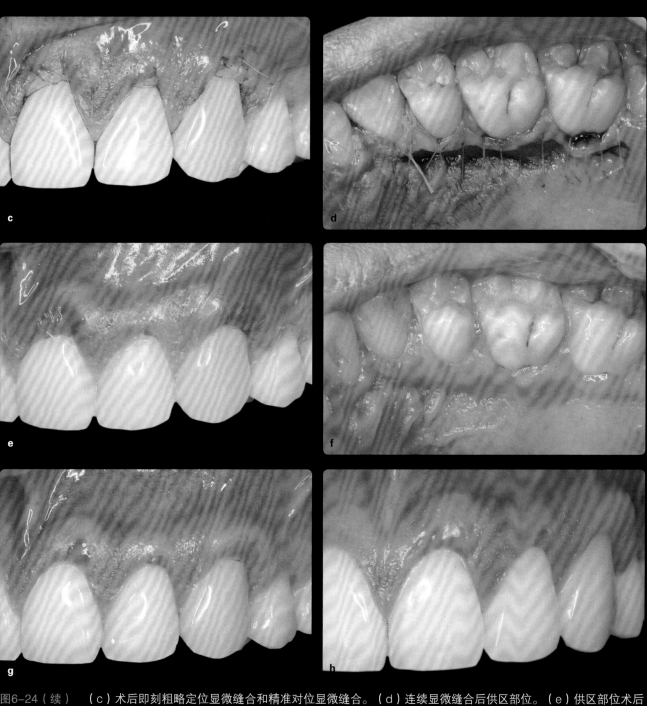

图6-24（续）　（c）术后即刻粗略定位显微缝合和精准对位显微缝合。（d）连续显微缝合后供区部位。（e）供区部位术后5天，注意手术创口没有收缩。（f）供区部位术后14天。（g）受区部位术后14天。（h）术后30天，注意术后5天牙龈高度的维持。

半月形技术S1、S2、S3、S4和S5

半月形显微切口的目的是有利于手术入路并且促进黏膜瓣的对接接合。受到医学中微创和一期愈合的技术原则的启发，龈乳头基底部的显微切口与组织表面成90°角。随着这一牙周外科理念的确认，有可能引起技术上的变革，旨在解决牙周及种植体周软组织缺损。因此，在龈乳头基底部切半月形显微切口，以实现黏膜瓣穿入至龈下根方和冠向复位，为移植物提供营养。半月形切口设计的目的是利于黏膜瓣的对接接合，而不使组织过多或缺乏，因而促进创口的初期闭合（表6-3）。

适应证

- 牙龈退缩 > 2mm
- 有或没有剩余角化组织的软组织缺损
- Miller I 类、Ⅱ类或Ⅲ类（CAIRO RT1和RT2）牙龈退缩
- 浅、深、窄、宽、单个或多个缺损
- 与牙龈退缩相邻的牙齿的牙龈厚度增加
- 需要更多的手术通路到达根面/种植体表面

表6-3 半月形技术的步骤和仪器

步骤	说明	仪器与方法
牙根预备	刮治器、毛刷和表面清洁刷	PL或OM Gracey刮治器
初始显微切口	在龈乳头成半月形并在龈沟调整（MSM）	高速钨钢车针 pH为1的柠檬酸和小毛刷
微创分离皮瓣	部分并且厚度均匀，给移植物提供适当的营养	Castroviejo拆装器 碳钢刀片
从上腭取结缔组织移植	根据手术计划确定的延伸长度	微创刀柄 6961显微刀片
定位显微缝合	龈乳头近远中接近缝合黏膜瓣边缘，以稳定移植物	显微拉钩 蚊式钳
对位显微缝合	初期闭合创口	Harris双刃手术刀（1mm） 15C刀片
供区显微缝合	连续缝合	橡皮障 Castroviejo持针器
拆线	术后5~7天	组织镊 6-0缝线、7-0缝线或8-0缝线

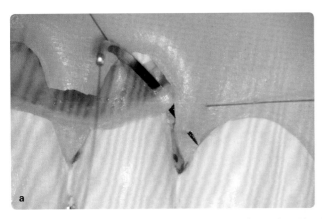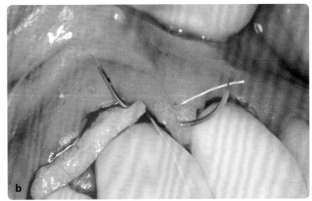

图6-25　S1技术在实验室模型（a）和临床患者（b）上的示例。

显微外科差异

- 在龈乳头基底部与组织表面成90°做初始显微切口
- 精准去除沟内上皮
- 良好的龈下牙根通路
- 切取结缔组织移植物，厚度均匀，超过1mm
- 定位和对位显微缝合可以精确地固定黏膜瓣/移植物，有助于在受区形成良好而稳定的血凝块
- 供区连续显微缝合，有利于血凝块稳定，接近创口边缘，术后舒适

S1：单个龈乳头

　　半月形技术S1由单个龈乳头基底部的2个半月形显微切口组成，适用于仅通过一个龈乳头即可进行根准备和移植（图6-25）。冠方显微切口（CSM）确定移植物的位置，根方显微切口（ASM）确定冠状皮瓣的移位。2个半月形显微切口之间的距离越大，皮瓣的冠方移位越大。

2个半月形显微切口之间的距离越大，皮瓣的冠方移位越大。

逐步的实验室训练

　　图6-26和图6-27在实验室模型上演示了操作步骤。

图6-26 （a）前磨牙模型S1技术的分步操作。（b）完成的细节图。

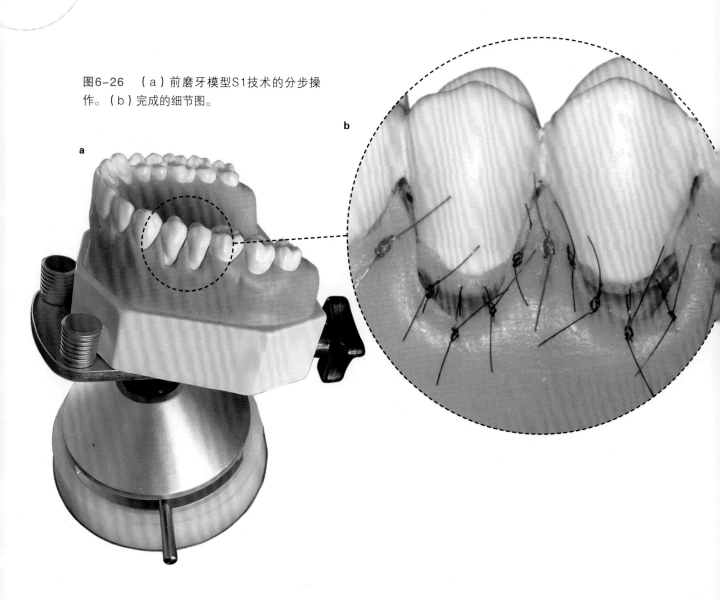

图6-27 （a）模拟相邻牙龈退缩的实验练习模型，其中需要良好的牙根通路。（b）以Castroviejo拆装器开始CSM切口与组织表面成90°角。（c）第一个显微切口决定了移植物的理想位置。（d）第二个ASM切口确定皮瓣向冠方移动的幅度。（e）使用同一刀片，进行MSM以切除沟内上皮。（f）邻牙行MSM切口。（g）使用6961显微刀片，从ASM开始分离黏膜瓣。（h）在显微拉钩的帮助下，将组织移除。黏膜瓣的厚度要均匀，这一点很重要。（i）黏膜瓣的分离范围应超越模型最根方的MGL。（j）还应向近中和远中龈乳头下方延伸。（k）用蚊式钳进行黏膜瓣活动度试验。只在训练模型（技术模型）中行龈沟底部水平切口，目的是重建黏膜瓣的活动度（箭头）。（l）显微手术剪去除两个半月形显微切口（CSM和ASM）之间的上皮组织。（m，n）分别用显微手术剪去除第二前磨牙和第一前磨牙沟内上皮。（o）用蚊式钳将移植物置于黏膜瓣下。

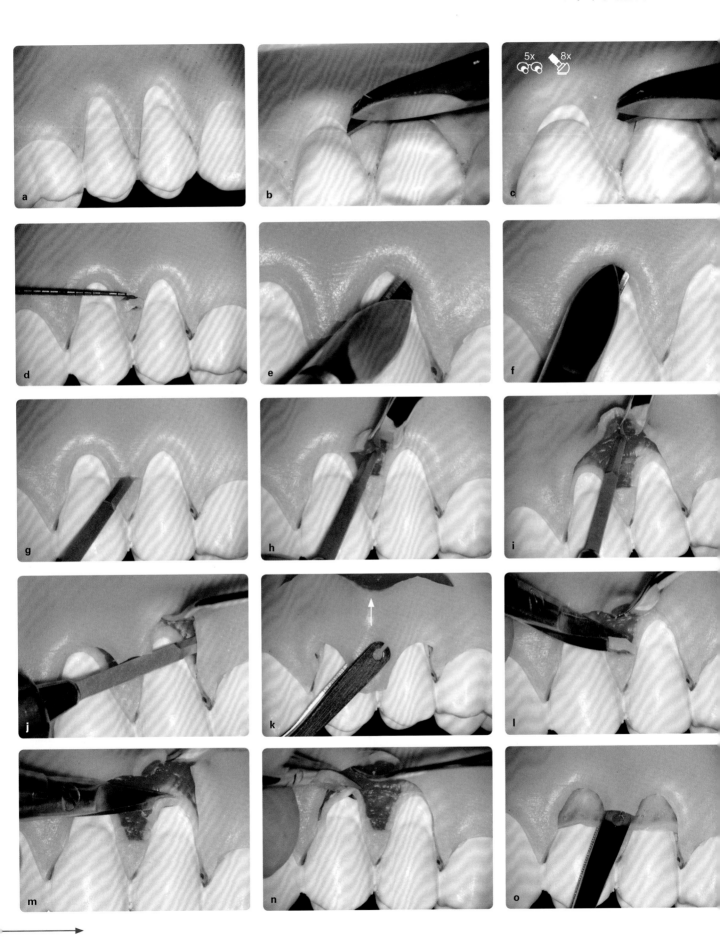

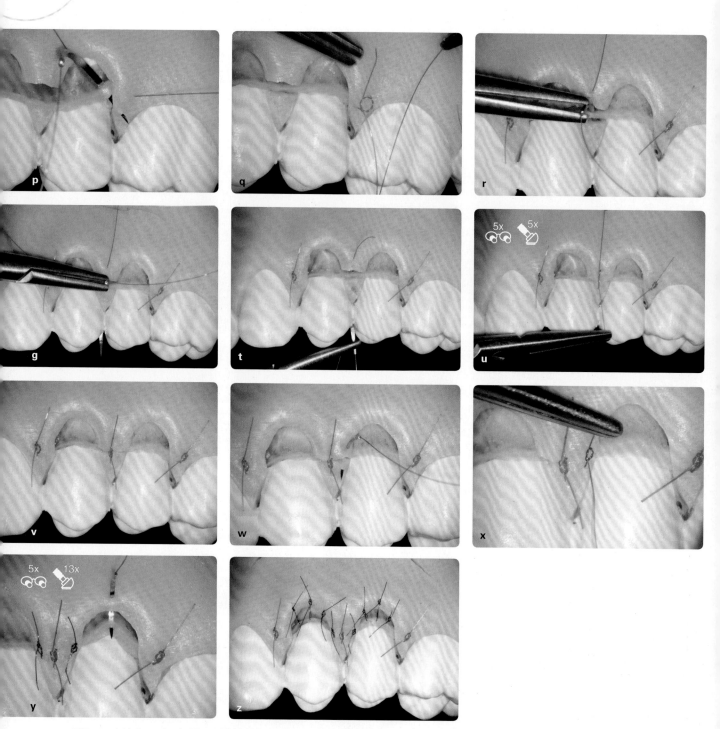

图6-27（续）　（p）用6-0缝线从龈乳头侧面定位显微缝合开始。它穿透龈乳头基底部，穿过移植物，并在龈乳头的顶端附近穿出。（q）第一个结打双结，第二个结和第三个结打单结。（r，s）龈乳头的侧面定位缝合完成后，开始在前磨牙间进行单个龈乳头连续定位显微缝合。针穿过黏膜瓣、移植物边缘，从龈乳头腭侧穿出。（t）然后缝合针进入腭侧龈乳头并从龈乳头颊侧穿出。值得注意的是，对于半月形显微切口，入针距离与出针距离要相同。（u）第一个结打双结。（v）定位显微缝合后。（w）显微缝合从龈乳头基底部开始，不经过移植物，缝合针（5mm）和7-0缝线从黏膜瓣穿入龈乳头。（x）第一个结打双结，第二个结和第三个结打单结。（y）龈乳头显微缝合后，用同样的7-0缝线开始皮瓣/移植物显微缝合。由于要保证组织的精确对位，建议第一个结和第二个结打单结。在这种情况下，第二个结用来实现组织接合将其收紧。（z）完成定位（蓝色）和对位（黑色）显微缝合。

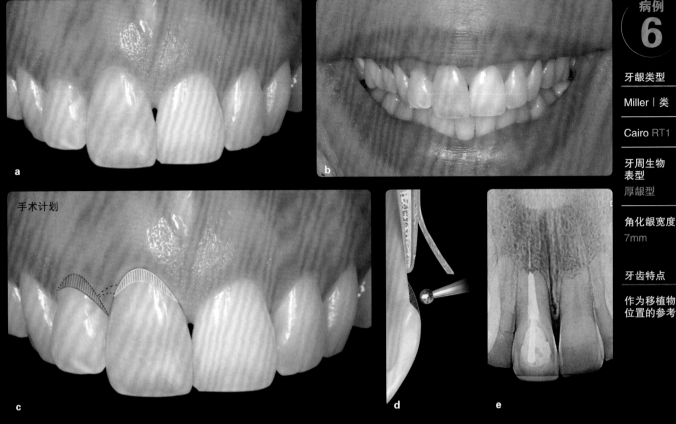

病例

6

牙龈类型

Miller I 类

Cairo RT1

牙周生物
表型
厚龈型

角化龈宽度
7mm

牙齿特点

作为移植物
位置的参考

图6-28 （a）从尖牙到尖牙观察。右侧侧切牙长度比左侧侧切牙短，右侧中切牙长度比左侧中切牙长。此外，牙龈顶点不对称并且位置不佳。（b）最初的微笑显示双侧中切牙在长度、颜色、轮廓和牙龈顶点的形状上有很大的差异。（c）牙周和修复美学规划。在右侧中切牙之间的龈乳头处做半月形显微切口（CSM和ASM），其中CSM决定了移植物和黏膜瓣的位置，ASM决定了黏膜瓣的冠状移位。黏膜瓣分离后，应去除右侧中切牙的颈部牙釉质，并检查右侧侧切牙的骨水平是否可以截骨。右侧侧切牙和中切牙应在最终愈合后修复。（d）说明需要去除部分牙釉质为移植物留有足够的空间。（e）中切牙根尖周X线片。注意左侧中切牙的牙根有吸收以及右侧中切牙的根管治疗与根尖剩余根管充填材料。

病例6

　　患者为30岁女性，上颌左侧、右侧中切牙牙龈龈缘顶点不对称（图6-28）。患者主诉微笑时影响美学。临床检查显示，牙周生物表型为厚龈型，右侧中切牙无牙龈退缩，尽管牙龈顶点存在差异，但牙龈高度与牙釉质水平一致。检查还发现右侧中切牙临床牙冠变色（以前的根管治疗后并发症）和右侧中切牙缩短并且形状改变。术前进行口腔预防后，实施手术和修复计划。

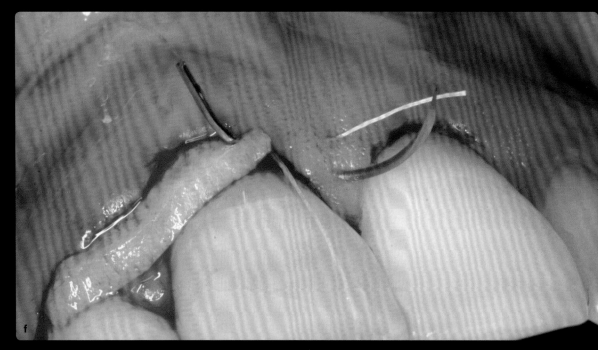

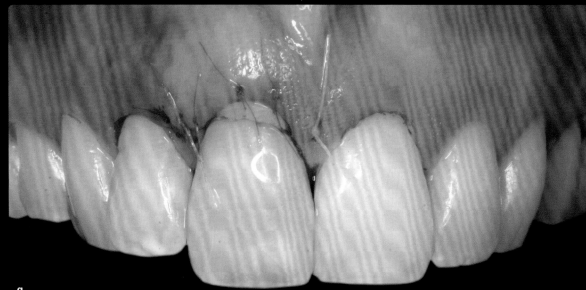

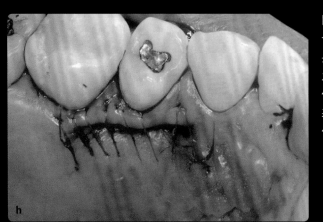

图6-28（续） （f）近中龈乳头定位显微缝合，缝合针穿过龈乳头基底部，穿过移植物边缘，在龈乳头尖端附近穿出。（g）对龈乳头侧面定位显微缝合之后（右侧中切牙近中龈乳头），对龈乳头连续定位显微缝合（右侧中切牙远中龈乳头），对龈乳头基底部进行黏膜瓣/移植物精准对位显微缝合。（h）供区6-0缝线连续显微缝合。

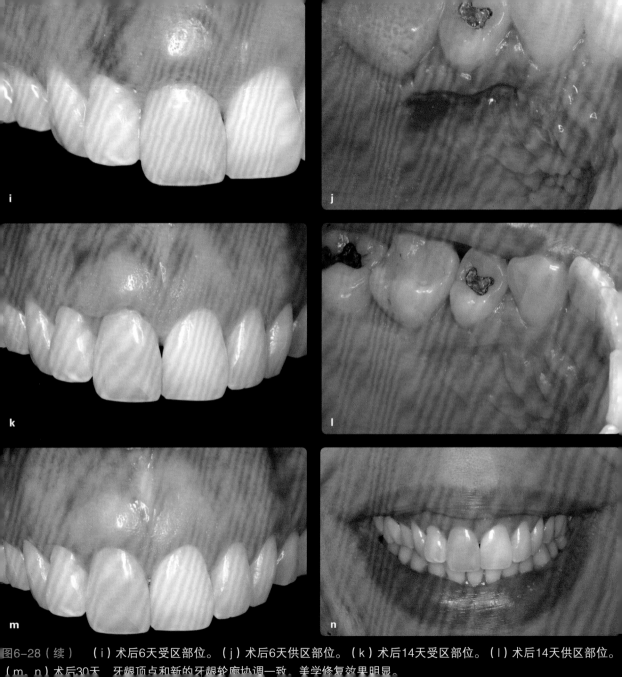

图6-28（续）　（i）术后6天受区部位。（j）术后6天供区部位。（k）术后14天受区部位。（l）术后14天供区部位。（m、n）术后30天，牙龈顶点和新的牙龈轮廓协调一致，美学修复效果明显。

病例

7

牙龈类型

Miller Ⅱ 类

Cairo RT1

**牙周生物
表型**
薄龈型

角化龈宽度
0mm

牙齿特点

作为移植物
位置的参考

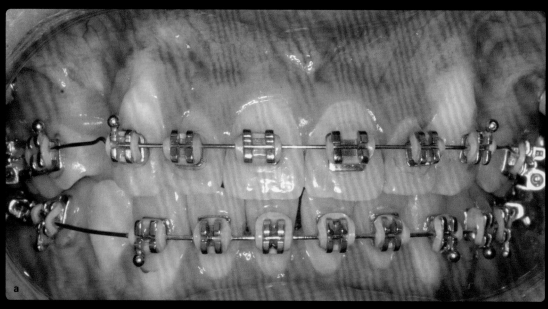

图6-29　（a）初始正面观。正畸治疗中断，直到创伤后拔除第一前磨牙造成的牙龈退缩得以解决。

病例7

　　患者为21岁女性，上颌右侧尖牙牙龈退缩5mm，上颌左侧尖牙牙龈退缩4mm（图6-29）。因外伤后拔牙，上颌第一前磨牙缺失。患者主诉因喝冷饮引起严重的CDH，有口腔卫生护理经验。在临床检查中，我们注意到牙龈退缩是Miller Ⅱ类（Cairo RT1），牙周生物表型为薄龈型，在缺牙区颊侧有凹陷缺损。先前上颌第一前磨牙因外伤性拔除与松弛的垂直切口导致了尖牙牙龈退缩和第一前磨牙处颊侧骨板丢失。矫正治疗中断，直到尖牙的牙根完全愈合。口腔预防后，实施手术计划。

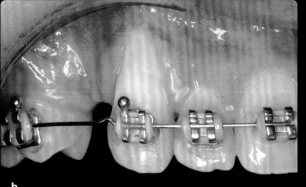

b

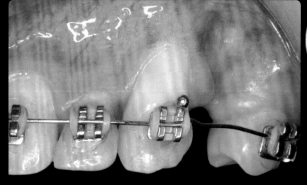

c

观看视频

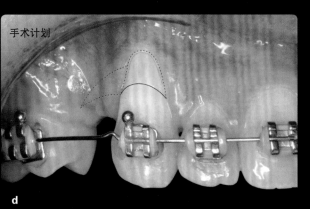

手术计划

d

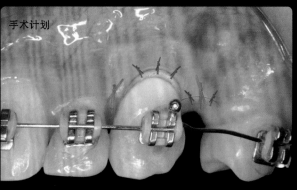

手术计划

e

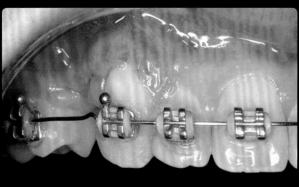

f

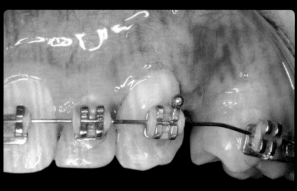

g

图6-29（续） （b）右侧尖牙牙龈退缩5mm，缺失第一前磨牙，缺牙区牙龈厚度缺损。（c）左侧尖牙牙龈退缩4mm，第一前磨牙缺失，缺牙区牙龈厚度降低。（d）在手术计划中，CSM将决定移植物的位置，ASM将决定组织营养所需的皮瓣移位。解剖条件（薄龈型和萎缩牙龈基底部角化组织的缺失）使皮瓣移动幅度更大，MSM将精确地去除沟内上皮。（e）显微缝合将决定移植物的确切位置。在龈乳头近中、龈乳头侧面显微缝合；在龈乳头远中，连续定位缝合单个龈乳头（橙色缝线）并且龈乳头的基底部（蓝色缝线）和皮瓣/移植物对位缝合。移植物计划覆盖左侧尖牙根部，并增加第一前磨牙缺牙区牙龈厚度。（f）术后7天拆除微创缝线。（g）术后14天，注意MGL的位置。（h）术后30天，进行口腔预防治疗前，注意牙

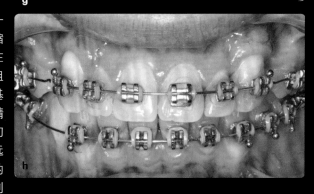

h

病例
8

牙龈类型

Miller I 类和 II 类

Cairo RT1

牙周生物
表型
薄龈型

角化龈宽度
0 ~ 1mm

牙齿特点

作为移植物
位置的参考

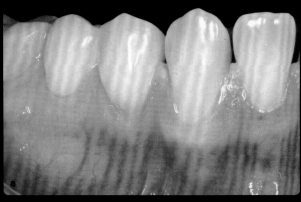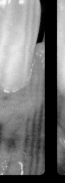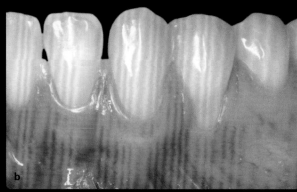

手术计划　　　　　　　　　　　　　　　手术计划

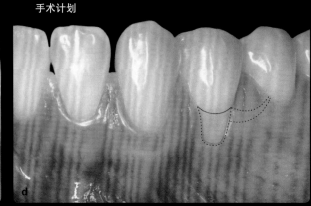

图6-30 （a）下颌右侧第一前磨牙术前视图，牙龈退缩2mm，浅NCCL。（b）下颌左侧第一前磨牙术前视图，牙龈退缩4mm，浅NCCL。虽然每颗牙齿的治疗计划是分开的，但整个过程是相同的。（c）下颌右侧第一前磨牙治疗计划。使用CSM、ASM和MSM，将获得最佳的牙根面通道用于充填NCCL，并将使皮瓣冠状移位以获得移植物营养。（d）下颌左侧第一前磨牙治疗计划。显微切口后，将进行龈乳头横向和连续定位显微缝合，然后进行皮瓣/移植物对位显微缝合。

病例8

　　患者为33岁女性，下颌左侧第一前磨牙牙龈退缩4mm，右侧第一前磨牙牙龈退缩2mm（图6-30）。患者主诉为喝冷饮时伴有CDH，并且期望能长期地维持牙龈健康。左侧第一前磨牙的临床检查显示无角化组织和健康的龈乳头，表现为Miller II类（Cairo RT1）牙龈退缩和浅NCCL。右侧第一前磨牙牙龈退缩，有1mm的角化组织和健康的龈乳头，这是Miller I类（Cairo RT1）牙龈退缩和浅NCCL的特征。进行口腔预防并做夜磨牙𬌗垫后，实施手术计划。

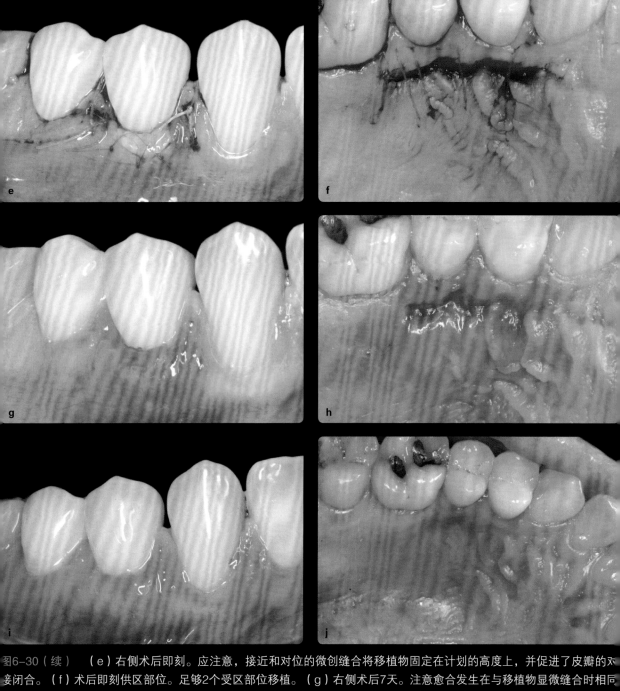

图6-30（续） （e）右侧术后即刻。应注意，接近和对位的微创缝合将移植物固定在计划的高度上，并促进了皮瓣的对妥闭合。（f）术后即刻供区部位。足够2个受区部位移植。（g）右侧术后7天。注意愈合发生在与移植物显微缝合时相同的高度。（h）供体部位术后7天。快速愈合和减少组织创伤确保了手术的质量。（i）右侧术后14天，手术区域上皮化后新龈缘的稳定性和MGI的位置。（j）供体部位术后14天，略有移植物被切除的迹象。

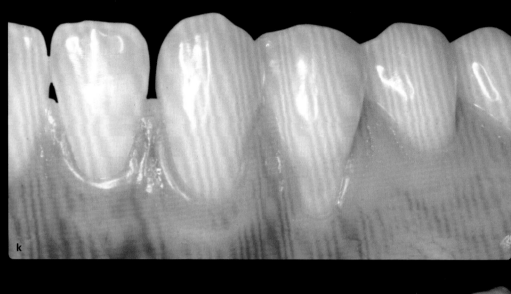

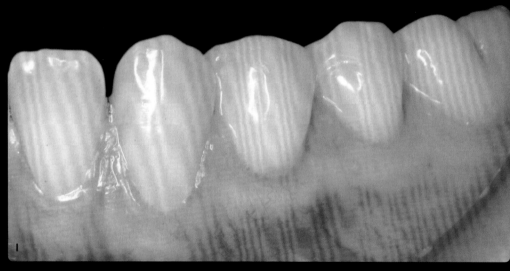

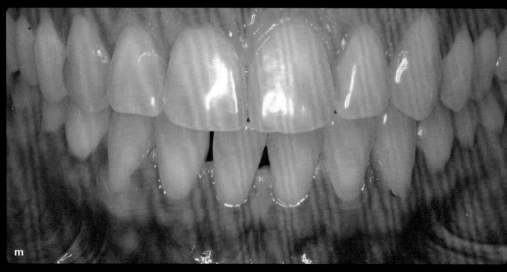

图6-30（续）　（k）下颌左侧第一前磨牙初始视图。（l）术后30天。注意完整的根覆盖和新的角化组织带的形成。（m）术后2个月牙弓。

S2：两个龈乳头

　　S2技术指的是需要广泛覆盖的牙根/种植体表面（图6-31），如NCCL或暴露的修复体（见S5技术）。更重要的是，考虑到每个病例的解剖特征，随着每个龈乳头的2个半月形显微切口之间的距离增加，皮瓣的冠状移位更为显著。在近、远中龈乳头的半月形显微切口对邻近组织造成的损伤最小。

> 在近、远中龈乳头的半月形显微切口对邻近组织造成的损伤最小。

逐步的实验室训练

　　图6-32和图6-33在实验室模型上演示了操作步骤。

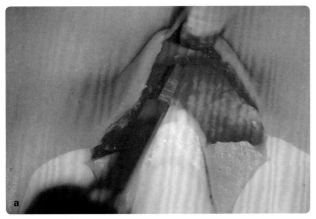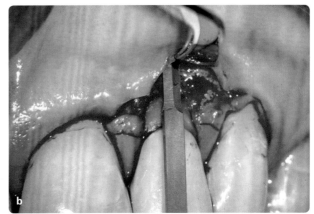

图6-31　S2技术在实验室模型（a）和临床患者（b）上的示例。

图6-32　（a）选择的训练区域（S2技术）是上颌第二前磨牙。（b）完成的工作详情。仅在训练模型（技术模型）上进行前庭沟底部的水平切面，目的是重建皮瓣的活动度（箭头）。

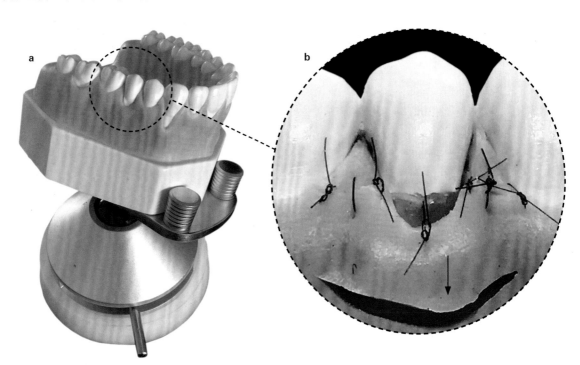

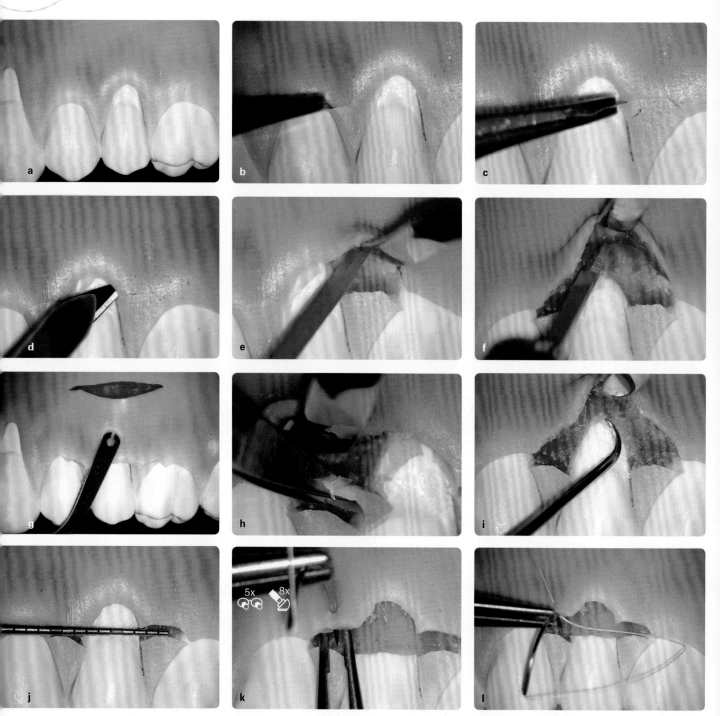

图6-33 （a）模拟需要黏膜瓣冠向复位的上颌尖牙和第二前磨牙的牙龈退缩。（b）Castroviejo拆装器与模型表面成90°角行CSM切口。（c）以相同角度在远中龈乳头行ASM。（d）再用Castroviejo拆装器行MSM。（e）使用6961显微刀片在龈乳头近、远中的ASM处分离皮瓣。注意微创牵开器有助于皮瓣的抬高。（f）皮瓣的微创分离是渐进的（每2mm），以实现皮瓣的活动度，并在整个长度上保持皮瓣厚度均匀。（g）用蚊式钳进行活动度试验。皮瓣移动自由，并超过CSM的限制。在训练模型的基底部进行的切口是一种人工技术，以模拟MGL和使皮瓣可移动。（h）用显微手术剪去除CSM和ASM之间的组织。（i）Gracey刮治器平整根面。（j）用毫米探针测量移植物的延伸长度。（k）先行2个龈乳头连续定位显微缝合。组织钳将皮瓣抬高，让针头以90°角穿过。应使用单或多股6-0缝线、15mm针（圆），并遵循显微缝合原则（见第3章）。（l）缝合针穿过移植物边缘，并从龈乳头舌侧穿出。

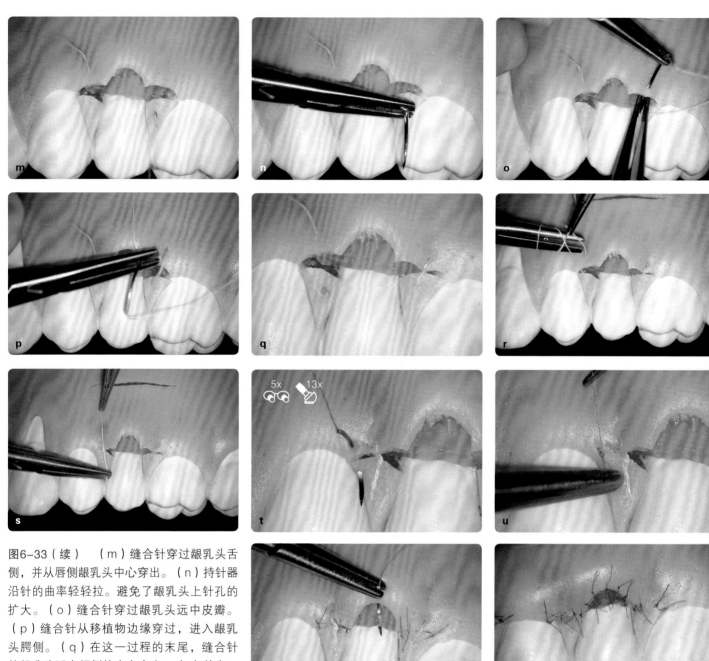

图6-33（续） （m）缝合针穿过龈乳头舌侧，并从唇侧龈乳头中心穿出。（n）持针器沿针的曲率轻轻拉。避免了龈乳头上针孔的扩大。（o）缝合针穿过龈乳头远中皮瓣。（p）缝合针从移植物边缘穿过，进入龈乳头腭侧。（q）在这一过程的末尾，缝合针从龈乳头近中颊侧的中心穿出。（r）首先，用组织钳和持针器打双结。（s）第二个结、第三个结为单结，完成缝合。注意皮瓣与龈乳头的定位缝合并且保证移植物稳定。（t）龈乳头基底部开始对位显微缝合，用5mm缝合针、8-0缝线或7-0缝线缝合。注意，针没有完全穿透移植物，并且保持相同的进出距离。（u）完成第三个单结。（v）龈乳头基底部对位显微缝合后，行皮瓣/移植物显微缝合。缝合针应从移植物边缘的中心穿出。（w）完成对位显微缝合。需要注意的是，龈乳头的宽度和暴露的牙根决定了显微缝合的数量。

 观看视频

病例
9

牙龈类型

Miller Ⅰ类

Cairo RT1

牙周生物
表型
厚龈型

角化龈宽度
3mm

牙齿特点

作为移植物
位置的参考

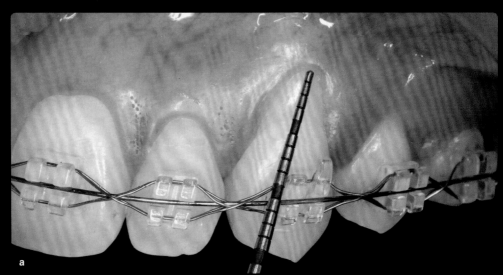

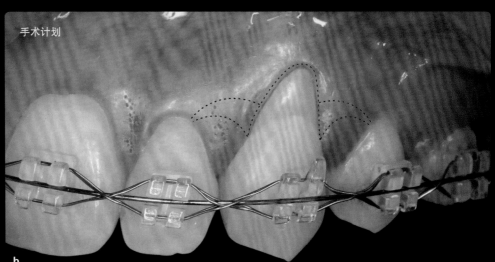

图6-34　（a）健康牙釉质水平的牙龈退缩4mm，牙根轮廓良好可接受SCTG。（b）手术计划。CSM应在移植物的位置轻微偏向冠方。ASM将决定皮瓣向冠方移动的距离。MSM去除沟内上皮。　　　　　→

病例9

　　患者为29岁女性，在正畸治疗过程中出现上颌左侧尖牙牙龈退缩（图6-34）。患者主诉CDH，喝冷饮时加剧，以及口腔卫生问题。在临床检查中，尖牙表现为牙龈炎，4mm的牙龈退缩，切牙磨损。牙周生物表型为厚龈型，牙龈退缩类型为Miller Ⅰ类（Cairo RT1）。矫正治疗已经进入最后阶段，没有施加机械力。基础牙周治疗后，实施手术计划。

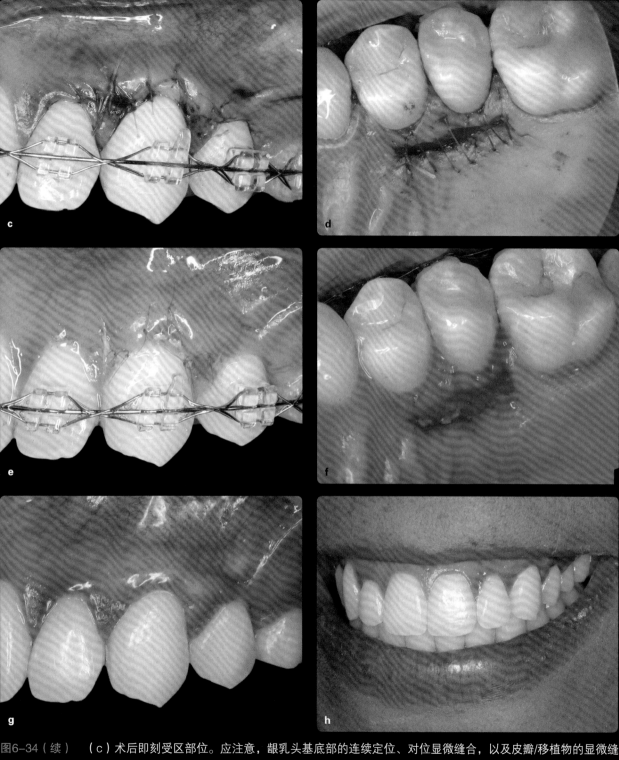

图6-34（续）　（c）术后即刻受区部位。应注意，龈乳头基底部的连续定位、对位显微缝合，以及皮瓣/移植物的显微缝合。（d）术后立即进行腭部供区连续显微缝合。（e）术后5天拆线前的受区部位。（f）拆线后5天供区部位。（g）术后25天，无正畸矫治器，愈合后期牙根覆盖完全。注意牙龈边缘没有收缩和瘢痕，并且有角化组织带的存在。（h）侧面微笑照显示牙龈顶点和谐、美观。

牙龈类型

Miller Ⅰ类

Cairo RT1

牙周生物
表型
厚龈型

角化龈宽度
3mm

牙齿特点

作为移植物
位置的参考

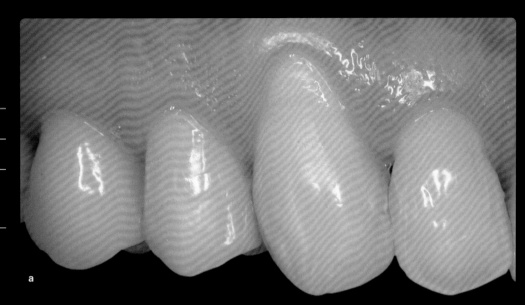

a

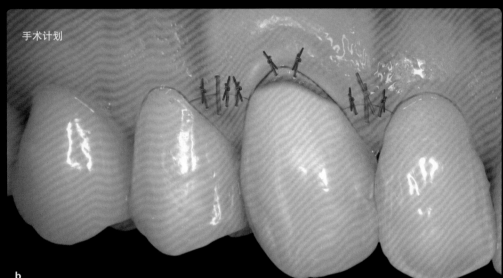

手术计划

b

图6-35 （a）上颌右侧尖牙牙釉质健康，牙根轻度磨损，牙龈退缩3mm并伴NCCL。（b）手术计划。从近中龈乳头的中心延伸到尖牙远中乳头的中心进行软组织移植。定位显微缝合将移植物固定在理想的位置，并将其与皮瓣连接在一起，消除张力。对位显微缝合（龈乳头基底部和皮瓣/移植物）将达到一期创口闭合并确定移植物的高度水平。 ⟶

病例10

患者为48岁男性，上颌右侧尖牙牙龈退缩3mm（图6-35）。患者主诉为牙龈不美观、牙齿不适并伴有CDH。临床检查发现切牙磨损及轻度牙龈炎。牙周生物表型为厚龈型，牙龈退缩分类为Miller Ⅰ类（Cairo RT1）。经过牙周基础治疗和制作合适的夜磨牙𬌗垫，实施手术计划。

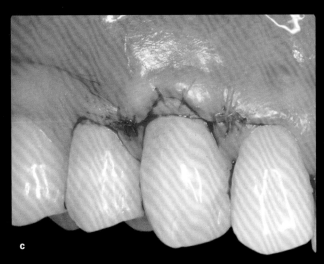

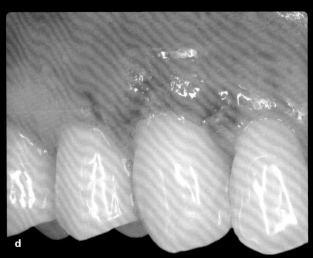

图6-35（续）　（c）术后即刻显微缝合：定位（连续2个龈乳头）和对位（龈乳头基底部与皮瓣/移植物）。（d）术后5天拆线。注意手术创口没有收缩。（e）术后14天，因为移植物术后立即被缝合，使愈合发生在同一水平。（f）术后30天，注意牙根覆盖和牙周美观。

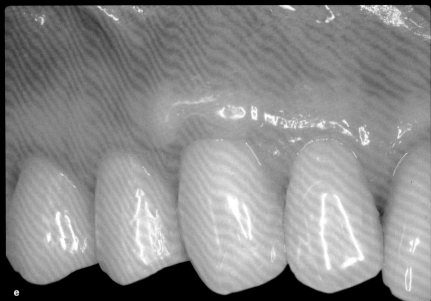

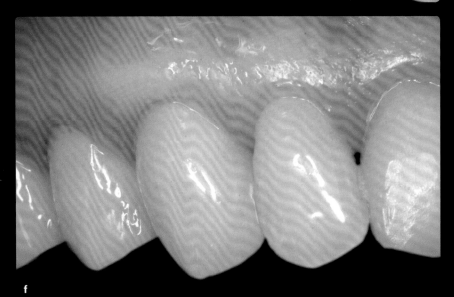

病例
11

牙龈类型

Miller I 类

Cairo RT1

牙周生物
表型
厚龈型

角化龈宽度
3mm

牙齿特点

作为移植物
位置的参考

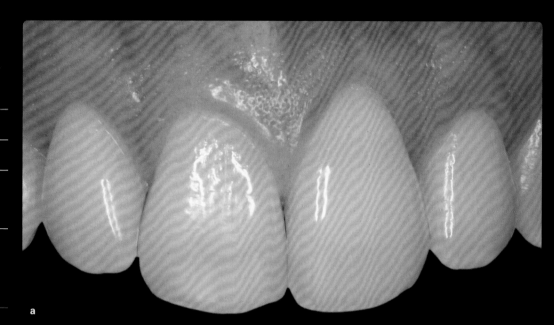

a

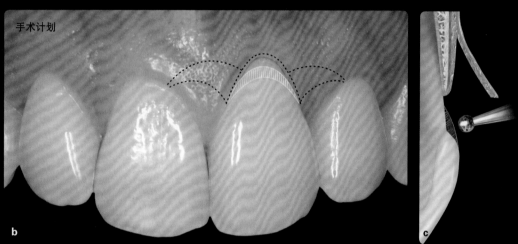

手术计划

b

c

图6-36　（a）上颌左侧中切牙牙龈退缩1mm，根方牙釉质凸起，导致中切牙冠高度不一致。（b）手术计划。在这种情况下，术中去除左侧中切牙颈部1mm牙釉质是必要的，为SCTG创造一个良好的表面。CSM和ASM显微切口可提供良好的手术通路和必要的组织营养。（c）需要去除左侧中切牙颈部牙釉质，以创造足够的移植物空间。

病例11

　　患者为35岁女性，上颌左侧、右侧中切牙牙龈顶点高度相差2mm，导致临床牙冠高度不同（图6-36）。患者主诉微笑时不美观。在临床检查中，左侧中切牙有1mm明显的牙龈退缩，牙釉质突出，造成了更严重牙龈退缩的错觉。牙周生物表型为厚龈型，Miller I 类（Cairo RT1）牙龈退缩。口腔预防后，实施手术计划。

图6-36（续） （d）术后15天受区。（e）术后15天供区。（f）术后2个月，上颌左侧、右侧中切牙恢复相同的高度/宽度比例后，牙龈高度和谐一致。

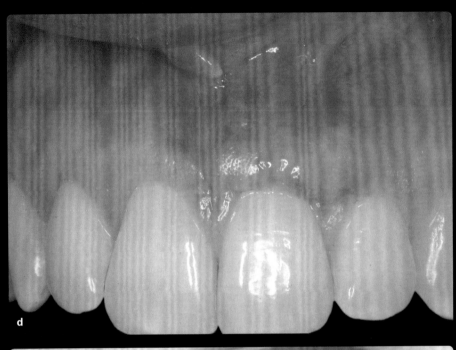

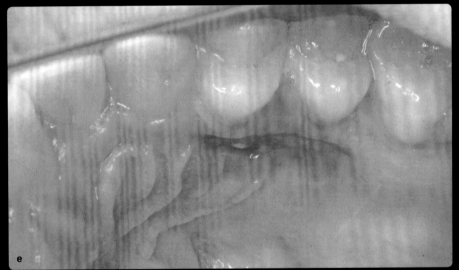

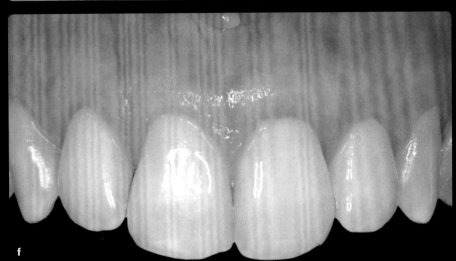

牙龈类型

Miller Ⅰ 类

Cairo RT1

牙周生物
表型
薄龈型

角化龈宽度
1mm

牙齿特点

作为移植物
位置的参考

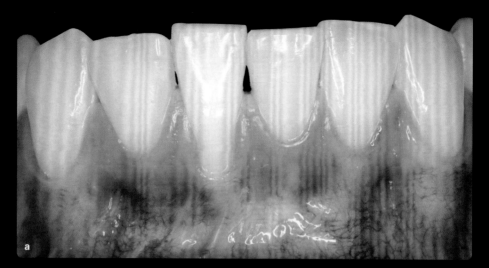

手术计划

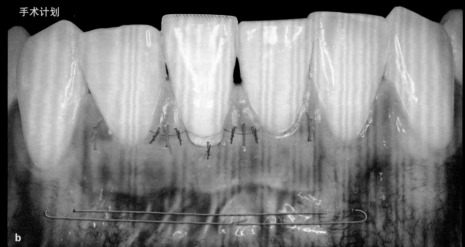

图6-37 （a）尖牙到尖牙正面观，显示下颌右侧中切牙牙龈退缩3mm。（b）手术计划。在正畸治疗期间，术后会对右侧中切牙进行咬合调整。这颗牙除了牙根覆盖外，还可以增加相邻牙齿的牙龈厚度，以提高牙周组织的抵抗力。右侧中切牙近、远中龈乳头应行半月形显微切口（CSM和ASM）。移植物应从右侧切牙远中龈乳头中心延伸到左侧中切牙远中龈乳头中心。龈乳头的侧面定位显微缝合和2个龈乳头连续定位显微缝合使移植物固定在中心位置，而龈乳头基底部对位显微缝合促进了一期创口闭合，皮瓣/移植物的显微缝合确定了牙龈顶点位置。还要考虑唇系带的干扰。为了适应这一点，推荐使用肌肉代偿显微缝合。 ➡️

病例12

　　患者为25岁女性，下颌右侧中切牙牙龈退缩3mm，在开始治疗前由正畸医生会诊（图6-37）。患者主诉在喝冷饮和口腔卫生维护过程中出现CDH。临床检查显示右侧中切牙拥挤突出，牙周生物表型为薄龈型，Miller Ⅰ类（Cairo RT1）牙龈退缩。口腔预防后，实施手术计划。

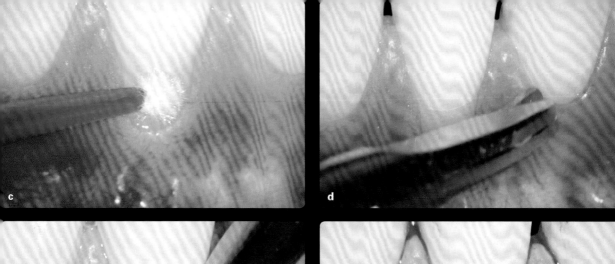

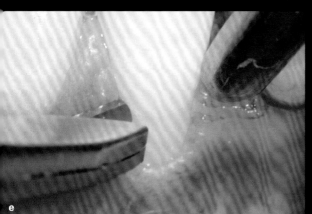

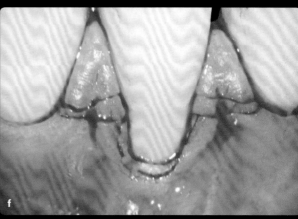

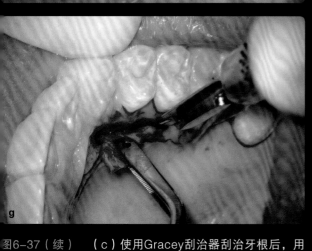

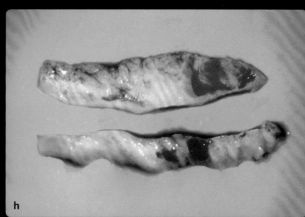

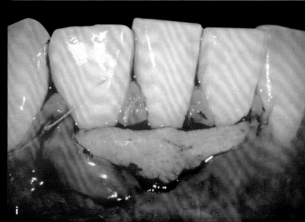

图6-37（续） （c）使用Gracey刮治器刮治牙根后，用pH为1的柠檬酸去除牙本质涂层。（d）使用Castroviejo拆装器在右侧中切牙近中龈乳头基底部行CSM显微切口。（e）远中龈乳头CSM微创刀片始终与龈面成90°角。（f）CSM和ASM显微切口后，使用相同的Castroviejo拆装器进行MSM。然后用6961显微刀片将皮瓣分离。（g）供区，在使用Harris双刃手术刀（1mm）进行初级切口后，使用15C刀片将移植物基底部和侧面分开。（h）移植物置于辅助手术台上，用15C刀片去除上皮层。（i）受区，在龈乳头两侧做定位显微缝合。

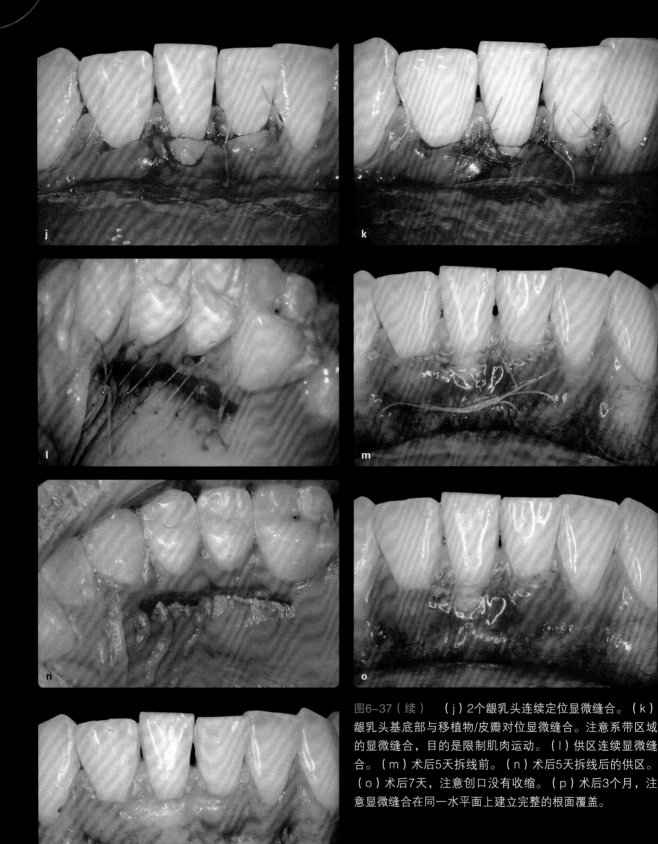

图6-37（续）　（j）2个龈乳头连续定位显微缝合。（k）龈乳头基底部与移植物/皮瓣对位显微缝合。注意系带区域的显微缝合，目的是限制肌肉运动。（l）供区连续显微缝合。（m）术后5天拆线前。（n）术后5天拆线后的供区。（o）术后7天，注意创口没有收缩。（p）术后3个月，注意显微缝合在同一水平面上建立完整的根面覆盖。

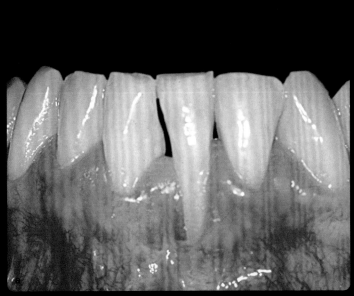
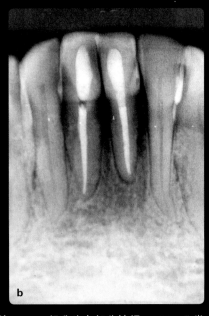

牙龈类型

Miller Ⅲ 类

Cairo RT2

牙周生物
表型
薄龈型

角化龈宽度
0mm

牙齿特点

作为移植物
位置的参考

图6-38 （a）下颌左侧中切牙牙龈退缩7mm，右侧中切牙牙龈退缩2mm，龈乳头有部分缺损，Miller Ⅲ 类（Cairo RT2）。（b）根尖周X线片显示2颗牙均有根管治疗史，且近中牙槽嵴水平吸收。

病例13

　　患者为40岁女性，下颌左侧中切牙牙龈退缩7mm，右侧中切牙牙龈退缩2mm（图6-38）。患者主诉是CDH，因喝冷饮和食用酸性水果而疼痛加剧，并且较深的牙龈退缩难以清洁。在临床检查中，牙周探诊发现左侧中切牙有较浅龈沟且探诊出血，为中度牙龈炎的特征。前牙出现磨损，提示口腔不良习惯，左侧切牙扭转。牙龈退缩为Miller Ⅲ 类（Cairo RT2），左侧中切牙周围龈乳头有明显缺损。根尖周X线片显示中切牙有根管治疗史并且邻间牙槽嵴高度降低。牙周基础治疗和制作夜磨牙𬌗垫后，实施手术计划。

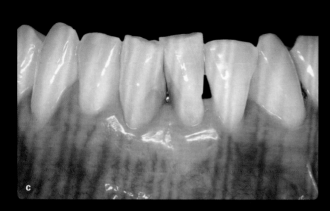

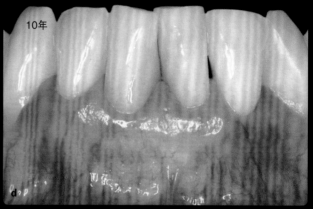

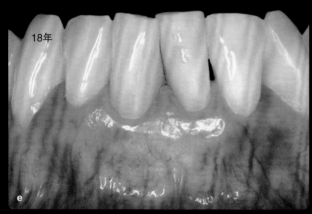

图6-38（续）　（c）微创手术后1年，注意到部分牙根面覆盖和龈乳头丧失。（d）术后10年，左侧切牙和中切牙树脂修复后1年，旨在改变牙齿形状及减小"黑三角"。（e）术后18年观察。尽管修复体有自然磨损，牙周需要维护，但牙龈边缘和牙龈厚度长期保持不变（由Fátima Tonello Vaz de Campos博士修复）。

S3：两个有差异的龈乳头

S3技术使用单一操作促进深部牙龈缺损的根面覆盖。

S3技术是以半月形显微切口（在近远中龈乳头）与缺损区的沟内显微切口联合治疗为基础。它适用于需要显微缝合复位缺损并伴CAF的深度缺损。因此，即使在冠状皮瓣移位受限的情况下，也能获得适当的移植物营养（图6-39）。S3技术使用单一操作促进深度牙龈缺损的根面覆盖。

逐步的实验室训练

图6-40和图6-41在实验室模型上演示了操作步骤。

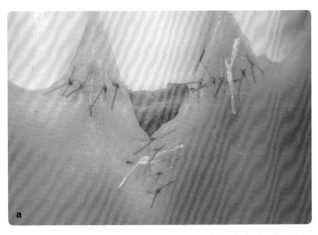
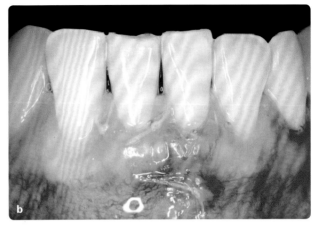

图6-39　S3技术在实验室模型（a）和临床患者（b）上的示例。

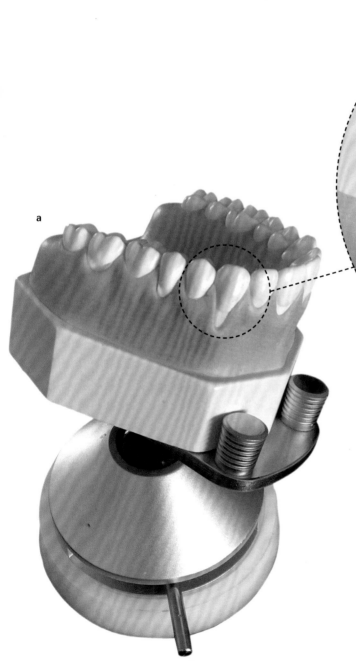
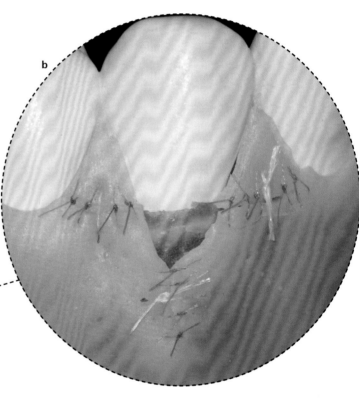

图6-40　（a）训练模型完成逐步模拟深度缺损的S3技术。（b）已完成的图示。

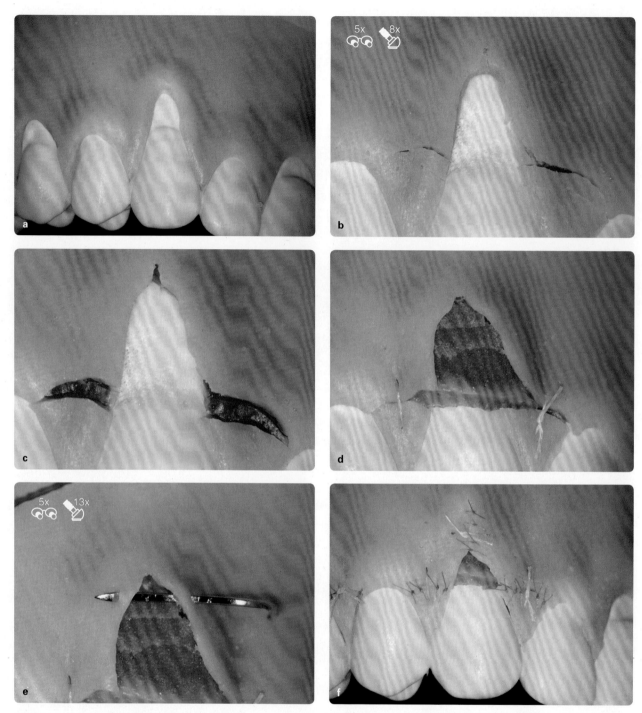

图6-41 （a）上颌右侧尖牙重度牙龈退缩模型。（b）在CSM和ASM之后，在根方缺损处行V形MSM。（c）用剪刀将CSM和ASM之间的组织移除。（d）2个龈乳头连续定位显微缝合。（e）缺损部位代偿显微缝合。同样使用15mm、3/8圆针，6-0缝线。（f）在定位显微缝合后，对位显微缝合以使龈乳头的显微切口一期创口闭合并且使缺损边缘吻合（5mm、3/8圆针，8-0缝线）。

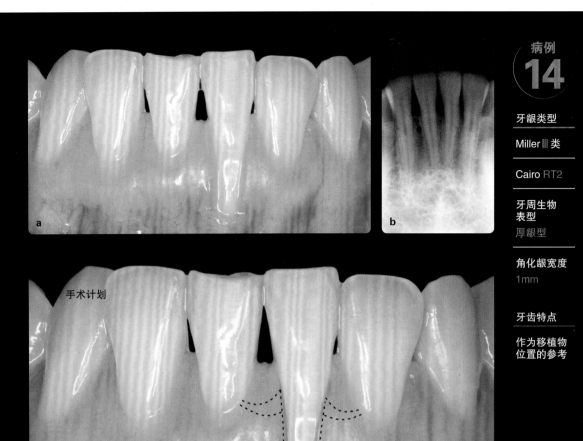

病例
14

牙龈类型

Miller Ⅲ 类

Cairo RT2

牙周生物
表型
厚龈型

角化龈宽度
1mm

牙齿特点

作为移植物
位置的参考

图6-42 （a）6mm的牙龈退缩为Miller Ⅲ类（Cairo RT2）。（b）根尖周X线片显示牙槽嵴与两切牙接触面之间的距离增加，形成相当长的龈乳头。对于更具侵入性的传统技术来说，这可能是一个手术风险因素。（c）手术计划考虑左侧中切牙根面覆盖和右侧中切牙软组织移植，以改善缺损区附近组织的营养。在CSM和ASM显微切口后，于缺损最深处行V形MSM。

病例14

　　患者为33岁女性，正畸治疗后，下颌左侧中切牙出现6mm的牙龈退缩（图6-42）。患者主诉喝冷饮时CDH，并且缺陷区域清洁困难。临床检查显示早期牙龈炎，牙周生物表型为厚龈型，Miller Ⅲ类（Cairo RT2）牙龈退缩，中切牙间龈乳头部分缺损，切牙有磨损迹象，提示为一种非功能性习惯。下颌左侧中切牙明显轻微扭转，牙根唇侧移位明显。在牙周基础治疗和制作一个夜磨牙𬌗垫后，实施手术计划。

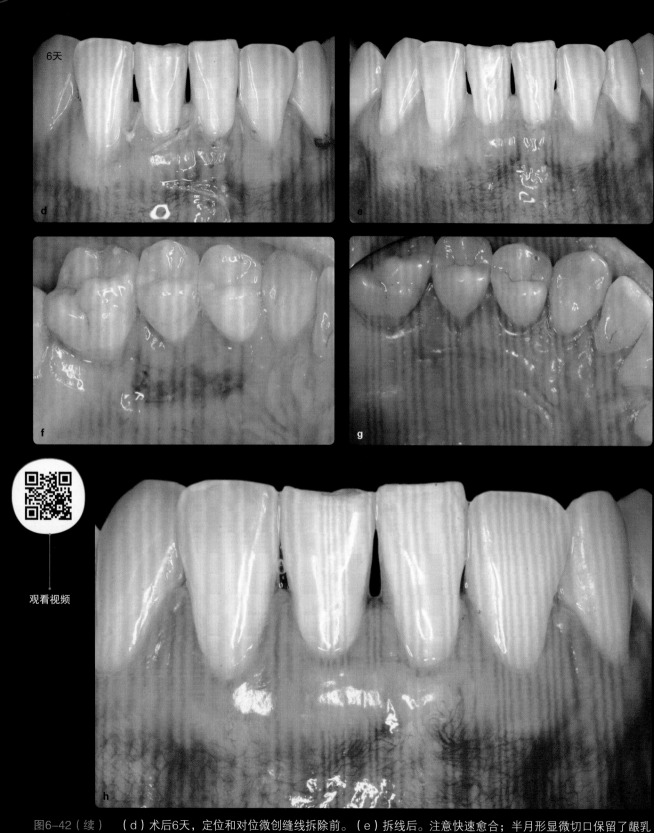

观看视频

图6-42（续）　（d）术后6天，定位和对位微创缝线拆除前。（e）拆线后。注意快速愈合；半月形显微切口保留了龈乳头的完整性，并有利于提供移植物营养。（f）拆线后6天供区部位。（g）12天后供区部位，几乎无手术痕迹。术后供区的恢复情况对患者疼痛评估有很大影响。（h）术后30天，注意根面覆盖、角化龈和龈乳头保存情况。

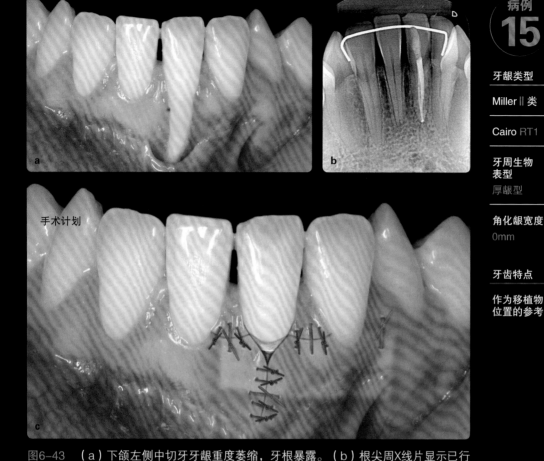

病例
15

牙龈类型

Miller Ⅱ 类

Cairo RT1

牙周生物
表型
厚龈型

角化龈宽度
0mm

牙齿特点

作为移植物
位置的参考

图6-43 （a）下颌左侧中切牙牙龈重度萎缩，牙根暴露。（b）根尖周X线片显示已行根管治疗，无根尖周病变，舌侧正畸固定保持器。（c）手术计划。除覆盖左侧中切牙的牙根外，将移植物延伸至左侧切牙远中龈乳头，以增加该区域的牙龈厚度和营养。半月形显微切口将保留龈乳头并有利于缺损龈缘的移动。定位（2个连续龈乳头）和对位（龈乳头基底部）显微缝合促进了对接皮瓣的关闭。另外，缺损代偿复位显微缝合有利于对位显微缝合。 ⟶

病例15

　　患者为30岁女性，下颌左侧中切牙牙龈重度退缩（11mm），牙根暴露（图6-43）。患者主诉希望尽量保留天然牙并接受正畸治疗。临床检查显示牙周生物表型为厚龈型，Miller Ⅱ 类（Cairo RT1）牙龈退缩，左侧中切牙重度局部牙龈炎，中度广泛性牙龈炎。左侧切牙的根尖由于轻微的扭转且唇侧暴露。没有脓性分泌物或渗出物。舌侧固位体限制牙齿的活动度。中切牙之间也有一个小的隔膜，但保留了龈乳头。据报道，这位患者是娱乐性毒品吸食者，并承诺在牙周治疗期间停止吸食。牙周基础治疗后，实施手术计划。

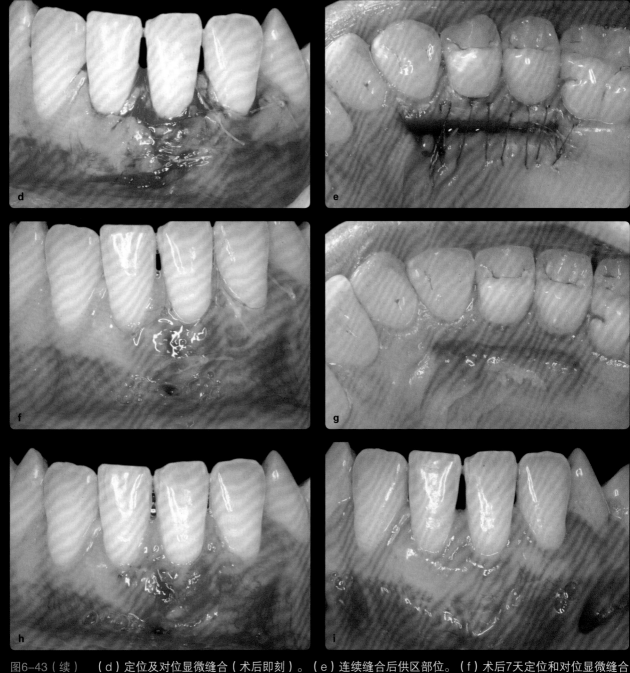

图6-43（续）　（d）定位及对位显微缝合（术后即刻）。（e）连续缝合后供区部位。（f）术后7天定位和对位显微缝合拆线前。组织愈合高度与术后即刻水平相同。（g）供区连续缝合后7天拆线。手术创口的质量保证了患者术后的舒适度。（h）拆线后的受区部位。值得注意的是，移植物的存活和它与邻近组织的融合通过显微缝合建立在同一水平上。（i）术后1年观。左侧中切牙牙龈边缘发炎，但术后稳定在同一高度水平。患者需要进行牙周维护和口腔卫生的重新评估。

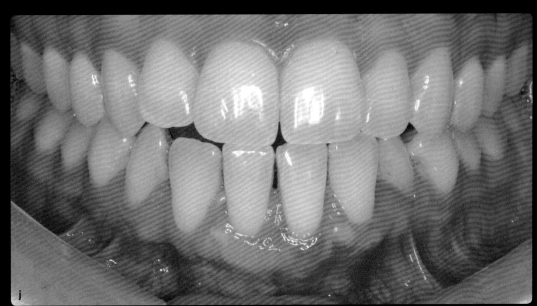

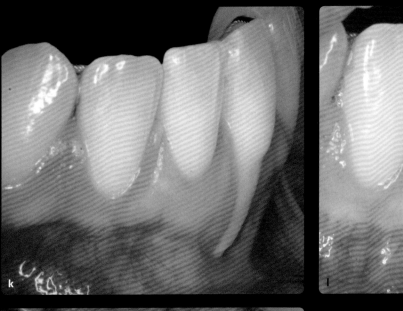

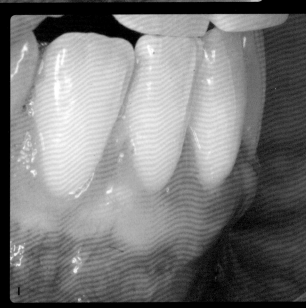

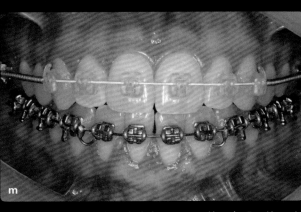

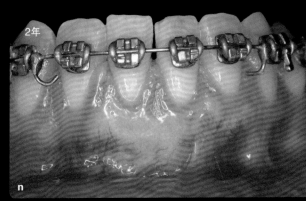

图6-43（续）　（j）牙齿咬合正面观。前牙有明显的开𬌗，需要进行正畸治疗。（k）左侧中切牙完全暴露的牙根初始侧面观，显示牙齿唇侧移位。（l）1年后的侧面观。尽管牙根位置不佳（唇倾），但根面覆盖得以维持。（m）显微手术2年后和开始正畸治疗1年后的正面观。（n）显微手术2年后下颌尖牙到尖牙视图。即使正在进行正畸治疗，根面覆盖和牙龈厚度也得以维持。

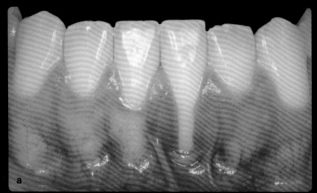 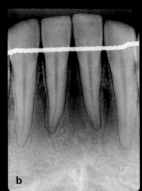

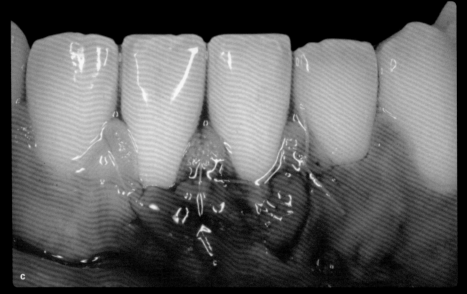

图6-44 （a）下颌左侧中切牙牙龈重度退缩（Miller II 类），牙周生物表型为薄龈型，侧切牙被动萌出，中切牙被挤出。（b）根尖周X线片显示骨嵴顶和皮质骨健康，没有病理改变。注意从尖牙到尖牙的舌侧固定保持器，以保证牙齿的稳定。（c）术后即刻定位和对位显微缝合。

病例16

　　患者为22岁女性，正畸治疗后，下颌左侧中切牙牙龈重度退缩（7mm）（图6-44）。患者主诉在喝冷饮时出现CDH和萎缩区域清洁困难。临床检查显示牙周生物表型为薄龈型，Miller II 类（Cairo RT1）牙龈退缩，中度局限性牙龈炎。除左侧中切牙牙龈退缩外，侧切牙表现为被动萌出，牙龈水平超过CEJ 1mm。中切牙有轻度被挤出。在基础牙周治疗后，实施手术计划。

图6-44（续）（d）术后20天，牙根完全覆盖于牙釉质高度水平。（e）术后30天，愈合高度与皮瓣/移植物显微缝合时相同。（f）术后8年，中切牙牙龈边缘高度保持不变，但右侧中切牙与侧切牙之间出现牙体拥挤，中切牙唇侧移位，中切牙间龈乳头部分缺失。过早的移除舌侧固定保持器（正畸的）可能导致了切牙的明显松动。

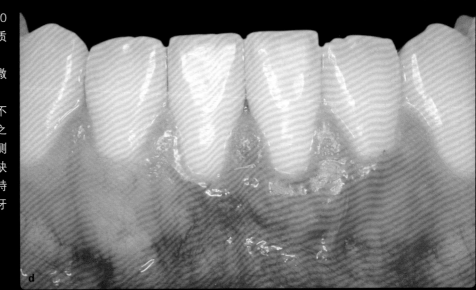

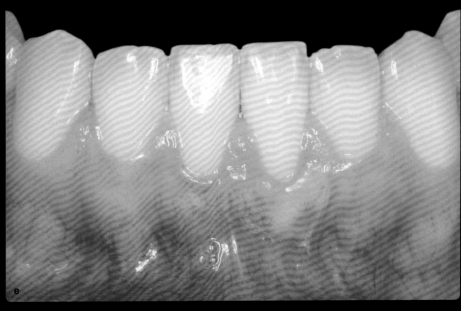

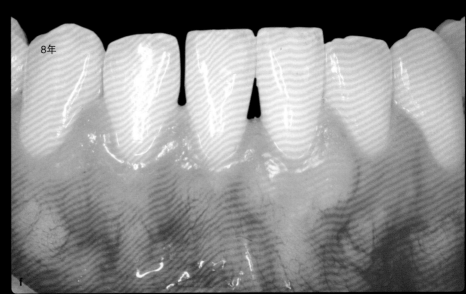

牙龈类型

Miller Ⅱ 类

Cairo RT1

牙周生物
表型
薄龈型

角化龈宽度
1mm

牙齿特点

作为移植物
位置的参考

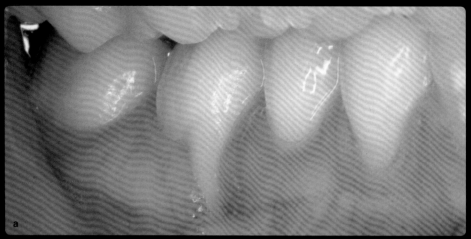

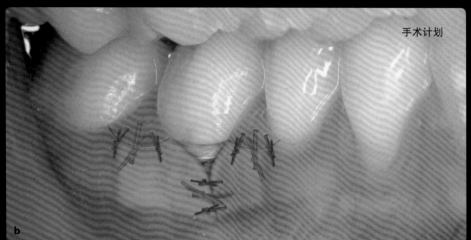

手术计划

图6-45 （a）正畸弓丝牵引力量过大导致下颌右侧第一磨牙处牙龈退缩6mm。（b）计划包括邻近龈乳头的S3显微切口和缺损边缘的MSM。显微缝合将按照2个龈乳头和缺损缩小区的定位显微缝合以及龈乳头基底部与缺损边缘的对位显微缝合进行划分。

病例17

　　患者为36岁女性，由于正畸弓丝对第一磨牙近中颊根表面施加力量过大，导致近中颊根牙龈退缩6mm（图6-45）。患者主诉牙龈坏死后发生的快速和深度衰退，伴随对冷测液有强烈的CDH。临床检查显示Miller Ⅱ类（Cairo RT1）牙龈退缩，牙周生物表型为厚龈型。此现象发生时患者已停止正畸治疗，所以近颊根仍然位于颊侧。预防性洁治后，实施手术计划。

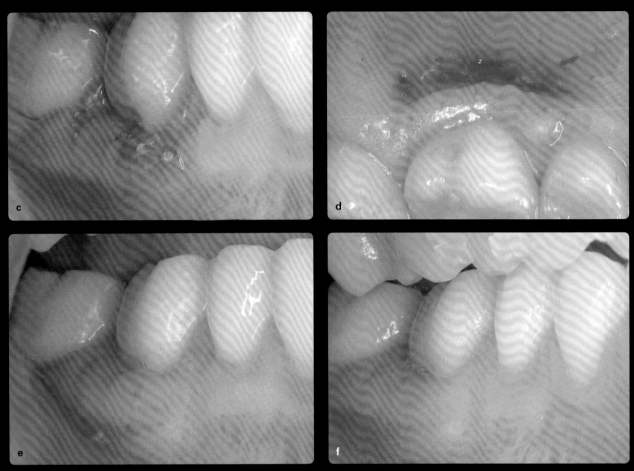

图6-45（续） （c）拆线前，术后7天。（d）连续拆线，术后7天供区部位。（e）术后11天，快速愈合和MGL的位置。（f）术后1个月，注意到由于第一磨牙近中根位于颊侧位置，导致根面覆盖不完全。因为患者打算恢复正畸治疗，所以牙齿突出问题没有解决。修复后的角化龈降低了牙龈退缩的风险。

S4：多个龈乳头

S4技术适用于多发的邻近缺损，当需要更大的手术通路来恢复暴露的根面时。在多牙牙龈退缩的基底部再造半月形显微切口一起实现最大限度的根面覆盖（图6-46）。

逐步的实验室训练

图6-47和图6-48在实验室模型上演示了操作步骤。

> 在多牙牙龈退缩的基底部再造半月形显微切口一起实现最大限度的根面覆盖。

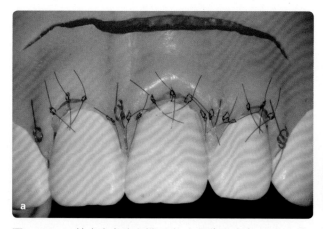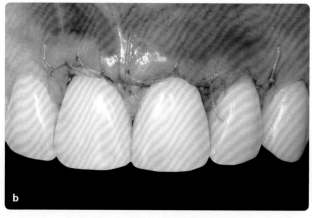

图6-46　S4技术在实验室模型（a）和临床患者（b）上的示例。

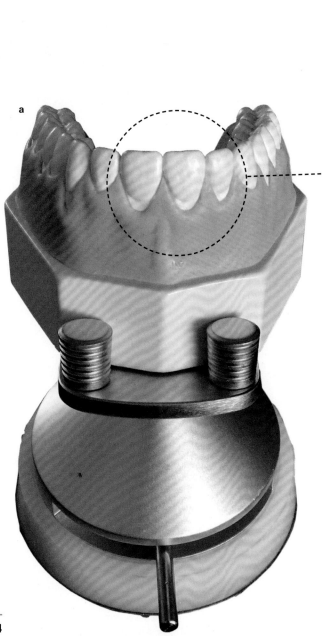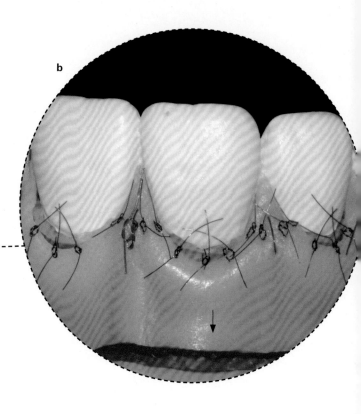

图6-47　（a）该位置模型允许进行S4技术的多根覆盖训练。（b）已完成工作的详情。仅在训练模型（技术模型）上进行前庭底部的纵向切面，目的是重建皮瓣的可移动性（箭头）。

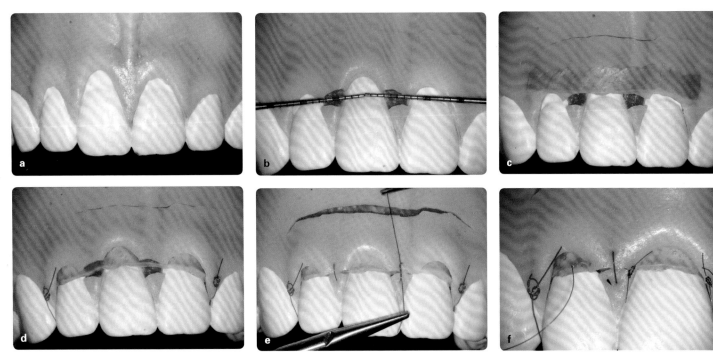

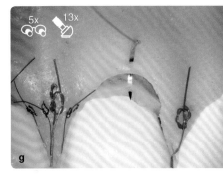

图6-48 （a）上颌右侧切牙和中切牙的牙龈多发性退缩模型模拟。（b）行显微切口（CSM、ASM和MSM），微创分离皮瓣，去除CSM和ASM之间的组织带后，测量移植物的延伸性。（c）用Harris双刃手术刀（1mm）在计划的延伸处、高度5mm（无论退缩深度如何）从上颚（模型）制取移植物。注意它从右侧切牙远中龈乳头中心延伸到左侧中切牙远中龈乳头中心。（d）在龈乳头侧方定位显微缝合，将移植物固定在右侧切牙、左侧中切牙远中龈乳头下（15mm、1/2圆针，6-0缝线）。（e）双龈乳头连续定位显微缝合的第一个双结。（f）龈乳头基底部对位显微缝合（7mm、3/8圆针，7-0缝合）。（g）在最后阶段，进行皮瓣/移植物对位显微缝合，以确定牙龈顶点高度水平，维持一个薄而稳定的血凝块。注意缝合针进出移植物厚度中心的距离。（h）定位显微缝合后。在训练模型的基础上进行切割（工件技术）模拟行MGL（箭头）。

观看视频

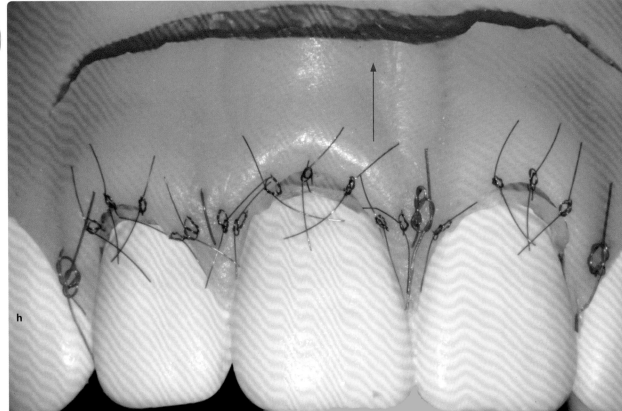

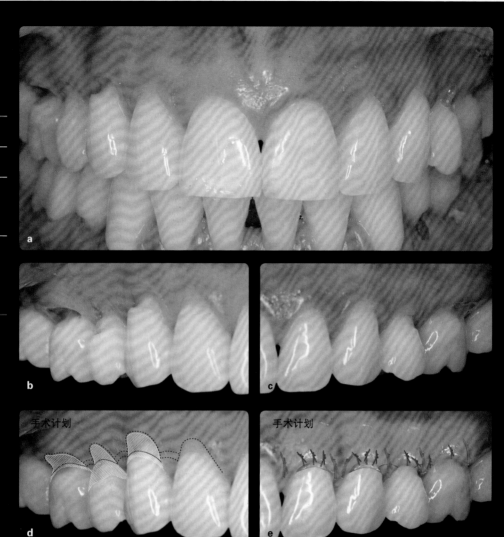

病例
18

牙龈类型

Miller I 类

Cairo RT1

牙周生物
表型
厚龈型

角化龈宽度
3~4mm

牙齿特点

作为移植物
位置的参考

图6-49 （a）牙弓正面图，显示与Miller I类牙龈退缩相关的严重NCCL（Cairo RT1）。先治疗上颌。（b）上颌右侧，从侧切牙延伸至第一磨牙较深的NCCL并伴有牙龈退缩。注意牙颈部牙釉质水平和牙根表面缺损。（c）计划从恢复受NCCL损害的颈部牙釉质和牙本质高度水平开始。根据这些参考文献，设计了显微切口（CSM、ASM和MSM）。（d）在上颌右侧，牙龈退缩从侧切牙延伸到第一磨牙，而磨牙的NCCL较深（牙釉质和牙本质受累）。（e）左侧必须复制在右侧形成的参考。因此，治疗将遵循同样的美学方式。在左侧切牙较浅，采用微创信封技术，而尖牙和磨牙采用S4技术。因此，移植物可分为两部分（微创信封区和半月形显微切口区），减少其延伸。

病例18

　　患者为46岁女性，表现为与NCCL相关的多发牙龈退缩（图6-49）。患者主诉微笑时美观问题和喝冷饮时CDH。临床检查显示在尖牙、前磨牙、第一磨牙上有很深的缺损样病变，并伴有牙龈退缩。牙周生物表型为厚龈型，牙龈退缩分类为Miller I类（Cairo RT1）。在进行口腔预防和制作夜磨牙殆垫治疗后，实施上颌手术计划。

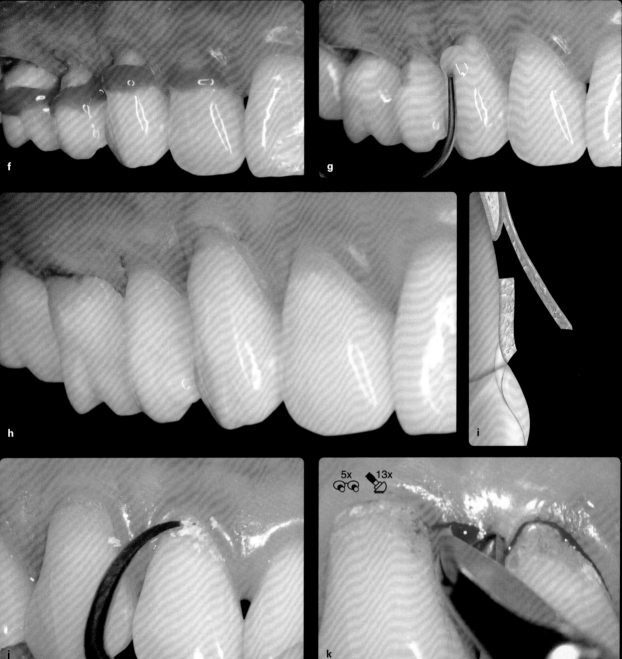

图6-49（续） （f）术前临床试验中采用树脂改良玻璃离子聚合物（RMGI）修复受损牙釉质/牙本质。磷酸只适用于牙釉质轮廓。也可以用复合树脂进行修复。（g）RMGI应用的细节与提示。因此，可以将材料放置在有利区域，已经确定了预期轮廓，并且不会产生大量的材料剩余。（h）光固化后不久RMGI修复完成。手术时将少量多余的部分移除，修复牙釉质水平的轮廓。（i）修复颈部牙釉质水平和受损的根面对移植空间和放置至关重要。（j）在显微手术中，用刮刀精确去除一层RMGI浅表层。（k）Castroviejo拆装器行龈乳头基底部的90°半月形显微切口。第一个冠方显微切口（CSM）将决定移植物的位置。

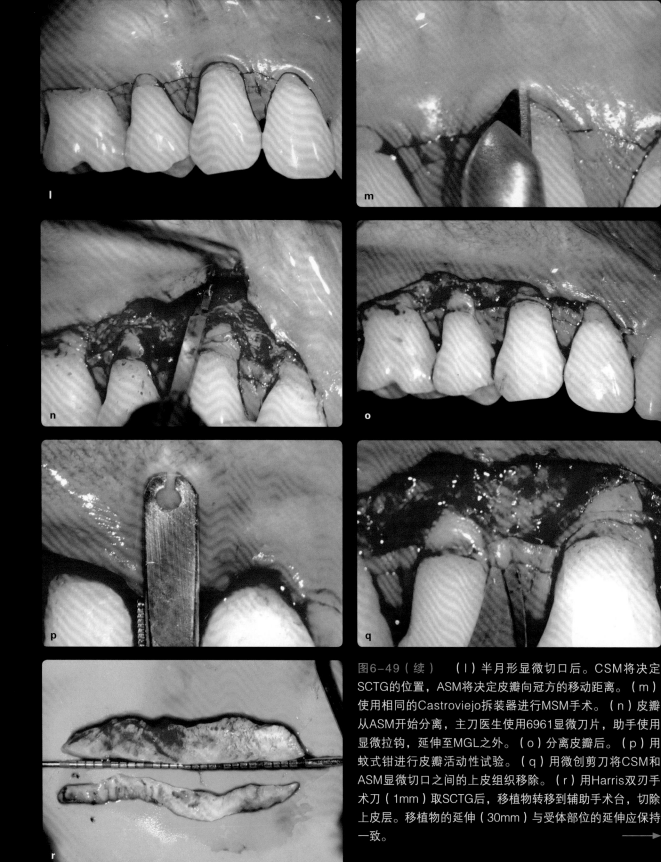

图6-49（续）　（l）半月形显微切口后。CSM将决定SCTG的位置，ASM将决定皮瓣向冠方的移动距离。（m）使用相同的Castroviejo拆装器进行MSM手术。（n）皮瓣从ASM开始分离，主刀医生使用6961显微刀片，助手使用显微拉钩，延伸至MGL之外。（o）分离皮瓣后。（p）用蚊式钳进行皮瓣活动性试验。（q）用微创剪刀将CSM和ASM显微切口之间的上皮组织移除。（r）用Harris双刃手术刀（1mm）取SCTG后，移植物转移到辅助手术台，切除上皮层。移植物的延伸（30mm）与受体部位的延伸应保持一致。

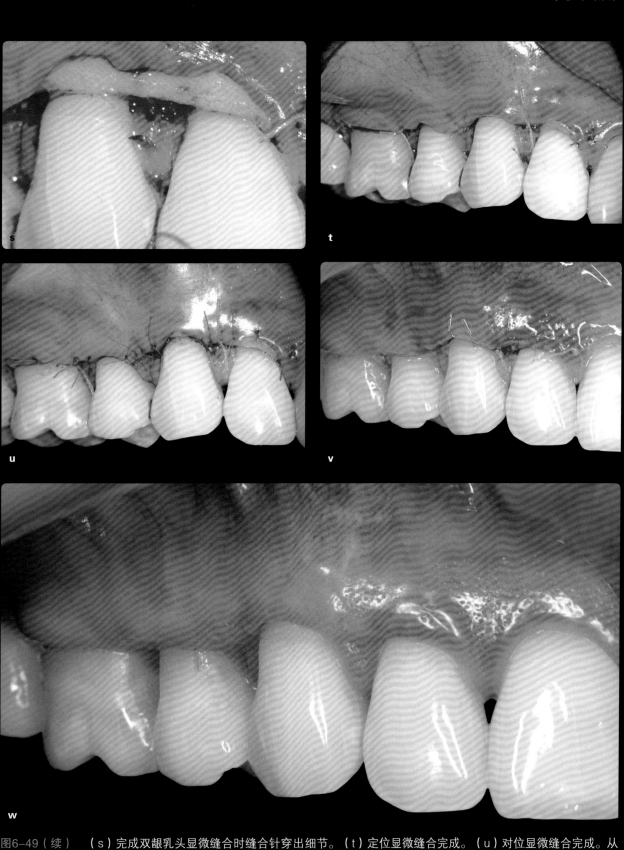

图6-49（续） （s）完成双龈乳头显微缝合时缝合针穿出细节。（t）定位显微缝合完成。（u）对位显微缝合完成。从龈乳头基底部开始，然后是皮瓣/移植物。（v）术后5天拆线前。注意，手术创口没有收缩。（w）术后30天。注意，愈合发生在与显微手术时组织位置相同的水平。

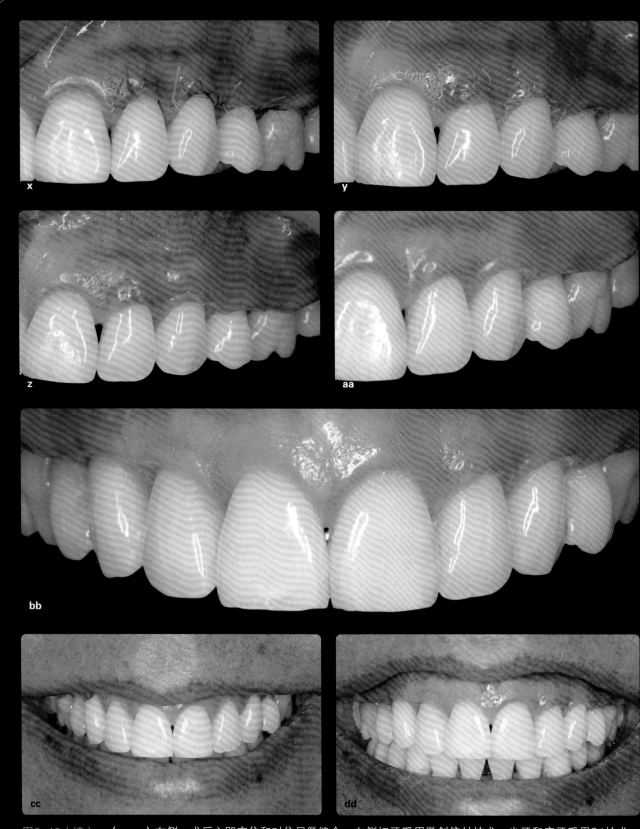

图6-49（续）（x，y）左侧。术后立即定位和对位显微缝合。左侧切牙采用微创信封技术，尖牙和磨牙采用S4技术。（z）术后14天，根面完全覆盖，形成了具有美学特征的角化组织带。（aa）术后30天，愈合维持在显微手术后相同的牙龈水平。（bb）两次显微手术后的上颌牙弓视图。（cc）最初的微笑照显示，与牙龈退缩相关的NCCL导致美观不协调。（dd）牙周显微手术术后3个月微笑照，牙龈结构为颊侧美学修复做好了准备。

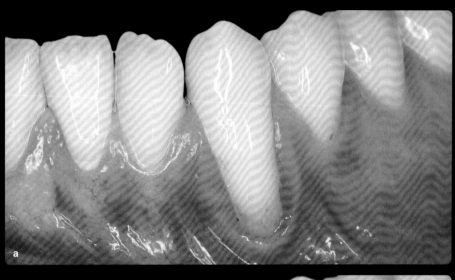

病例
19

牙龈类型

Miller
Ⅰ类和Ⅱ类

Cairo RT1

牙周生物
表型
薄龈型

角化龈宽度
1.2 ~ 2mm

牙齿特点

作为移植物
位置的参考

手术计划

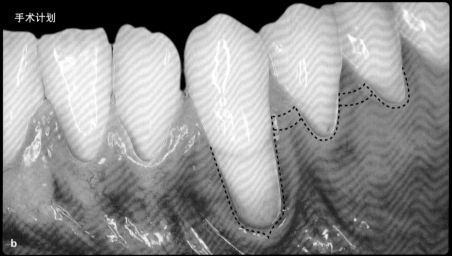

图6-50 （a）下颌左侧尖牙牙龈退缩8mm，第一前磨牙3mm，第二前磨牙2mm。注意有严重的牙石和广泛性牙龈炎。（b）手术计划同时考虑缺损最深处的根面覆盖与前磨牙的根面覆盖。在尖牙与第一前磨牙之间以及前磨牙之间的龈乳头基底部进行半月形显微切口，使CSM与ASM平行。在萎缩的牙龈边缘设计MMS，在尖牙缺损的根方呈V形变化。

病例19

　　患者为32岁男性，有几处牙龈退缩，包括下颌左侧尖牙牙龈有8mm的萎缩，使用复合树脂进行修复（图6-50）。患者主诉担心由于牙龈退缩的深度加剧进而导致尖牙脱落。临床检查显示牙周生物表型为薄龈型，萎缩扩展到前磨牙，并且有严重的广泛性牙龈炎。尖牙为MillerⅡ类（Cairo RT1）牙龈退缩，前磨牙为MillerⅠ类牙龈退缩。牙周基础治疗后，实施手术计划。

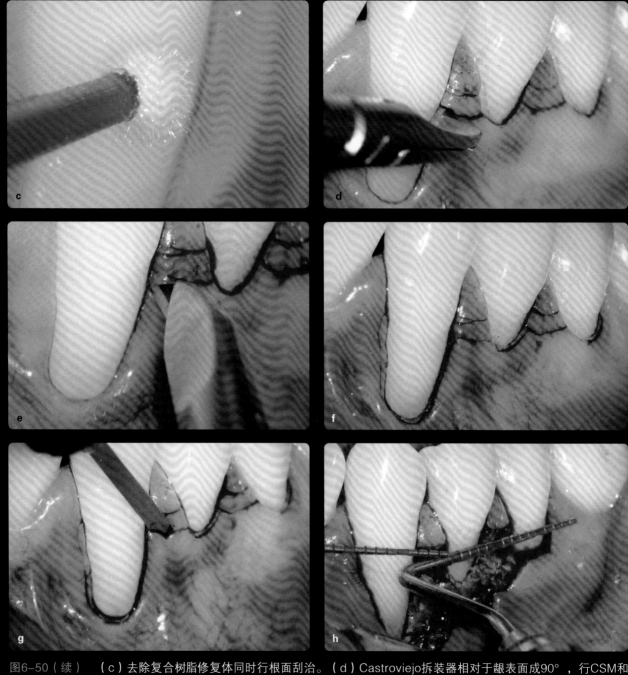

图6-50（续） （c）去除复合树脂修复体同时行根面刮治。（d）Castroviejo拆装器相对于龈表面成90°，行CSM和ASM切口。完成ASM。（e，f）然后用同一手术刀从龈沟内取出上皮（MSM）。（g）使用6961显微刀片，从龈乳头基底部的ASM开始分离皮瓣。（h）皮瓣应在MGL以上、尖牙近中龈乳头以下、第二前磨牙远中龈乳头下分离，以获得最佳的冠向活动性。使用毫米探针测量SCTG长度（25mm）。

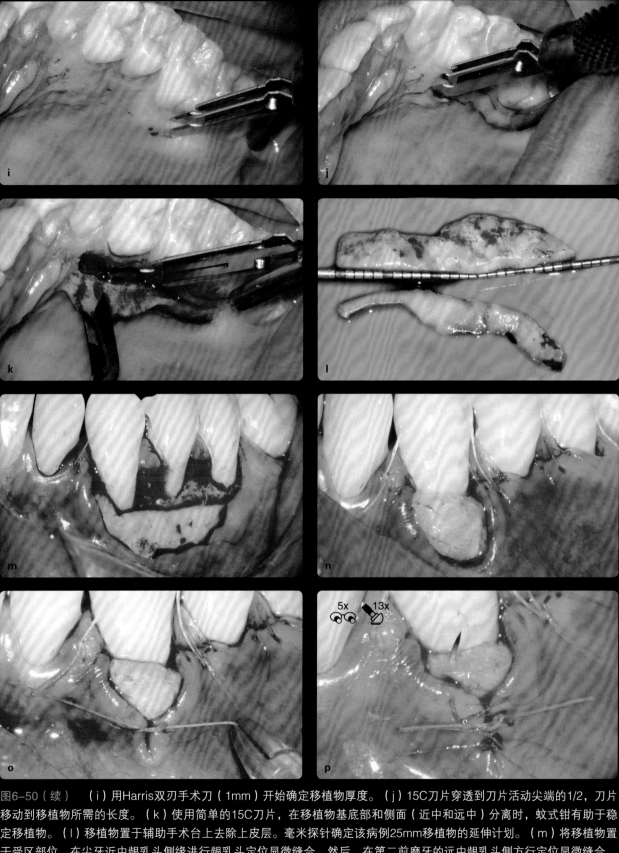

图6-50（续） （i）用Harris双刃手术刀（1mm）开始确定移植物厚度。（j）15C刀片穿透到刀片活动尖端的1/2，刀片移动到移植物所需的长度。（k）使用简单的15C刀片，在移植物基底部和侧面（近中和远中）分离时，蚊式钳有助于稳定移植物。（l）移植物置于辅助手术台上去除上皮层。毫米探针确定该病例25mm移植物的延伸计划。（m）将移植物置于受区部位，在尖牙近中龈乳头侧缘进行龈乳头定位显微缝合。然后，在第二前磨牙的远中龈乳头侧方行定位显微缝合。（n）双龈乳头连续显微缝合细节。（o）龈乳头显微缝合后，在尖牙基底部进行代偿缺损复位显微缝合。（p）皮瓣/移植物对位显微缝合以确定最佳的移植物位置。

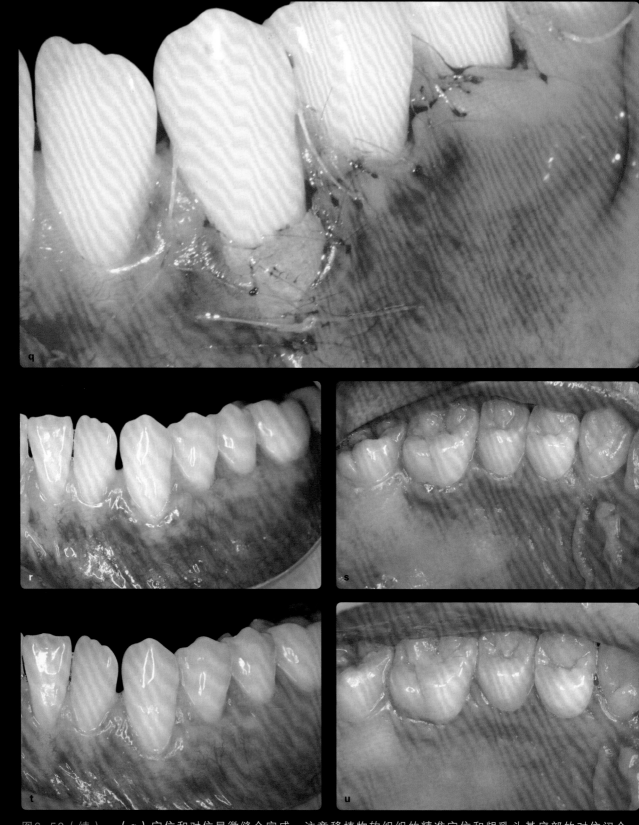

图6-50（续）　　（q）定位和对位显微缝合完成。注意移植物软组织的精准定位和龈乳头基底部的对位闭合。（r）术后15天。瘢痕消失，重建MGL，形成角化组织带。（s）术后15天供区位置。（t）术后30天。（u）供区术后30天，软组织移植迹象消失。

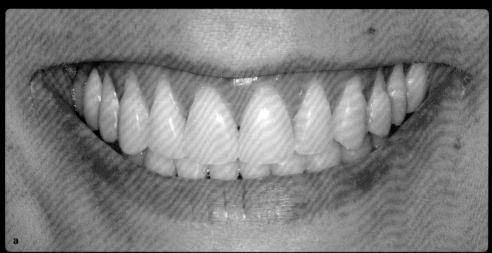

病例
20

牙龈类型

Miller I 类

Cairo RT1

牙周生物
表型
厚龈型

角化龈宽度
0～3mm

牙齿特点

作为移植物
位置的参考

手术计划

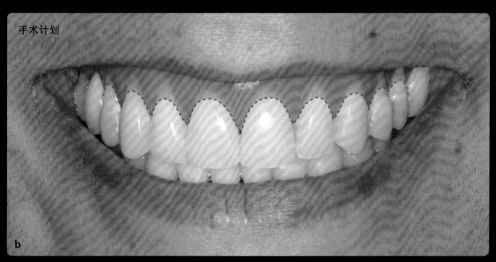

图6-51　（a）初始微笑照。前牙和唇侧牙龈缺损明显，影响和谐的微笑。（b）牙周外科规划。当前牙龈顶点的限制和未来牙龈边缘的投影显示，牙根表面覆盖在病例的解剖限制范围内。

病例20

　　患者为45岁女性，正畸治疗后出现多颗牙齿牙龈退缩（图6-51）。患者主诉微笑时不美观且关注到进展性牙龈退缩；她也明确表示不愿意更换右侧上颌第二前磨牙的烤瓷冠。临床检查为Miller I 类（Cairo RT1）牙龈退缩。牙周生物表型为厚龈型，颈部根方有充填修复，有早期牙龈炎。前牙切缘磨损并且NCCL显示有副功能习惯。在牙周基础治疗和制作一个坚固的夜磨牙𬌗垫后，实施手术计划。

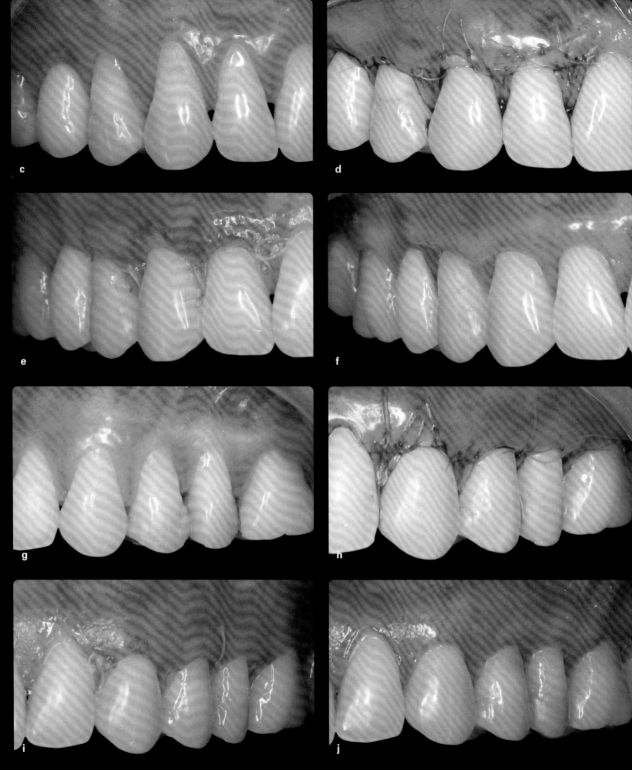

图6-51（续） （c）上颌右象限侧面观显示侧切牙和尖牙牙龈退缩3mm，第一前磨牙牙龈退缩2mm。暴露的牙根中可见复合树脂修复。在术前，去除修复体，并通过新修复体来定位移植物的参考位置。（d）第一次显微手术后即刻。注意结缔组织移植物的定位、对位和精确定位。（e）术后6天拆除显微缝线侧面观，确认手术创口无收缩。（f）术后21天，组织愈合高度与显微手术时相同。（g）上颌左象限侧面观，尖牙和第一前磨牙牙龈退缩3mm，第二前磨牙和第一磨牙牙龈退缩2mm。（h）第二次显微手术后即刻。需要注意的是，显微缝线根据手术计划确定了组织的精确位置。（i）术后6天拆除显微缝线前，组织愈合快且手术创口无收缩。（j）术后14天，没有瘢痕。

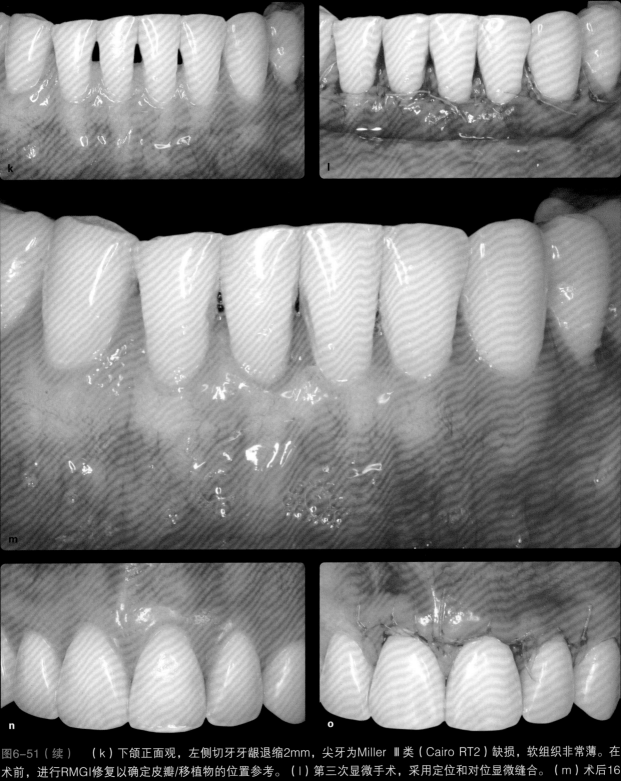

图6-51（续） （k）下颌正面观，左侧切牙牙龈退缩2mm，尖牙为Miller Ⅲ类（Cairo RT2）缺损，软组织非常薄。在术前，进行RMGI修复以确定皮瓣/移植物的位置参考。（l）第三次显微手术，采用定位和对位显微缝合。（m）术后16天。可见较厚的角化组织带形成、根面覆盖和龈乳头改善。（n）上颌前牙正面观显示中切牙和左侧切牙牙龈退缩2mm（No.10）。（o）第四次显微手术，采用定位和对位显微缝合。

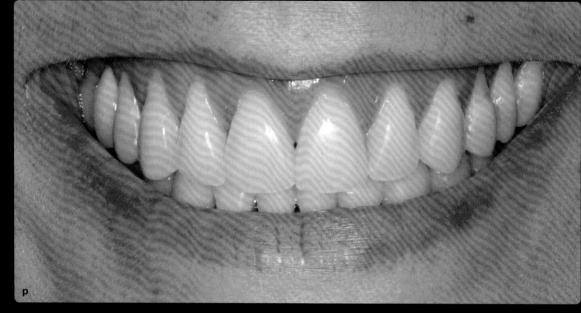

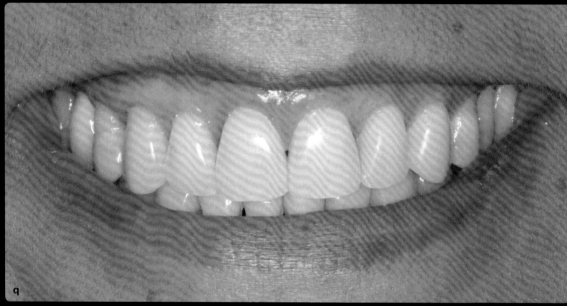

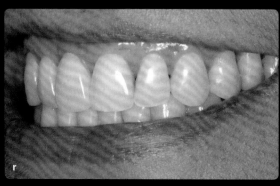

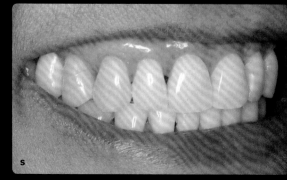

图6-51（续） （p）初始微笑照。（q）微创手术后的微笑照。注意牙冠比例复位后龈缘定点的协调。（r，s）侧方微笑照显示前后牙龈顶点切线的平衡。

S5：种植体周轮廓

　　随着患者审美需求的增加，种植医生和牙周病医生开始寻找与牙周组织特征相近的手术与修复方法（图6-52）。种植体周软组织厚度对种植体修复的美观效果起着决定性的作用。与薄的牙周生物表型相比，厚的牙周生物表型更能抵抗软组织萎缩，更有利于根据种植体位置掩盖修复体组件（及其适应性）[64]。选择的外科手术技术应能使种植体周的薄龈型转化成符合美学特点的较厚龈型。然而，有几个因素影响着种植体周组织的长期厚度。

> 选择的外科手术技术应能使种植体周的薄龈型转化成符合美学特点的较厚龈型。

　　Fu等[65]将种植体三维位置的控制、种植体设计和修复体设计作为指导来确定种植体周黏膜厚度的维持方向。种植体的位置和倾斜角度是确保种植体支持的修复体在美观与功能上获得成功的关键。平台转移设计[66]和减少种植体直径有助于防止骨吸收，同时保持美观。适当的修复体设计可以提供额外的空间来容纳和维持种植体周的软组织。当种植体的位置稍偏向腭部和根尖方时，对于种植体唇侧轮廓曲线更有利。此外，种植体选择和修复体设计的改变提供了软组织重塑，使修复后更美观。

　　修复基台应个性化定制，以再现自然牙的解剖结构。Bichacho和Landsberg[67]强调了利用定制的临时修复体重塑种植体周的软组织来重建颈部轮廓的概念。其他学者[68]提倡使用临时基台，这些基台在后期成形，以真实的转移所获得的种植体周软组织轮廓，并确保永久基台是临时基台的精确复制。条件允许的情况下，氧化锆是首选的材料，因

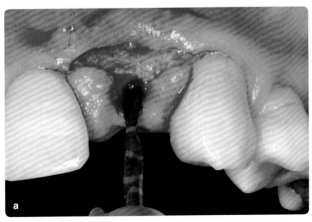
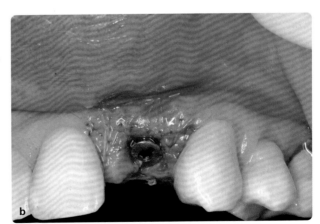

图6-52 （a，b）临床照片显示S5技术期间和之后的软组织。

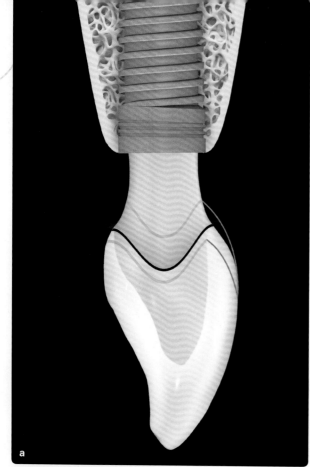

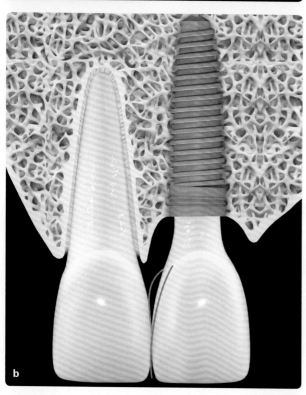

图6-53 （a）颊侧临界区轮廓对牙龈顶点的影响。参照黑线，当轮廓移到颊侧时，种植体周边缘向根方移动，临床牙冠延伸（橙色线）。当轮廓移动到腭/舌侧时，组织边缘位于冠方，临床牙冠缩短（蓝色线）。（b）邻面临界区轮廓对牙冠形状的影响。将接触面定位到颈1/3处时，牙冠形状为方形/矩形（橙色线）。当接触面移到切1/3时，牙冠形状为三角形（蓝色线）。

为它具有良好的生物相容性，特别是与钛基台相比，它减少了牙齿生物膜积累和种植体周炎的发生[69]。在牙支持的修复中有研究显示过凸轮廓会导致牙龈边缘萎缩，而过小轮廓导致更多的牙龈边缘冠向移位[70]。一般来说，种植牙冠的"轮廓过凸和过小轮廓"这两个术语都是随意使用的，缺乏具体的描述来确定基台和修复牙冠的数量与位置。

因此，对于临床常规来说，需要有一个完整定义的方案来制作个性化基台，旨在保存现有的硬组织和软组织。在种植体周轮廓已经存在美学缺陷的情况下，修复体基台的三维设计应该有利于外科手术的初期愈合，并且应该能够提供长期稳定的结果。

临界和亚临界区

Su等[71]定义了种植修复体中直接影响种植体周软组织轮廓美观的两个关键区域。第一个区域被称为临界区轮廓，是基台和牙冠的一个区域，紧邻于种植体周边缘的根方（图6-53）。它沿着修复体的360°圆周，位于冠根方向的1mm范围内。临界区轮廓的颊面决定着种植体周组织边缘的顶点和高度水平，影响着修复体临床牙冠的高度。当该轮廓更接近颊侧时，种植体周边缘向根方移动，临床牙冠延长（图6-53a中的橙色线）。当其更为腭/舌侧时，组织边缘位于冠方，临床牙冠缩短（图6-53a中的蓝线）。邻面临界区轮廓决定了牙冠是三角形还是方形（图6-53b）。在软组织退缩的情况下，临界区轮廓的位置可能会改变，导致种植体周顶点不对称。临床上，临界区轮廓的设计与牙龈结构和种植体支持的临床牙冠解剖结构有关。

第二个区域称为亚临界区轮廓，位于临界区轮廓的根方。定义为从种植体平台到临界区轮廓的距离，有足够的空间容纳软组织。它可以设计

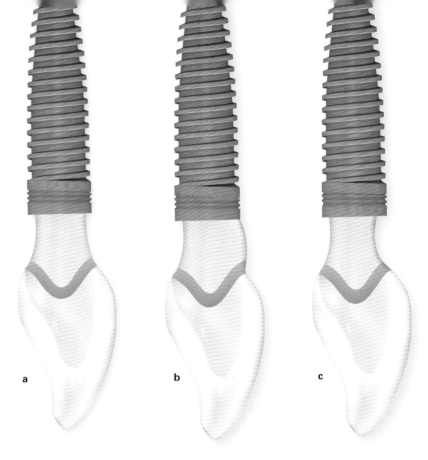

图6-54 亚临界轮廓对种植体周软组织稳定性的影响。（a）平面形：当种植体位置良好（3D）且颊侧软组织厚度良好时（2~3mm）的情况。（b）凸形：当种植体更靠近舌侧时，表明软组织厚度增加（>3mm）。（c）凹形：当种植体位置靠颊侧，软组织厚度减少（<2mm）时。

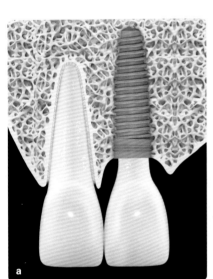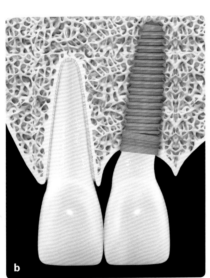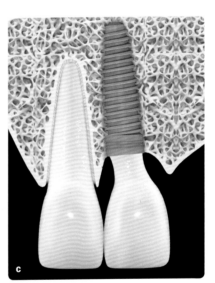

图6-55 邻面亚临界轮廓的影响。（a）平面形：适用于当种植体位于适当的牙齿/种植体距离时（1.5~2.0mm），为了保留龈乳头。（b）凸形：适用于当种植体离邻近牙根较远时，通过增加基台的体积来重建乳头。（c）凹形：适用于当种植体非常靠近邻近牙根时，所产生的空间容纳软组织和保持龈乳头形状。

成一个饱满的、凸的或凹的表面，这取决于临床上需要（图6-54）。颊/腭侧或邻面亚临界区轮廓（凸形或凹形）的改变将引起种植体周组织的不同反应（图6-55），且通过软组织重塑，它们的变化能获得更多良好的美学效果。种植体周软组织的高度（种植体平台边缘）应为

3 ~ 4mm[72-73]。如果种植体平台太浅,这个轮廓将不存在,美学解决方案不可行。另一个严重的并发症是种植体位置过度偏颊侧或腭侧,使得义齿基台不能补偿足够的组织重建。在这些情况下,将是种植体取出的指征。

因此,位于种植体周组织边缘根方1mm的临界轮廓决定了临床冠的形状,并与种植体周软组织结构有关。亚临界轮廓位于临界轮廓的根方,影响着软组织厚度的稳定性、塑形手术的愈合质量、良好的组织刺激,保证了塑形效果的长期维持。

临界或亚临界轮廓改变可以用来改善种植体周软组织美学。

种植体周显微手术

牙周显微整形外科手术[45-48,74-77]在修复牙龈黏膜缺损方面的成功促使这些技术被直接用于种植体周的美学缺陷,如角化组织缺失、龈乳头改变、软组织厚度缺损、种植体周组织过多,以及修复体部件的暴露。在预测种植体周覆盖率和创建适当的角化组织带(厚度和高度)时,建议系统使用SCTG,这已经被确立为牙龈退缩的金标准[7-14]。有时,传统的宏观外科技术(不使用PL或OM)很容易失败,不同的牙龈美学效果并不总是满足患者的期望。除了该技术的复杂过程之外,还必须考虑操作薄组织(<0.8mm厚)[19]的困难,以及这些种植体周皮瓣不能提供足够的移植血液供应的风险。

为了在软组织治疗中获得可预测和满意的效果,牙周组织和种植体周组织之间的生物学差异也应该被考虑。种植体周黏膜胶原纤维的方向与种植体平台表面平行,并起源于骨嵴(图6-56)。接合上皮的长度是健康牙周组织的2倍[78]。另一个显著的区别是,从外科角度来看,由于牙周膜的缺失,种植体周组织的血液供应减少。这些可能是传统种植体周塑形手术(用肉眼和较粗糙的器械进行)的另一个复杂因素,尤其是牙周生物表型较薄的患者。对营养减少的脆弱软组织操作会使移植物血管重建很困难,并会促进组织坏死。

出于这些考虑,显微外科原理的使用提供了技术步骤的精确性(图6-57)、种植体周组织营养的控制和一级愈合的目的,增加了技术困难领域结果和美学需求的可预测性。种植体周组织塑形显微手术可在不同时期进行,以纠正软组织缺损(框6-2)。

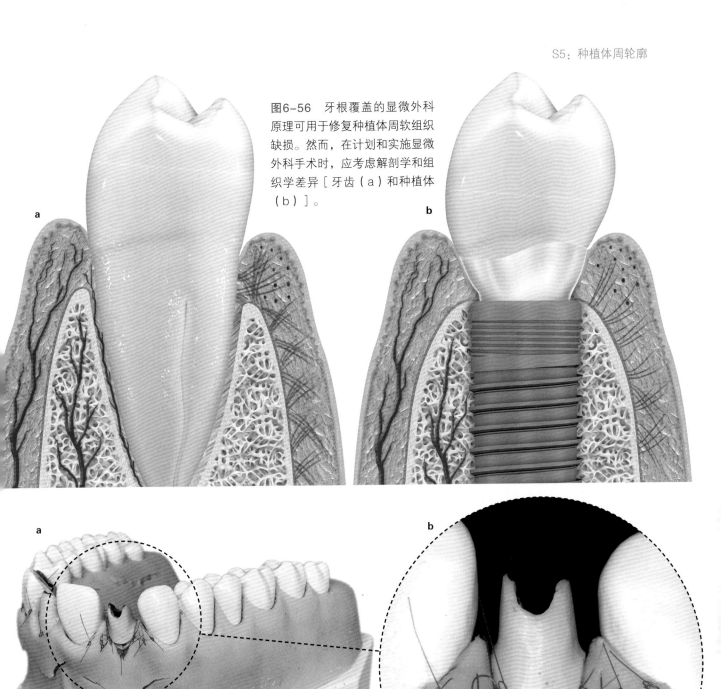

图6-56 牙根覆盖的显微外科原理可用于修复种植体周软组织缺损。然而，在计划和实施显微外科手术时，应考虑解剖学和组织学差异［牙齿（a）和种植体（b）］。

图6-57 （a）在模拟临床手术条件的模型中，对种植体周塑形显微手术的理解和训练得到了更好的发展。（b）提供软组织适应性和稳定性的个性化基台表面进行显微手术的细节。

框6-2 可进行种植体周塑形显微手术的次数

种植体植入前	种植体植入后
• 拔牙前	• 二期手术阶段
• 拔牙时	• 临时冠阶段
• 拔牙后	• 牙冠修复阶段
	• 维护阶段
种植体植入时	

种植体植入前

拔牙前。如果没有细菌感染或炎症，且有预后不确定、重度萎缩和牙周生物表型较薄的牙齿可以在拔牙前进行牙根覆盖术（见第9章）。这种方法可以防止牙龈黏膜缺损的加剧，增加软组织厚度和营养，有利于种植体的植入及最终的骨增量手术。

拔牙时。对于预后不良的牙齿，应采用微创手术，通过显微器械和手术区显微镜。第一切口是沟内切口，目的是只破坏牙周膜纤维，而不需要松弛切口和较大的翻瓣。如果需要更大的手术入路，半月形切口可以用来保持龈乳头的完整性（见病例21）。使用骨膜切开术和微创拔牙挺可以顺利取出牙齿，避免较薄的骨板骨折和周围软组织撕裂伤。这种手术处理，用生物材料填充拔牙窝，以及联合应用SCTG可防止术后软组织萎缩。

拔牙后。对于没有或有很少角化组织的牙槽嵴，在接受大的骨增量手术之前可以用SCTG进行移植，因为皮瓣移动困难，骨形成的营养不足。在骨厚度合适的情况下，软组织提前康复有利于种植体不翻瓣植入。

薄龈型患者甚至有骨缺损，必须在植入种植体的同时行SCTG。

种植体植入时

薄龈型患者甚至有骨缺损，必须在植入种植体的同时行SCTG。即刻临时冠应具有跨黏膜成分（亚临界轮廓区），其将以足够的间隙植入种植体以适应新的组织厚度。这些预防措施将防止最终修复后即刻和后期的种植体周软组织萎缩（见病例23）。

种植体植入后

二期手术阶段。如果种植体在植入过程中被埋入，SCTG可能会显示在瘢痕或临时冠上（见病例22）。

临时冠阶段。种植体周软组织美学缺陷，如萎缩、龈乳头缺损、角化组织不足/薄、牙龈顶点不对称等，通常只有在安放临时冠时才能被发现，因此必须提供容纳SCTG所需的空间，并且要覆盖的基台区域必须暴露（见病例25）。所以，只有在显微手术愈合后，牙冠边缘才应略低于牙龈（0.5~1.0mm）。在没有收缩但有厚度损失的情况下，个性化基台的临界轮廓应位于龈下水平，因为软组织高度已经令人满意。

> 种植体周软组织美学缺陷通常只有在安放临时冠时才能被发现。

牙冠修复阶段。在临床情况下，种植体已经植入在很靠根方，或者当牙冠以螺丝固位时，可以在戴修复体牙冠时进行显微外科手术。因此，愈合后，具有种植体周软组织边缘的美观稳定性和形成较浅的种植体周龈沟的优点，这有利于患者维持口腔卫生。螺丝固位修复体的另一个优点是可以防止残余粘接剂引起的脓肿。

维护阶段。一旦修复体已经就位，解决种植体周软组织缺损的可能性就更加有限，直接取决于修复体的质量。如果临界和亚临界轮廓区设计良好，则有可能通过SCTG显微外科技术获得高度和厚度（见病例24）。在种植体周软组织过多的情况下，只有当牙冠的临界轮廓区足够时，手术复位牙龈顶点才是可行的。否则，牙冠相对于对侧牙将是不对称的。

病例21

患者为25岁女性，上颌左侧中切牙出现4mm牙龈退缩（图6-58）。患者主诉微笑时不美观和担心可能失去前牙。临床检查显示为Miller Ⅰ类（Cairo RT1）牙龈退缩，牙周生物表型为厚龈型，龈缘非常红肿，唇侧探诊深度为3mm，并有局部出血。放射学检查显示牙根外吸收，预后不良。基础牙周治疗后，实施手术计划。

病例
21

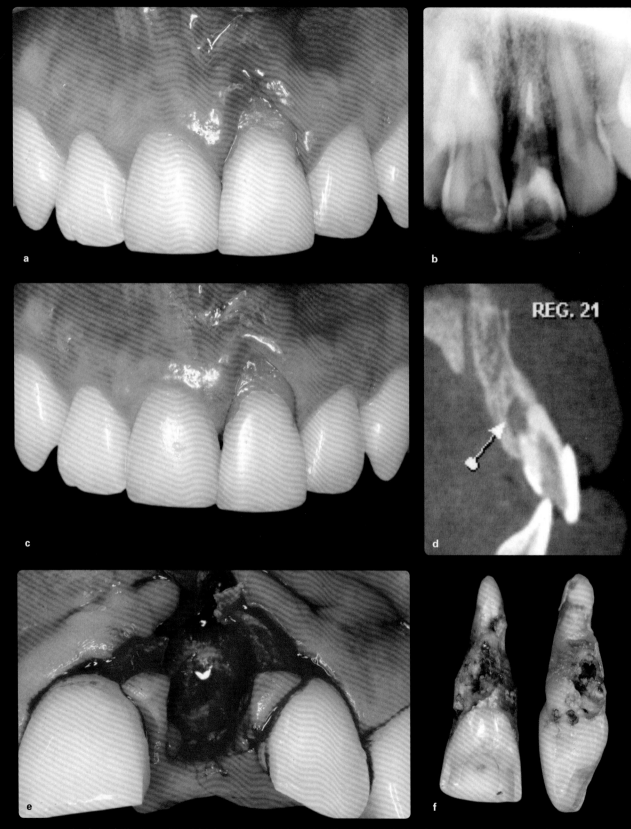

图6-58 （a）初诊视图，上颌左侧中切牙的牙龈顶点显著异常，并且龈缘炎症很重。（b）根尖周X线片显示牙根外吸收严重。（c）经过牙周基础治疗后，进一步确定牙龈退缩情况，有利于显微手术的计划和实施。（d）CBCT显示腭侧低密度影像（牙根吸收）和唇侧骨板缺失。（e）CSM和ASM显微切口后，分离皮瓣，小心拔除上颌左侧中切牙（显微拔除），彻底清理拔牙窝。分离皮瓣有助于保存颊侧残余的薄骨板。（f）拔除的中切牙显示远中和腭侧牙根外吸收的程度。

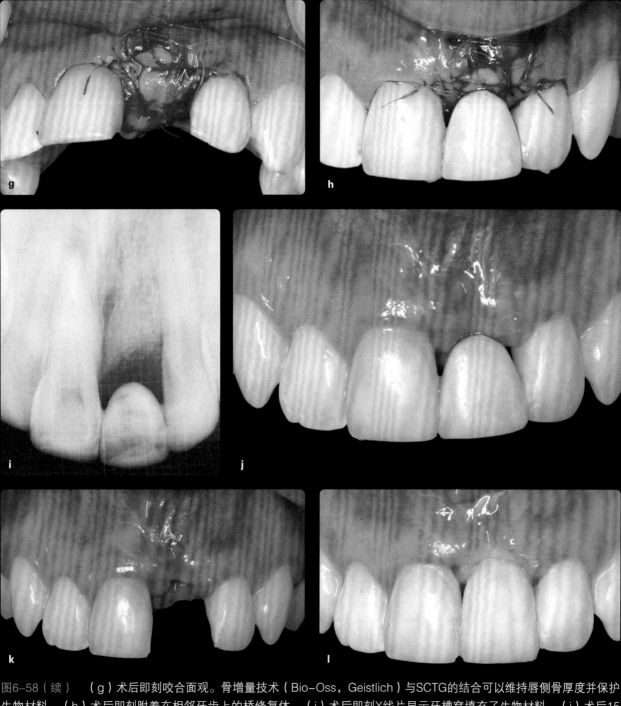

图6-58（续） （g）术后即刻咬合面观。骨增量技术（Bio-Oss，Geistlich）与SCTG的结合可以维持唇侧骨厚度并保护生物材料。（h）术后即刻附着在相邻牙齿上的桥修复体。（i）术后即刻X线片显示牙槽窝填充了生物材料。（j）术后15天。桥修复体有颈部亚临界轮廓。（k）术后15天，桥修复体摘除后。（l）软组织暂时性缺血是由于在桥修复体颈部添加复合树脂维持卵圆形穿龈形态造成的。

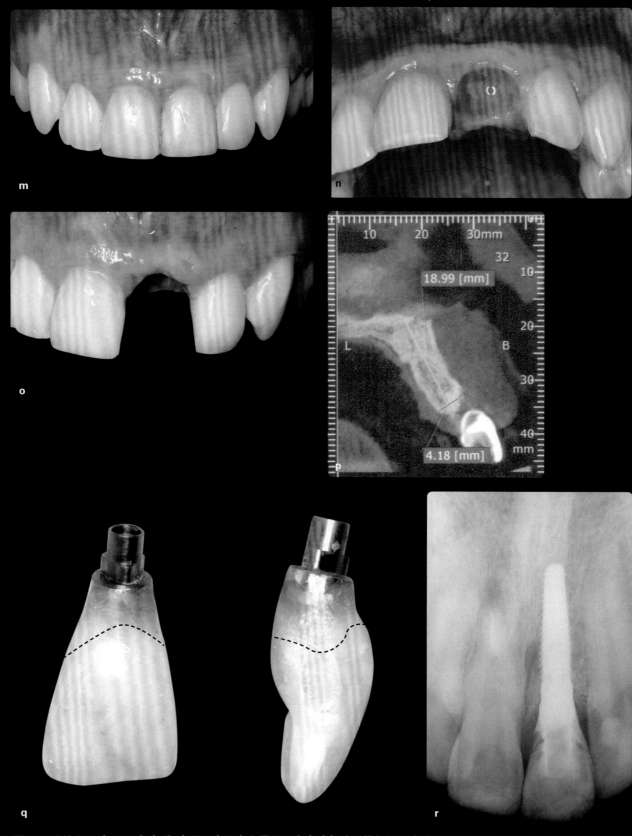

图6-58（续）　（m~o）术后9个月。由于个人原因，患者才复诊。软组织形态表现出良好的龈乳头轮廓，美观的角化组织带和良好的牙齿比例，有利于种植体的不翻瓣种植。（p）CBCT显示颊侧骨板形成令人满意的厚度和高度，利于种植体植入。（q）即刻临时修复体应包含临界和亚临界轮廓区的基本要求，以保存软组织的美学解剖形态。（r）种植体植入和即刻临时冠修复后的根尖周X线片。

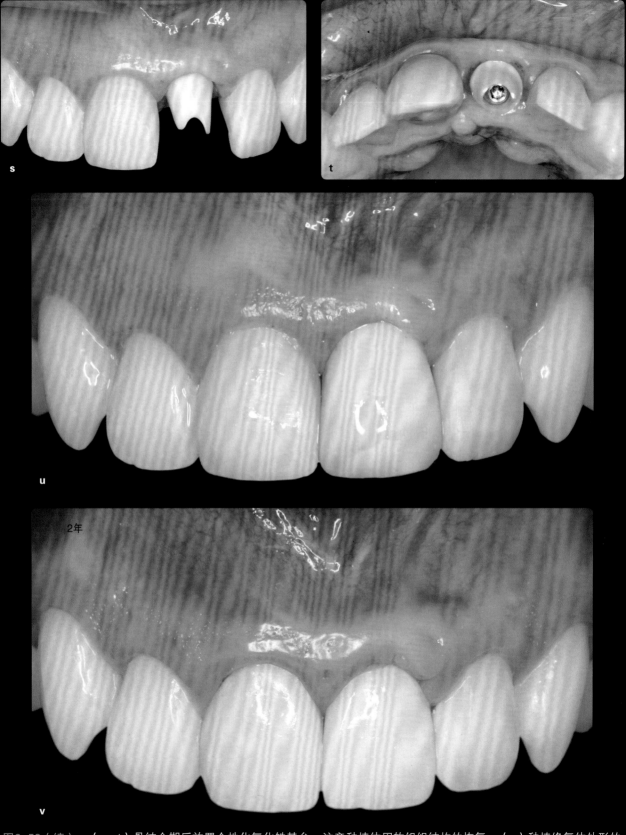

图6-58（续）　（s，t）骨结合期后放置个性化氧化锆基台。注意种植体周软组织结构的恢复。（u）种植修复体外形的牙齿比例和美学效果正面观，依旧临时冠阶段。（v）术后2年视图，安装烤瓷冠。

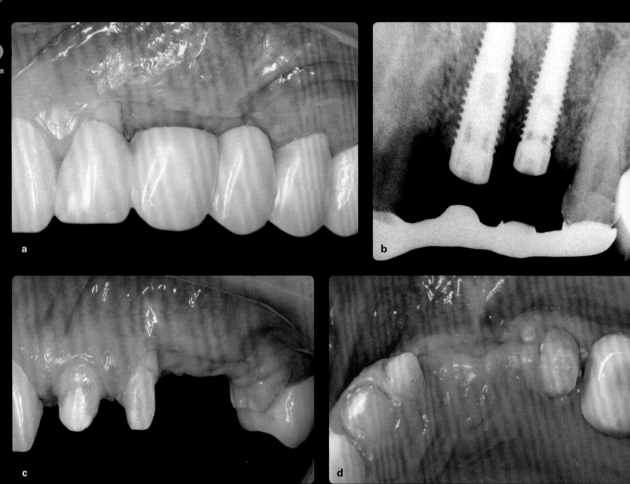

图6-59 （a）侧切牙至第二前磨牙的临时冠。侧切牙Miller Ⅲ类（Cairo RT2）牙龈退缩并且种植体颊侧牙龈厚度明显不足。（b）根尖X线片显示在尖牙（直径4.3mm）和第一前磨牙（直径3.3mm）的种植体位置。（c）没有临时冠，可以更好地评估牙周和种植体周组织的缺损程度。（d）咬合面观显示在尖牙和第一前磨牙部位种植体周缺乏角化龈组织。

病例22

　　患者为45岁男性，上颌左侧侧切牙牙龈退缩3mm，远中龈乳头丧失，尖牙和第一前磨牙种植体颊侧牙龈厚度不足（图6-59）。患者主诉烤瓷牙冠修复完成以后长时间牙齿的美观问题。临床检查种植体周骨厚度明显不足（颊侧仅2mm），侧切牙牙龈退缩确定为Miller Ⅲ类（Cairo RT2），原因是中间龈乳头缺损。缺损邻近区域探诊深度较浅，牙周生物表型为厚龈型。在基础牙周治疗并制作坚固夜磨牙𬌗垫后，实施手术计划。

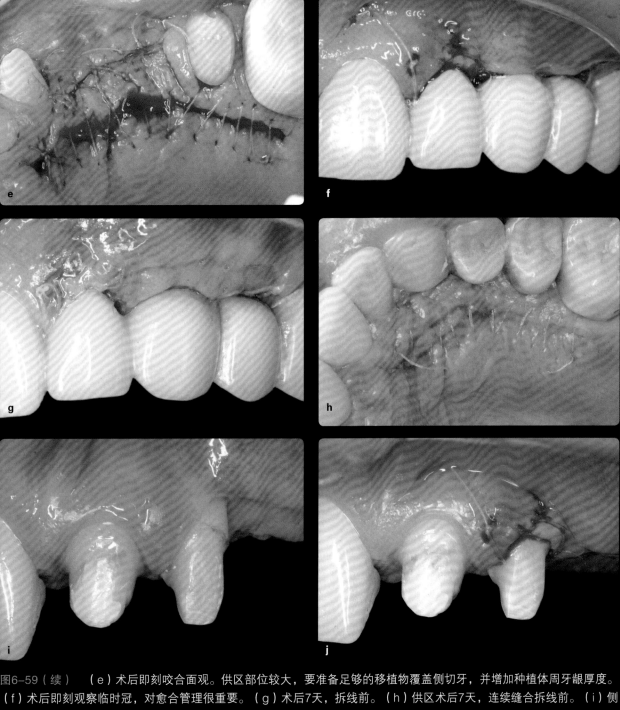

图6-59（续） （e）术后即刻咬合面观。供区部位较大，要准备足够的移植物覆盖侧切牙，并增加种植体周牙龈厚度。（f）术后即刻观察临时冠，对愈合管理很重要。（g）术后7天，拆线前。（h）供区术后7天，连续缝合拆线前。（i）侧切牙的初始详细视图。（j）术后即刻观，显示侧切牙的覆盖和远中龈乳头的形成。

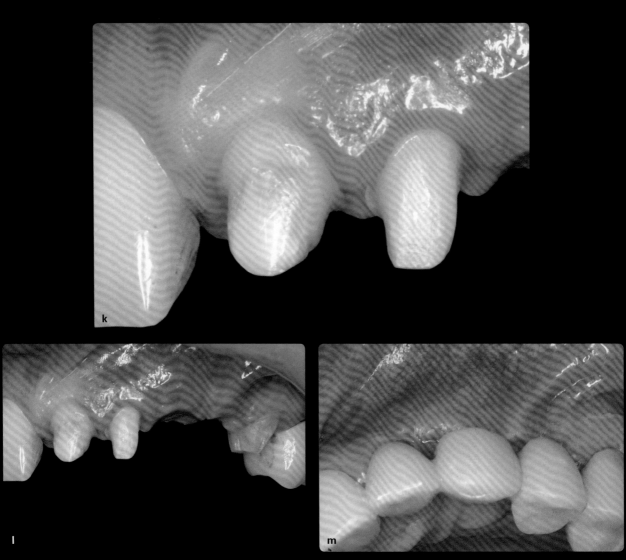

图6-59（续） （k）术后30天，注意完整的根覆盖和远中龈乳头形成。（l）临时冠引导软组织重塑。（m）戴有临时冠的咬合面观显示种植体周软组织形成。

病例23

　　患者为51岁男性，上颌左侧中切牙缺失（图6-60）。患者主诉希望行种植冠修复，其遵循相邻牙齿的美学特性。临床检查，应注意，缺牙区颊侧厚度缺少2mm，并且上颌左侧尖牙位于侧切牙的位置。牙周生物表型为厚龈型，龈沟较浅，没有探测出血。影像学检查（根尖片和CBCT）显示种植体植入有足够骨高度和厚度。在术前口腔预防后，实施手术计划。

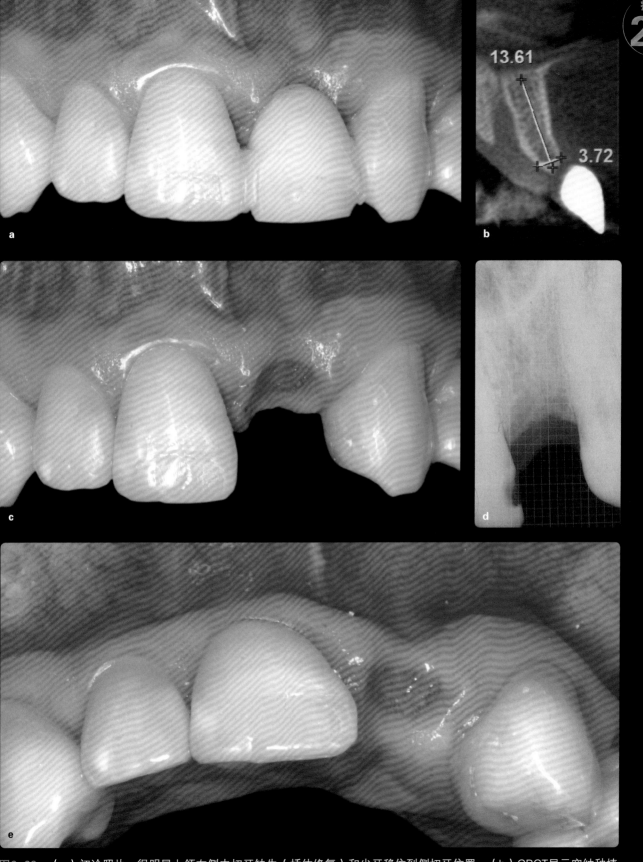

图6-60 （a）初诊照片，很明显上颌左侧中切牙缺失（桥体修复）和尖牙移位到侧切牙位置。（b）CBCT显示容纳种植体的骨高度和厚度。（c）拆除桥修复体后，近、远中龈乳头明显，但颊侧软组织轮廓缺失。（d）根尖周X线片显示完整的牙槽嵴。（e）咬合面观，很明显颊侧厚度缺少2mm。

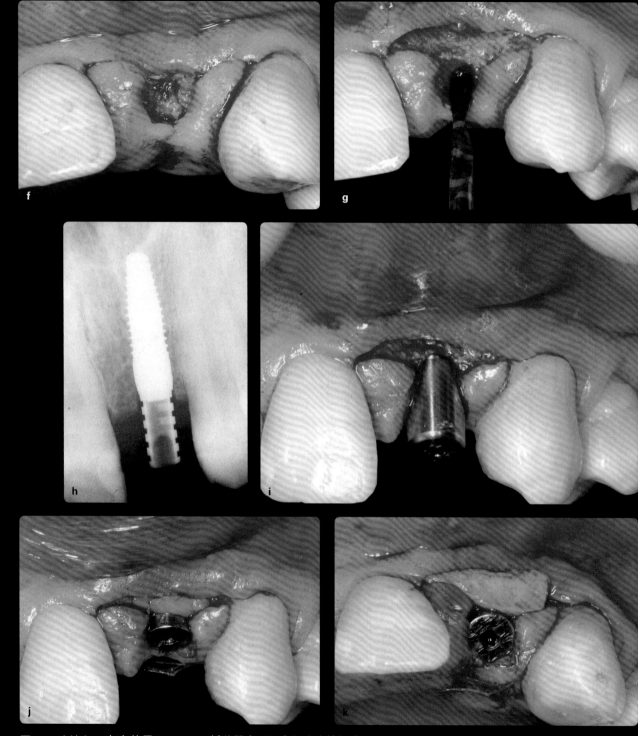

图6-60（续）　（f）使用Castroviejo拆装器在近远中龈乳头基部进行CSM显微切口，以获得良好的手术入口并确定SCTG界限。在与钻穿孔相对应的区域，做一个全瓣的小圆形切口。（g）用6961显微刀片进行微创翻瓣后，开始用钻按照顺序预备种植窝。（h）根尖周X线片显示种植体植入效果满意。（i）安放愈合基台，开始SCTG。（j）SCTG分为两部分。较小的部分缝合在缺陷最凹的区域。（k）较大的部分从近中龈乳头中心向远中龈乳头中心延伸。

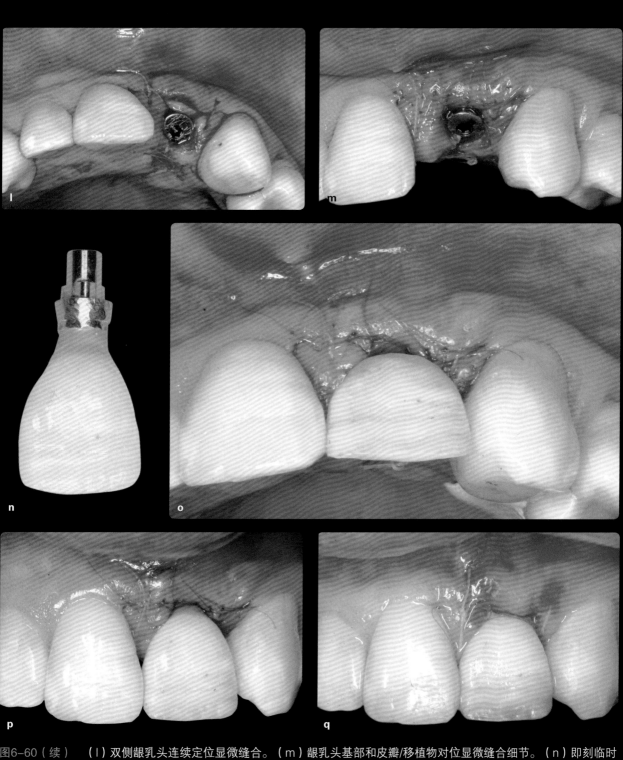

图6-60（续） （l）双侧龈乳头连续定位显微缝合。（m）龈乳头基部和皮瓣/移植物对位显微缝合细节。（n）即刻临时冠修复，同时完成种植体周显微塑形手术。重要的是，亚临界轮廓区与移植物表面相接触。（o，p）术后即刻，牙冠就位。（q）拆除缝线前6天。

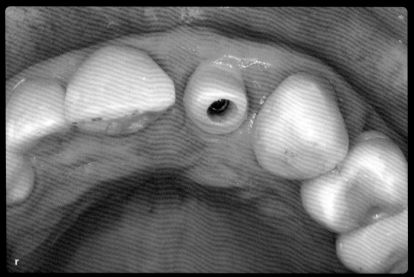

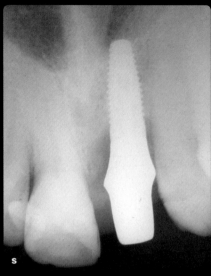

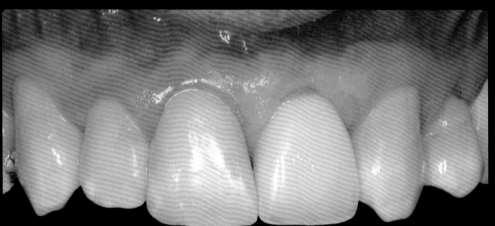

图6-60（续） （r）术后6个月安装个性化氧化锆基台。注意唇侧软组织的厚度适当。（s）根尖周X线片显示氧化锆基台就位。（t）粘接牙冠照片。（u）术后5年，复查显微手术修复后种植体周组织厚度维持良好。

观看视频

5年

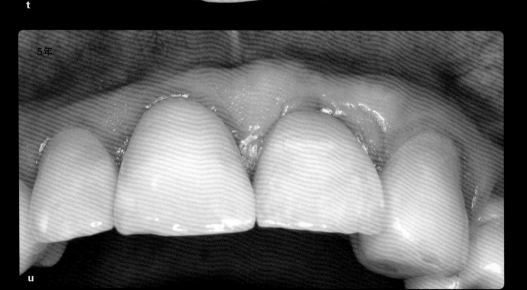

病例
24

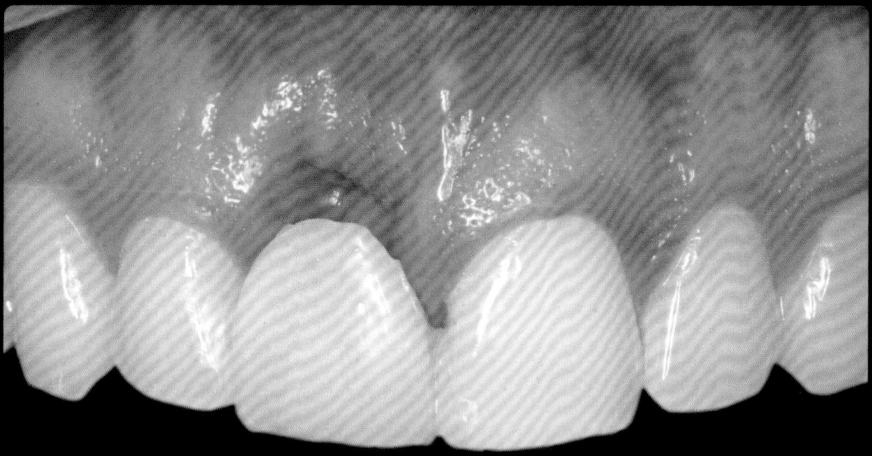

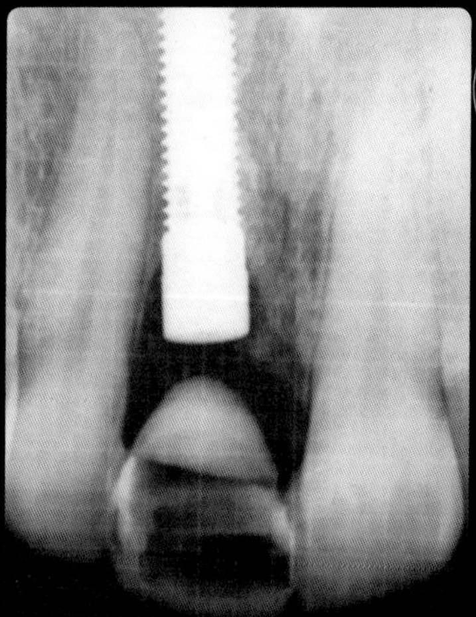

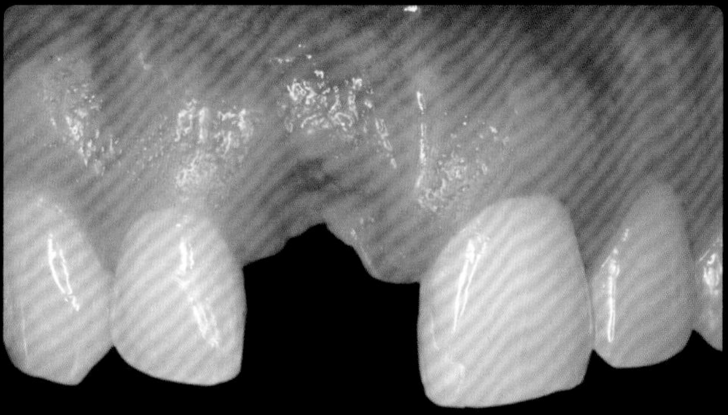

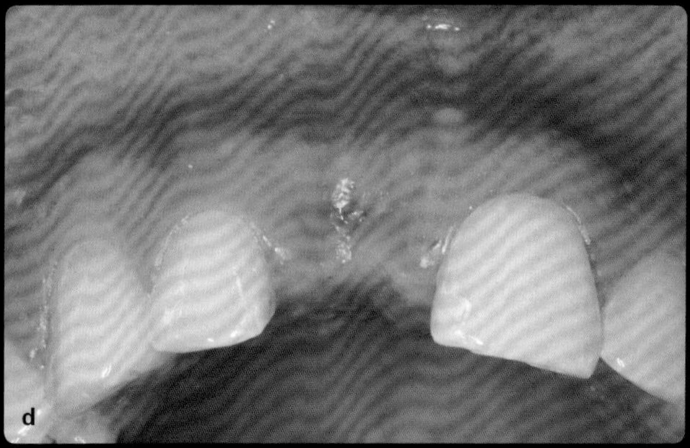

a b c d

图6-61 （a）初诊照片显示种植体部位（上颌右侧中切牙）软组织轮廓缺失。（b）种植体的根尖周X线片，种植体植入于根尖，靠近侧切牙根附近。（c，d）桥体摘除后的外观显示软组织的高度和厚度减少。

病例24

患者为43岁男性，上颌右侧中切牙种植体基台埋于软组织内，固定桥与邻牙连接（图6-61）。根尖周X线片显示种植体位于较根方，接近侧切牙牙根的中间1/3。临床检查显示牙周生物表型为厚龈型，种植体唇侧软组织高度和厚度均有丧失。龈沟较浅，龈缘有炎症，探诊出血。牙周基础治疗后，实施手术计划。

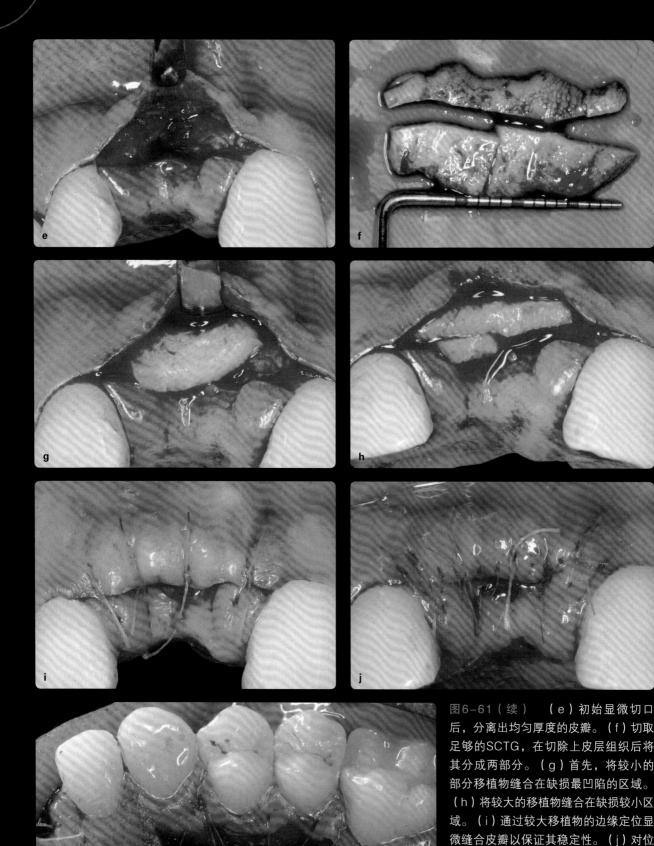

图6-61（续）　（e）初始显微切口后，分离出均匀厚度的皮瓣。（f）切取足够的SCTG，在切除上皮层组织后将其分成两部分。（g）首先，将较小的部分移植物缝合在缺损最凹陷的区域。（h）将较大的移植物缝合在缺损较小区域。（i）通过较大移植物的边缘定位显微缝合皮瓣以保证其稳定性。（j）对位显微缝合促进皮瓣对接紧密闭合。（k）在供区部位，连续显微缝合有助于皮瓣关闭及血凝块稳定。

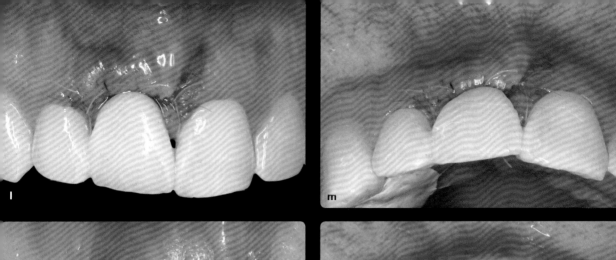

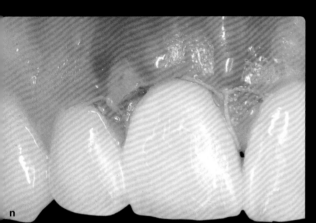

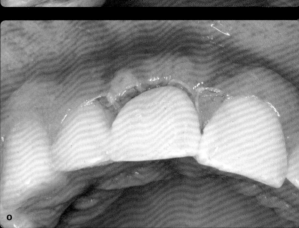

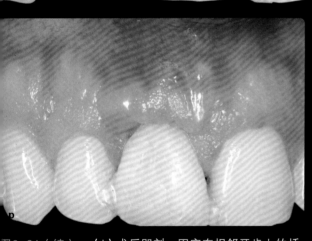

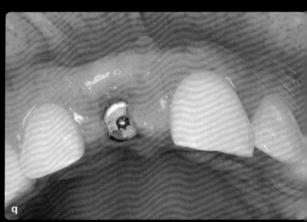

图6-61（续） （l）术后即刻。固定在相邻牙齿上的桥
修复体颈部形状呈卵圆形，以引导组织愈合。（m）术后
即刻咬合面观。唇侧软组织厚度获得重建。（n，o）术后
5天，拆线前，手术创口没有收缩。（p）术后30天，右侧
中切牙种植体周软组织水平与左侧中切牙牙龈顶点一致。
（q）术后2个月咬合面观。靠近愈合基台的卵圆形桥体为
印模提供了必要的暴露条件。（r）瘢痕愈合及移除基台取
印模后咬合面观。　　　　　　　　　　　　→

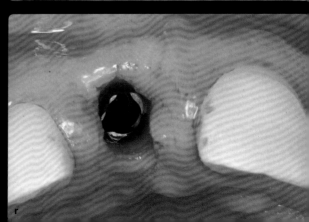

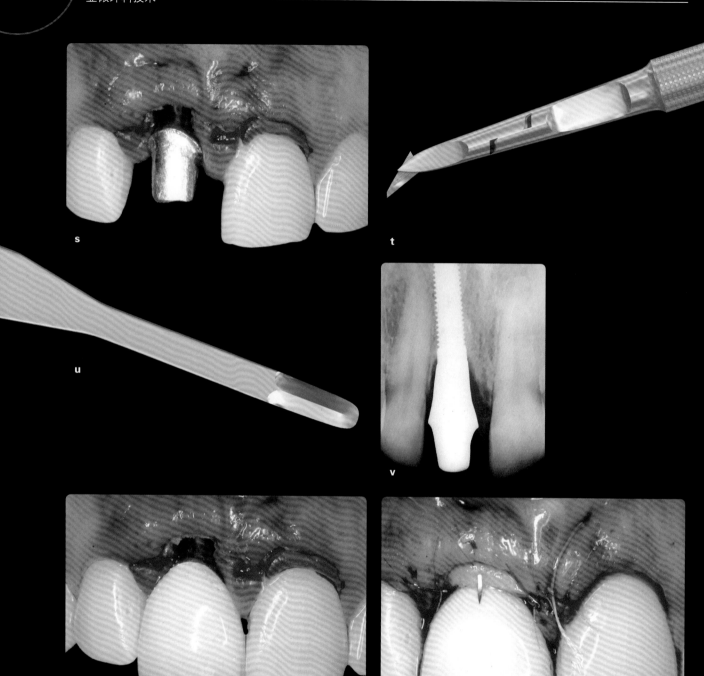

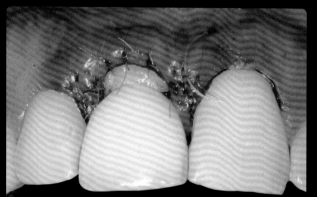

图6-61（续）（s）安装无菌个性化钛基台。CSM显微切口，显微切口改变左侧中切牙牙龈顶点［Castroviejo刀（t）］、微创分离皮瓣［6961显微刀片（u）］。（v）安装个性化钛基台后的根尖周X线片。因为种植体的位置偏根尖方向，钛基台的选择提供了更大的强度。（w）粘接临时冠。（x）定位和对位显微缝合龈乳头基底部后，进行皮瓣/移植物对位显微缝合。（y）显微缝合完成。

图6-61（续）（z）术后40天，患者冠修复完成。（aa）种植体周微创塑形手术后5年牙龈和种植体周顶点的水平相协调且龈乳头完整。

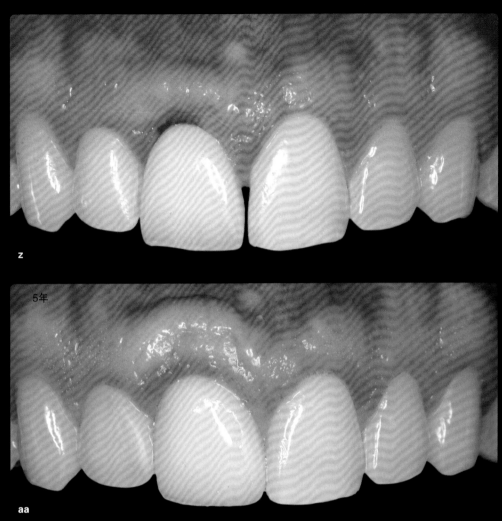

z

5年

aa

病例25

患者为35岁女性，左侧中切牙为种植体（图6-62）。患者主诉要求提高微笑时的美观。在临床检查中，种植体的颊侧明显有2mm的牙龈退缩和2mm的组织厚度缺损，并且由于右侧中切牙临床牙冠缩短，左侧中切牙软组织萎缩，导致前牙区牙龈与种植体周软组织顶点不对称。种植体已经制作个性化氧化锆基台和粘接临时冠。牙周生物表型为厚龈型，龈沟较浅，探诊未见出血。根尖周X线片显示种植体近远中和冠根向位置良好。术前口腔预防后实施手术计划。

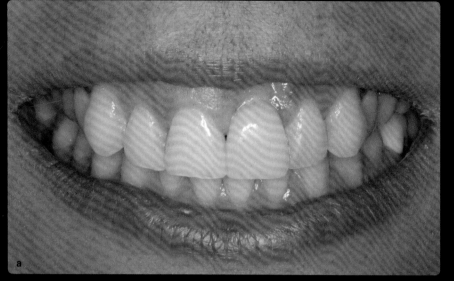
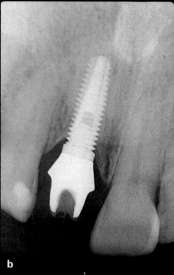
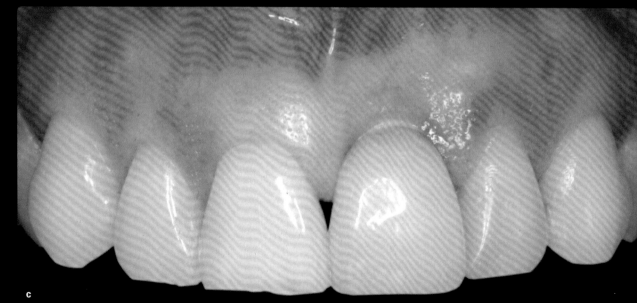

图6-62 （a）初诊微笑照显示中切牙临床牙冠的不对称和牙龈与种植体周软组织顶点不对称，使微笑时不美观。（b）种植部位（上颌左侧中切牙）的根尖周X线片，个性化氧化锆基台和临界、亚临界轮廓区已经确定。（c）手术计划应考虑SCTG覆盖左侧中切牙和侧切牙，行左侧中切牙部位软组织增量并同时延长右侧中切牙临床牙冠。

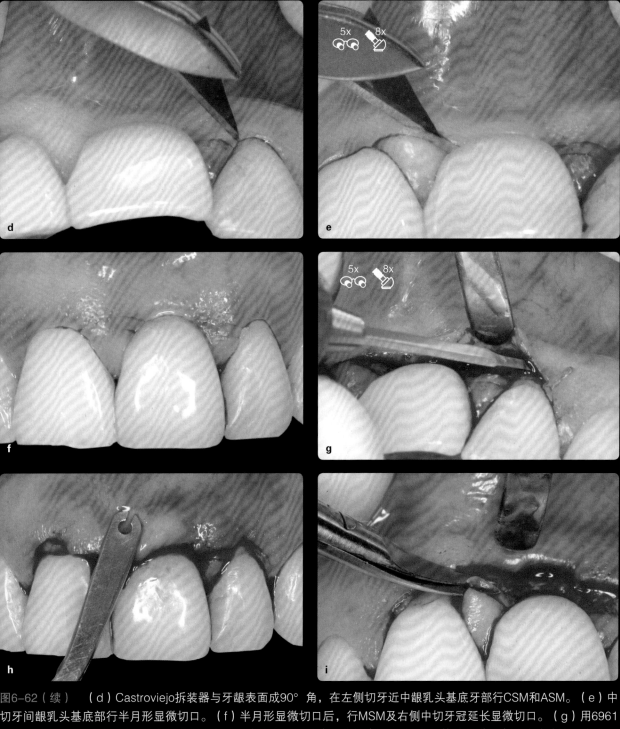

图6-62（续） （d）Castroviejo拆装器与牙龈表面成90°角，在左侧切牙近中龈乳头基底牙部行CSM和ASM。（e）中切牙间龈乳头基底部行半月形显微切口。（f）半月形显微切口后，行MSM及右侧中切牙冠延长显微切口。（g）用6961显微刀片和组织牵引器对皮瓣进行微创分离成厚度均匀、活动度充分的皮瓣。（h）用蚊式钳进行皮瓣移动试验。（i）用微创剪刀去除CSM和ASM之间的组织。

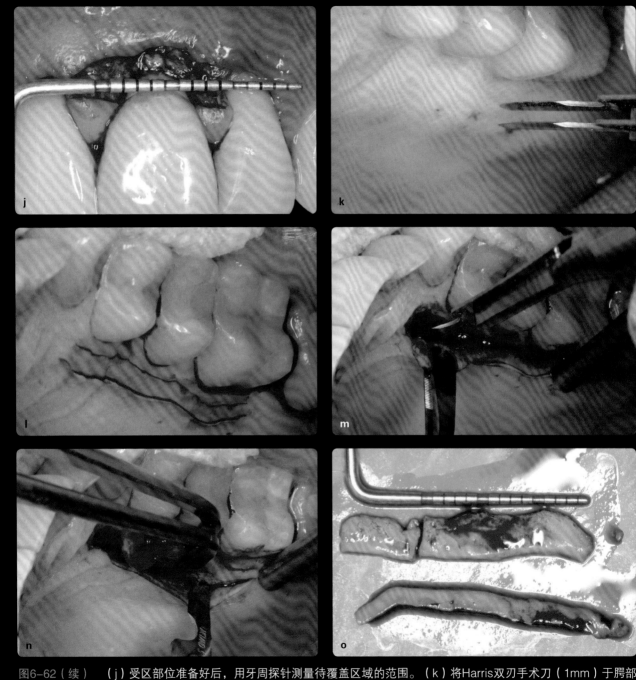

图6-62（续）　（j）受区部位准备好后，用牙周探针测量待覆盖区域的范围。（k）将Harris双刃手术刀（1mm）于腭部行初始切口。当移植物的厚度被校准到1mm时，必须使移植物部位的厚度增加1倍才足够。（l）Harris双刃手术刀初始切口后。（m）用15C刀片和蚊式钳将移植物基部和两侧分开。（n）15C刀片切断连接移植物的最后一根纤维。注意Fraser吸引器的尖端位于切口的开始位置。（o）将移植物转移到辅助手术台上，用15C刀片去除上皮层。注意：将扩展较大的移植物分为两部分，以增加受体区的厚度。

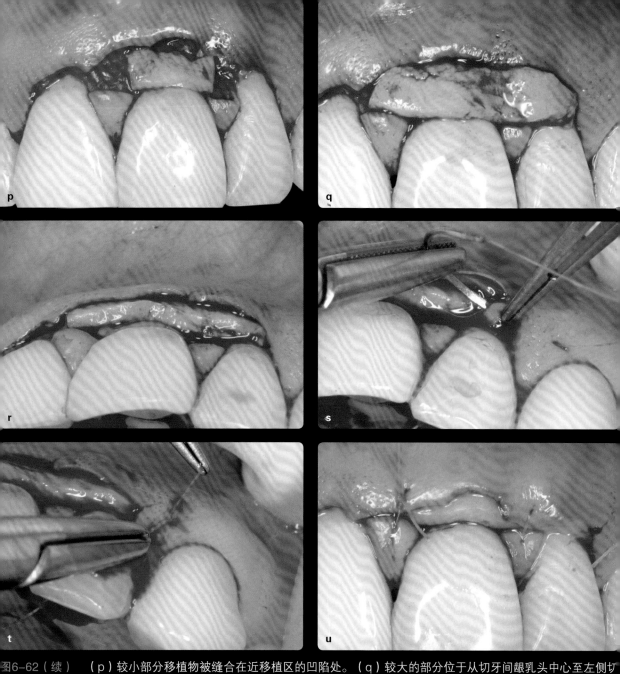

图6-62（续） （p）较小部分移植物被缝合在近移植区的凹陷处。（q）较大的部分位于从切牙间龈乳头中心至左侧切牙远中龈乳头中心。（r）咬合面观显示第2层移植物厚度。注意半月形显微切口的准确性。（s）开始龈乳头侧方定位显微缝合。（t）接着缝合针从龈乳头尖端附近穿出，打外科结。（u）进行双龈乳头连续定位显微缝合。

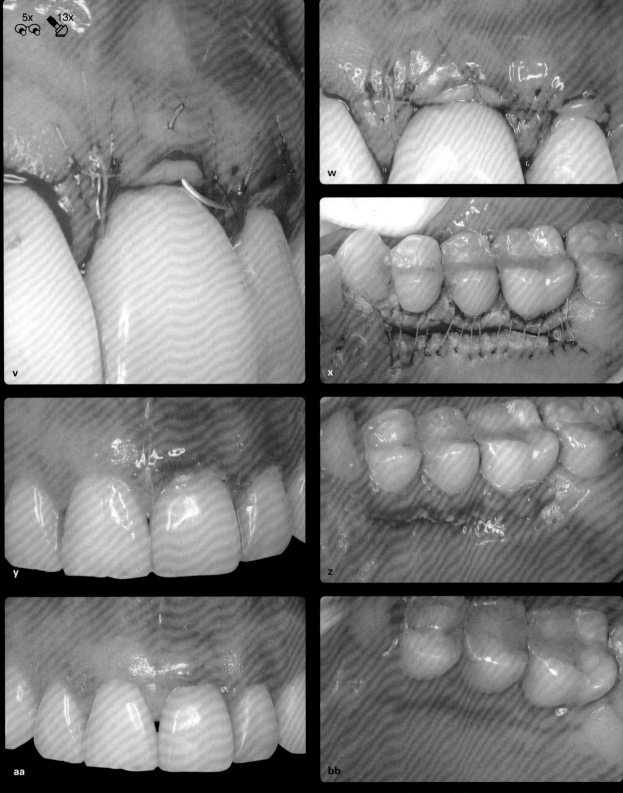

图6-62（续）　（v）龈乳头基底部对位显微缝合后，开始皮瓣/移植物显微缝合（8-0缝线和5mm针）。（w）受区部位术后即刻。（x）供区部位术后即刻。注意连续显微缝合。（y）术后7天拆线前。（z）拆线后7天供区。（aa）术后14天，与术后即刻相比，没有发生创口的愈合收缩，软组织边缘没有移动。（bb）术后14天供区。高质量和高速度愈合，几乎没有移植迹象。

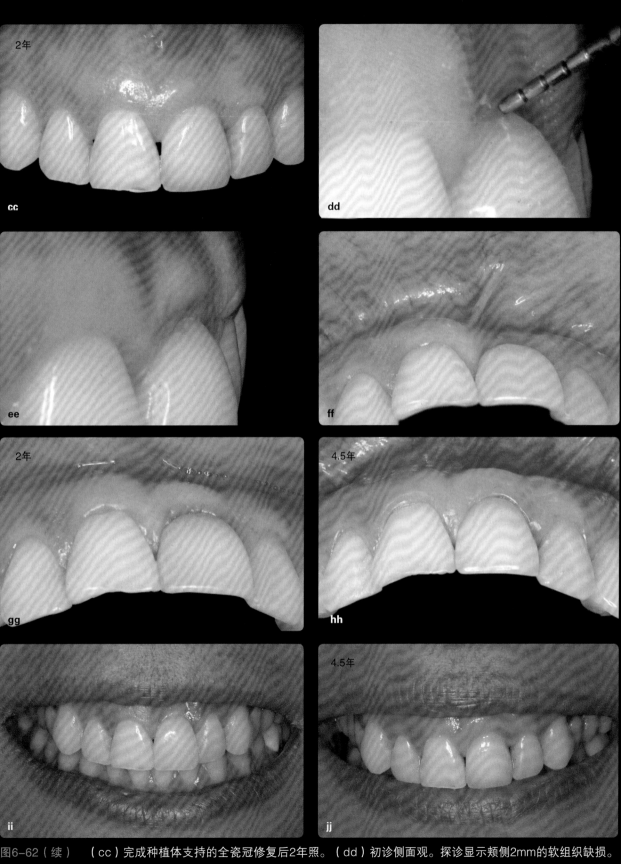

图6-62（续） （cc）完成种植体支持的全瓷冠修复后2年照。（dd）初诊侧面观。探诊显示颊侧2mm的软组织缺损。（ee）显微手术后3个月的侧面观，仍保留临时冠。（ff）初诊咬合面观。（gg）显微手术后2年咬合面观。（hh）显微手术后4.5年的咬合面观。注意种植体周组织厚度和牙龈顶点轮廓的稳定性。（ii）初诊微笑照。（jj）最终修复微笑照。

术前护理

拟进行牙周/种植体周软组织显微外科手术塑形的患者应保持身体健康并且牙周健康可控。显微外科手术的基本要求包括以下内容：

拟进行牙周/种植体周软组织显微外科手术塑形的患者应保持身体健康并且牙周健康可控。

- **所有患者的牙周基础治疗**：根据牙周病的诊断，进行适当的治疗。牙周炎患者应提前行非手术治疗，必要时行外科手术治疗。牙龈炎患者应根据病情的严重程度进行非手术治疗。没有牙周病的患者应在术前1周进行预防和口腔卫生咨询。因此，符合塑形手术条件的患者应处于牙周支持治疗阶段，控制牙周危险因素，适当地使用机械方法控制口腔生物膜（牙刷/牙线），并具有合格的全身条件
- **辅助检查**：即使是全身系统健康状况良好的患者，也应进行全血细胞计数、凝血试验和糖化血红蛋白检查
- **氯己定漱口**：所有患者术前2天用0.12%氯己定溶液漱口，每天2次
- **药物治疗**：有全身风险疾病的患者应采用抗生素预防，包括单剂量的类固醇抗炎药（皮质类固醇）和镇痛药

术后护理

在大多数情况下，牙周塞治剂只用于腭部的连续显微缝合。尽管牙周塞治剂会延缓愈合，但是患者在术后最初几小时内会感觉相对舒适。进行牙周/种植体周显微塑形手术的患者需要严格遵守术后医嘱。这些预防措施直接影响牙/种植体根面覆盖水平和质量（愈合模式）。与常规手术相比，显微外科手术患者的术后不适更轻。因此，建议助手在术后第一天进行随访（通过电话或电子邮件）。应该以书面或电子邮件的形式，强调以下几点：

- 手术当天在显微外科手术邻近区域冰敷
- 术区勿刷牙
- 每天用0.12%氯己定溶液漱口2次
- 勿使用手术侧咀嚼
- 停止体育活动5天
- 术后第三天或按照医嘱，恢复手术部位的常规刷牙

缝线应在术后5～6天拆除。在第二周和第三周，应该用刮治器去除牙齿生物膜。从第三周开始，将决定愈合阶段是否允许在手术区恢复定期刷牙，并随后暂停氯己定冲洗。术后第四周至第二个月应加强口腔卫生指导。因此，应根据个人牙周危险因素，建议患者在约定时间进行牙周支持治疗。

最后考虑事项

显微外科手术方案是基于特定的生物学原理和技术，以使放大视野的优势在牙周手术中获得一致的手术效果。这些技术必须严格遵守显微切口和显微缝合原则，因为如果打破了技术规则，那么所获得的临床结果并不比传统技术好多少。

对于美学要求高的患者，手术的目标应该是获得完整的牙根/种植体覆盖，无瘢痕，手术部位颜色美观，质地自然。软组织操作对牙周及种植体塑形手术的成功也至关重要，因为它直接影响到创口的愈合。从切口轮廓、皮瓣设计到创口闭合，精准的手术过程应注重获得最佳的血液供应以及良好的创口稳定性。

半月形微创创口的设计能够保留龈乳头，为缝合针的通过留出空间，并准确地接合皮瓣边缘。显微外科手术中，移植物的位置遵循美学原则，部分厚度的皮瓣组织和骨膜具有营养功能。定位微创缝合的目的是定位皮瓣的边缘。将移植物稳定在计划的牙根/种植体覆盖水平，并消除组织张力。对位显微缝合是定位显微缝合的补充，目的是牙在龈乳头基底部紧密接合皮瓣边缘，并保证移植物在未来牙龈/种植体周软组织顶点建立在准确位置。牙周显微塑形手术在修复牙龈黏膜缺损方面的成功也推动了这些技术在修复种植体周美学缺损的应用。

基于所有这些考虑，显微外科手术原则为牙周手术的良好愈合效果提供了精准性、可控性和可预测性。

外科技术进步但生物学原理
不会变。
——Glécio Vaz de Campos[79]

参考文献

[1] Wennström JL. Consensus report. Mucogingival therapy. Ann Periodontol 1996;1:671–701.

[2] Miller PD Jr. Root coverage with the free gingival graft. Factors associated with incomplete coverage. J Periodontol 1987;58:674–681.

[3] Kerner S, Sarfati A, Katsahian S, et al. Qualitative cosmetic evaluation after root-coverage procedures. J Periodontol 2009;80:41–47.

[4] McGuire MK, Scheyer ET, Gwaltney C. Commentary: Incorporating patient-reported outcomes in periodontal clinical trials. J Periodontol 2014;85:1313–1319.

[5] Zucchelli G, Testori T, De Sanctis M. Clinical and anatomical factors limiting treatment outcomes of gingival recession: A new method to predetermine the line of root coverage. J Periodontol 2006;77:714–721.

[6] Harris RJ. The connective tissue and partial thickness double pedicle graft. A predictable method of obtaining root coverage. J Periodontol 1992;63:477–486.

[7] Chambrone L, Sukekava F, Araújo MG, Pustiglioni FE, Chambrone LA, Lima LA. Root-coverage procedures for the treatment of localized recession-type defects: A Cochrane systematic review. J Periodontol 2010;81:452–478.

[8] Chambrone L, Faggion CM Jr, Pannuti CM, Chambrone LA. Evidence-based periodontal plastic surgery: An assessment of quality of systematic reviews in the treatment of recession-type defects. J Clin Periodontol 2010;37:1110–1118.

[9] Chambrone L, Pannuti CM, Tu YK, Chambrone LA. Evidence-based periodontal plastic surgery. II. An individual data meta-analysis for evaluating factors in achieving complete root coverage. J Periodontol 2012;83:477–490.

[10] Pini-Prato GP, Nieri M, Pagliaro U, et al. Surgical treatment of single gingival recessions: Clinical guidelines. Eur J Oral Implantol 2014;7:9–43.

[11] Chambrone L, Tatakis DN. Periodontal soft tissue root coverage procedures: A systematic review from the AAP regeneration workshop. J Periodontol 2015;86(suppl 2):S8–S51.

[12] Cairo F. Periodontal plastic surgery of gingival recessions at single and multiple teeth. Periodontol 2000 2017;75:296–316.

[13] Chambrone L, Pini Prato GP. Clinical insights about the evolution of root coverage procedures: The flap, the graft, and the surgery. J Periodontol 2019;90:9–15.

[14] Chambrone L, de Castro Pinto RCN, Chambrone LA. The concepts of evidence-based periodontal plastic surgery: Application of the principles of evidence-based dentistry for the treatment of recession-type defects. Periodontol 2000 2019;79:1–26.

[15] Zuhr O, Rebele SF, Cheung SL, Hürzeler MB. Surgery without papilla incision: Tunneling flap procedures in plastic periodontal and implant surgery. Periodontol 2000 2018;77:54–64.

[16] Staffileno H. Significant differences and advantages between the full thickness and split thickness flaps. J Periodontol 1974;45:421–425.

[17] Fickl S, Kebschull M, Schupbach P, Zuhr O, Schlagenhauf U, Hürzeler MB. Bone loss after full-thickness and partial-thickness flap elevation. J Clin Periodontol 2011;38:157–162.

[18] Mörmann W, Ciancio SG. Blood supply of human gingiva following periodontal surgery. A fluorescein angiographic study. J Periodontol 1977;48:681–692.

[19] Baldi C, Pini-Prato G, Pagliaro U, et al. Coronally advanced flap procedure for root coverage. Is flap thickness a relevant predictor to achieve root coverage? A 19-case series. J Periodontol 1999;70:1077–1084.

[20] Zuhr O, Hürzeler MB. Incisions, flap designs, and suture techniques. In: Zuhr O, Hürzeler MB (eds). Plastic-Esthetic Periodontal and Implant Surgery. Berlin: Quintessence, 2012:85–117.

[21] Pini Prato GP, Pagliaro U, Baldi C, et al. Coronally advanced flap procedure for root coverage. Flap with tension versus flap without tension: A randomized controlled clinical study. J Periodontol 2000;71:188–201.

[22] Pini Prato GP, Baldi C, Nieri M, et al. Coronally advanced flap: The post-surgical position of the gingival margin is an important factor for achieving complete root coverage. J Periodontol 2005;76:713–722.

[23] Papageorgakopoulos G, Greenwell H, Hill M, Vidal R, Scheetz JP. Root coverage using acellular dermal matrix and comparing a coronally positioned tunnel to a coronally positioned flap approach. J Periodontol 2008;79:1022–1030.

[24] Zucchelli G, Mele M, Mazzotti C, Marzadori M, Montebugnoli L, De Sanctis M. Coronally advanced flap with and without vertical releasing incisions for the treatment of multiple gingival recessions: A comparative controlled randomized clinical trial. J Periodontol 2009;80:1083–1094.

[25] Stefanini M, Marzadori M, Aroca S, et al. Decision making in root coverage procedures for the esthetic outcome. Periodontol 2000 2018;77:54–64.

[26] Bernimoulin JP, Lusher B, Mulhemann H. Coronally repositioned periodontal flap. J Clin Periodontol 1975;2:1–13.

[27] Matter J. Free gingival graft and coronally repositioned flap. A 2-year follow-up report. J Clin Periodontol 1979;6:437–442.

[28] De Sanctis M, Zucchelli G. Coronally advanced flap: A modified surgical approach for isolated recession-type defects: Three year results. J Clin Periodontol 2007;34:262–268.

[29] Zucchelli G, Amore C, Sforza NM, Montebugnoli L, De Sanctis M. Bilaminar techniques for the treatment of recession-type defects. A comparative clinical study. J Clin Periodontol 2003;30:862–870.

[30] Zucchelli G, Mounssif I, Mazzotti C, et al. Does the dimension of the graft influence patient morbidity and root coverage outcomes? A randomized controlled clinical trial. J Clin Periodontol 2014;41:708–716.

[31] Cairo F, Cortellini P, Pilloni A, et al. Clinical efficacy of coronally advanced flap with or without connective tissue graft for the treatment of multiple adjacent gingival recessions in the aesthetic area: A randomized controlled clinical trial. J Clin Periodontol 2016;43:849–856.

[32] Wikesjö UM, Crigger M, Nilveus R, Selvig KA. Early healing events at the dentin-connective tissue interface. Light and transmission electron microscopy observations. J Periodontol 1991;62:5–14.

[33] Burkhardt R, Lang NP. Coverage of localized gingival recessions: Comparison of micro and macrosurgical techniques. J Clin Periodontol 2005;32:287–293.

[34] Bittencourt S, Del Peloso Ribeiro E, Sallum EA, Nociti FH Jr, Casati MZ. Surgical microscope may enhance root coverage with subepithelial connective tissue graft: A randomized-controlled clinical trial. J Periodontol 2012;83:721–730.

[35] Jindal U, Pandit N, Bali D, Malik R, Gugnani S. Comparative evaluation of recession coverage with subepithelial connective tissue graft using macrosurgical and microsurgical approaches: A randomized split mouth study. J Indian Soc Periodontol 2015;19:203–207.

[36] Tatakis DN, Chambrone L. The effect of suturing protocols on coronally advanced flap root-coverage outcomes: A meta-analysis. J Periodontol 2016;87:148–155.

[37] Wennström JL, Zucchelli G, Pini Prato GP. Mucogingival therapy periodontal plastic surgery. In: Lindhe J, Lang NP, Karring T (eds). Clinical Periodontology and Implant Dentistry, ed 5. Oxford: Wiley-Blackwell, 2008:955–1028.

[38] Cortellini P, Pini Prato G. Coronally advanced flap and combination therapy for root coverage. Clinical strategies based on scientific evidence and clinical experience. Periodontol 2000 2012;59:158–184.

[39] Zucchelli G, De Sanctis M. Treatment of multiple recession type defects in patients with esthetic demands. J Periodontol 2000;71:1506–1514.

[40] Zucchelli G, De Sanctis M. Long-term outcome following treatment of multiple Miller class I and II recession defects in esthetic areas of the mouth. J Periodontol 2005;76:1–8.

[41] Miller PD Jr. A classification of marginal tissue recession. Int J Periodontics Restorative Dent 1985;5:8–13.

[42] Cairo F, Nieri M, Cincinelli S, Mervelt J, Pagliaro U. The interproximal clinical attachment level to classify gingival recessions and predict root coverage outcomes: An explorative and reliability study. J Clin Periodontol 2011;38:661–666.

[43] Acland RD. Practice Manual for Microvascular Surgery, ed 2. St Louis: Mosby, 1989:1–43.

[44] Zumiotti AV, Mattar R Jr, Rezende MR, Santos GB. Manual de microcirurgia. São Paulo: Atheneu, 2007:1–19.

[45] Shanelec DA. Current trends in soft tissue. J Calif Dent Assoc 1991;19:57–60.

[46] Shanelec DA, Tibbetts LS. The Status of Periodontal Microsurgery. Presented at the 79th American Academy of Periodontology Annual Meeting, Chicago, 1993.

[47] Tibbetts LS, Shanelec DA. An overview of periodontal microsurgery. Curr Opin Periodontol 1994;2:187–193.

[48] Shanelec DA, Tibbetts LS. A perspective on the future of periodontal microsurgery. Periodontol 2000 1996;11:58–64.

[49] Soares PV, Grippo JO (eds). Noncarious Cervical and Cervical Dentin Hypersensitivity: Etiology, Diagnosis, and Treatment. Chicago: Quintessence, 2017.

[50] Kubo S, Yokota H, Hayashi Y. Challenges to the clinical placement and evaluation of adhesively-bonded, cervical composite restorations. Dent Mater 2013;29:10–27.

[51] Santamaria MP, Ambrosano GM, Casati MZ, Nociti FH Jr, Sallum AW, Sallum EA. The influence of local anatomy on the outcome of treatment of gingival recession associated with non-carious cervical lesions. J Periodontol 2010;81:1027–1034.

[52] Zucchelli G, Gori G, Mele M, et al. Non-carious cervical lesions associated with gingival recessions: A decision-making process. J Periodontol 2011;82:1713–1724.

[53] Santamaria MP, Queiroz LA, Mathias IF, et al. Resin composite plus connective tissue graft to treat single maxillary gingival recession associated with non-carious cervical lesion: Randomized clinical trial. J Clin Periodontol 2016;43:461–468.

[54] Santamaria MP, Casati MZ, Nociti FH Jr, et al. Connective tissue graft plus resin-modified glass ionomer restoration for the treatment of gingival recession associated with non-carious cervical lesions: Microbiological and immunological results. Clin Oral Investig 2013;17:67–77.

[55] Dragoo MR. Resin-ionomer and hybrid-ionomer cements: Part II. Human clinical and histologic wound healing responses in specific periodontal lesions. Int J Periodontics Restorative Dent 1997;17:75–87.

[56] Paolantonio M, D'ercole S, Perinetti G, et al. Clinical and microbiological effects of different restorative materials on the periodontal tissues adjacent to subgingival class V restorations. J Clin Periodontol 2004;31:200–207.

[57] Santos VR, Lucchesi JA, Cortelli SC, Amaral CM, Feres M, Duarte PM. Effects of glass ionomer and microfilled composite subgingival restorations on periodontal tissue and subgingival biofilm: A 6-month evaluation. J Periodontol 2007;78:1522–1528.

[58] Santamaria MP, Suaid FE, Carvalho MD, et al. Healing patterns after subgingival placement of a resin-modified glass-ionomer restoration: Histometric study in dogs. Int J Periodontics Restorative Dent 2013;33:679–687.

[59] Chapple ILC, Mealey BL, Van Dyke TE et al. Periodontal health and gingival diseases and conditions on an intact and a reduced periodontium: Consensus report of Workgroup 1 of the 2017 World Workshop on the Classification of Periodontal and Peri-Implant Diseases and Conditions. J Clin Periodontol 2018;45(suppl 20):S568–S577.

[60] Jepsen G, Caton JG, Albandar JM, et al. Periodontal manifestations of systemic diseases and developmental and acquired conditions: Consensus report of Workgroup 3 of the 2017 World Workshop on the Classification of Periodontal and Peri-implant Diseases and Conditions. J Clin Periodontol 2018;45(suppl 20):S219–S229.

[61] Haetzke PB. Covering localized areas of root exposure employing the "envelope" technique. J Periodontol 1985;56:397–402.

[62] De Rouck T, Eghbaldi R, Collys K, De Bruyn H, Cosyn J. The gingival biotype revisited: Transparency of the periodontal probe through the gingival margin as a method to discriminate thin from thick gingiva. J Clin Periodontol 2009;36:428–433.

[63] Allen AL. Use of the supraperiosteal envelope in soft tissue grafting for root coverage. I. Rationale and technique. Int J Periodontics Restorative Dent 1994;14:217–227.

[64] Levine RA, Huynh-Ba G, Cochran DL. Soft tissue augmentation procedures for mucogingival defects in esthetic sites. Int J Oral Maxillofac Implants 2014;29(suppl):S155–S185.

[65] Fu JH, Lee A, Wang HL. Influence of tissue biotype on implant esthetics. Int J Oral Maxillofac Implants 2011;26:499–508.

[66] Lazzara RJ, Porter SS. Platform switching: A new concept in implant dentistry for controlling post restorative crestal bone levels. Int J Periodontics Restorative Dent 2006;26:9–17.

[67] Bichacho N, Landsberg CJ. Single implant restorations: Prosthetically induced soft tissue topography. Pract Periodontics Aesthet Dent 1997;9:745–752.

[68] Lee EA. Transitional custom abutments: Optimizing aesthetic treatment in implant-supported restorations. Pract Periodontics Aesthet Dent 1999;11:1027–1034.

[69] Degidi M, Artese L, Scarano A, Perrotti V, Gehrke P, Piattelli A. Inflammatory infiltrate, microvessel density, nitric oxide synthase expression, vascular endothelial growth fator expression, and proliferative activity in peri-implant soft tissues around titanium and zirconium oxide healing caps. J Periodontol 2006;77:73–80.

[70] Weisgold AS, Arnoux JP, Lu J. Single-tooth anterior implant: A world of caution. Part I. J Esthet Dent 1997;9:225–233.

[71] Su H, González-Martín O, Weisgold A, Lee E. Considerations of implant abutment and crown contour: Critical contour and subcritical contour. Int J Periodontics Restorative Dent 2010;30:335–343.

[72] Saadoun AP, Le Gall MG. Periodontal implication in implant treatment planning for aesthetic results. Pract Periodontics Aesthet Dent 1998;10:655–664.

[73] Grunder U, Gracis S, Capelli M. Influence for the 3-D bone-to-implant relationship on esthetics. Int J Periodontics Restorative Dent 2005;25:113–119.

[74] Campos GV, Tumenas I. Microcirurgia plástica periodontal uma alternativa biológica e estética no recobrimento de raízes. Rev Assoc Paul Cir Dent 1998;52:319–323.

[75] Burkhardt R, Lang NP. Coverage of localized gingival recessions: Comparisons of micro and macrosurgical techniques. J Clin Periodontol 2005;32:287–293.

[76] Campos GV, Bittencourt S, Sallum AW, Nociti Júnior FH, Sallum EA, Casati MZ. Achieving primary closure and enhancing aesthetics with periodontal microsurgery. Pract Proced Aesthet Dent 2006;18:449–456.

[77] Bittencourt S, Del Peloso RE, Sallum EA, Nociti Júnior FH, Casati MZ. Surgical microscope may enhance root coverage with subepithelial connective tissue graft: A randomized-controlled clinical trial. J Periodontol 2012;83:721–730.

[78] Berglundh T, Lindhe J, Jonsson K, Ericsson I. The topography of the vascular systems in the periodontal and peri-implant tissues in the dog. J Clin Periodontol 1994;21:189–193.

[79] Campos GV. Microcirurgia plástica peri-implantar e a influência dos pilares personalizados nos tecidos moles. In: Francischone CE (ed). Osseointegração na Clínica Multidisciplinar: Estética e Longevidade. São Paulo: Quintessence, 2016:47–73.

7

数字化微笑设计（DSD）和美学区冠延长显微外科: 从计划到实施的精度

Digital Smile Design (DSD) and Esthetic Crown Lengthening Microsurgery: Precision from Planning to Execution

Christian Coachman
Cláudio Julio Lopes
Felipe Miguel Saliba
Konstantinos D. Valavanis

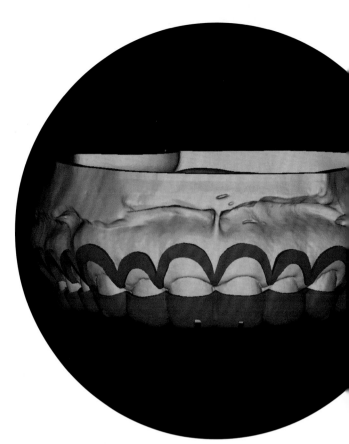

考虑每位患者的个体特征，通过DSD获得的准确数据对病例细节设计非常重要。

本章的目的是介绍数字化微笑设计（DSD）与牙周整形显微外科手术之间的联系，在两个美学区牙冠延长的病例中，强调准确性在所有治疗阶段的重要性：DSD数字虚拟规划、牙周显微手术操作和恢复性治疗。考虑到患者的面部参考、微笑类型和牙周生物表型通过DSD获得的数据准确性对于病例的详细规划非常重要。这些信息使得牙周双导器（PDG）可以个性化定制并且适用于牙周显微手术；建议的修改将贯穿整个章节。

牙周整形外科显微手术的特点是在显微镜（头戴式显微镜或落地式显微镜）下进行，使用显微仪器，来提高手术执行的精度。因此，学者建议将通过DSD进行的精确规划与牙周整形外科显微手术的执行精度相结合，从而为牙冠延长病例提供更准确、更快、创伤更小的治疗方案。

微笑美学

要使微笑具有美感，面部、嘴唇、牙龈组织和牙齿之间必须有协调的关系[1]。对牙齿进行初步仔细的评估，观察牙齿的形状、大小以及是否存在切牙磨损，对于露龈笑的外科治疗是至关重要的。在分析牙龈组织时，应观察牙周健康状况、龈缘轮廓、邻面龈乳头的存在以及牙龈顶点的位置。此外，还需要对嘴唇进行评估，观察上唇线的厚度、延伸程度和弯曲程度，从而判断微笑类型。

微笑类型

微笑类型分为3种[2]：

（1）**高位笑线**：牙冠和牙龈完全暴露。

（2）**中位笑线**：75%～100%牙冠暴露，仅邻近龈乳头暴露。

（3）**低位笑线**：暴露不足75%的牙冠。

高位笑线和露龈微笑有明显的区别：高位笑线时，患者暴露出连续的角质化龈带，而露龈笑时，患者暴露超过3mm的附着龈。因此，我们可以得出这样的结论：每个露龈笑都可以被认为是高位笑线，但并不是每个高位笑线都是露龈笑[3]。

文献表明，露龈笑是上唇下缘、上颌前牙位置、上颌骨位置和龈缘相对于牙冠的不平衡关系的结果[4]。

这种露龈笑可能有一种或几种病因，因此可以用多种方法进行治疗，这就证明了正确诊断的重要性。露龈笑的病因包括上颌过度垂直生长、被动萌出改变、前牙槽骨突出、上唇短、上唇活动过度或多种因素的组合[5]。

> 露龈笑是上唇下缘、上颌前牙位置、上颌骨位置和龈缘相对于牙冠的不平衡关系的结果。

生物学宽度和牙周生物表型

在进行矫治露龈笑的牙周手术之前，必须充分理解"生物学宽度"的概念。Cohen[6]所定义的"生物学宽度"是指从附着于牙齿最冠方部分到牙槽嵴顶的软组织宽度，其作用是为下面的牙周韧带形成保护屏障，支持牙槽骨[7]。在1961年Gargiulo[8]等的经典研究中，单位牙龈的平均尺寸为2.04mm，包括结合上皮和结缔组织附着；龈沟的宽度增加了0.69mm。然而，目前在文献中的生物学宽度测量值是平均值；因此，建议对每个手术计划分别评估生物学宽度。

除了临床探诊（图7-1a～c）外，生物学宽度还应在局部麻醉下通过将牙周探针插入牙槽嵴的手术探诊来进行评估（图7-1d～f）。但是，由于触感感知的不同和探查部位的解剖学差异，使得牙骨嵴的位置难以确定，因此该技术的准确性存在争议[9]。

临床探诊 外科探诊

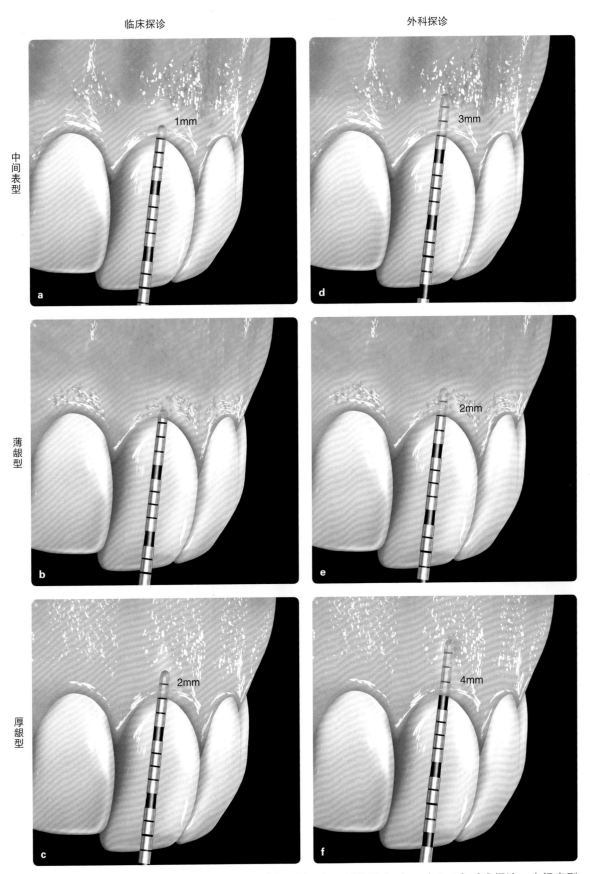

图7-1 （a~c）临床探诊：中间表型（a）、薄龈型（b）、厚龈型（c）。（d~f）手术探诊：中间表型（d）、薄龈型（e）、厚龈型（f）。

中间表型　　　　　　　　薄龈型　　　　　　　　厚龈型

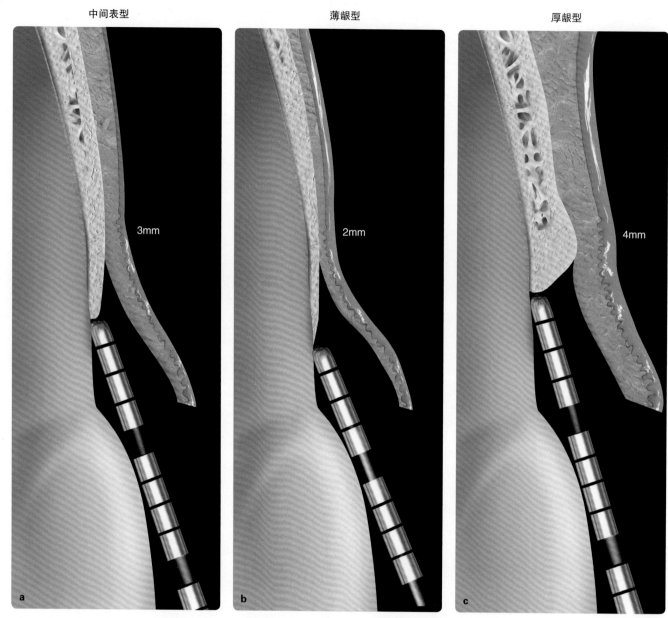

图7-2　生物学宽度。（a）中间表型。（b）薄龈型。（c）厚龈型（改编自Campos[12]）。

通过分析Gargiulo等[8]的经典研究的完整数据，生物学宽度有相当大的个体差异。因此，生物学宽度取决于牙周生物表型[10-11]（图7-2）：在薄龈型、角化组织带较窄的个体中，平均值3mm过大，而在厚龈型、角化组织带较宽的个体中，相同的生物学宽度则不足。

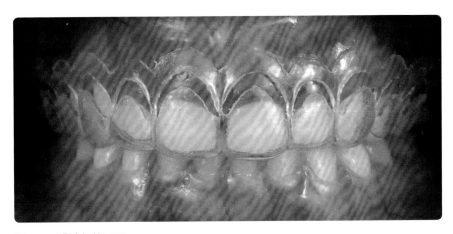

图7-3　醋酸纤维PDG。

随着数字化口腔的引入，诊断工具正在改进，CBCT等技术资源的使用已经成为口腔的现实[13-14]。通过CBCT，可以测量牙龈厚度、骨厚度以及龈缘与骨嵴之间的生物学距离。为了在牙周手术前获得更准确的信息，这种检查方法得到了广泛的应用。在CBCT检查时，患者应使用唇牵开器（软组织牵开器），防止口腔黏膜和唇组织与上、下颌骨接触，从而实现软硬组织的断层显像[15]。

随着诊断工具的改变，治疗技术的形式自然也会改变，如今DSD是一个已经在世界范围内公认的用于规划美学修复的完整工具。例如牙周整形外科时，DSD是一个判断哪个区域应该涉及手术的绝佳工具。

标准牙周双导板

2016年，Coachman等[16]倡导创建牙周双手术导板（PDG），进行美学区冠延长术。本导板最初是用1mm的醋酸纤维板制作的，是在一个临床病例的虚拟诊断蜡像的打印模型上制作的。其在这个手术导板上做了2个切口。第一个内切口通过确定要切除的软组织的数量来决定未来牙齿颈缘的位置。最外面的第二个切口（图7-3）引导未来骨嵴的位置，根据软组织断层扫描计划的生物学宽度指示要移除的骨组织量（图7-4）。基于DSD的三维诊断蜡型（图7-5）是制作导板的关键因素，因为每个病例理想的微笑美学将决定受累牙齿新颈缘的最佳位置（图7-6）。

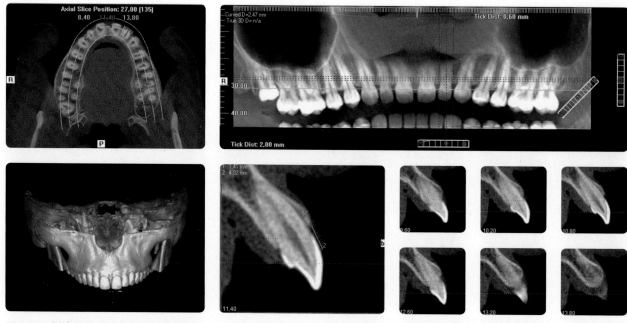

图7-4　术前CBCT评估牙周生物表型。

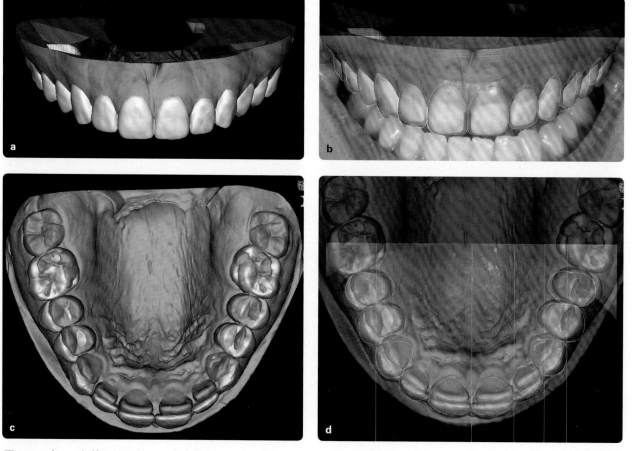

图7-5　（a~j）基于DSD的三维诊断蜡型。

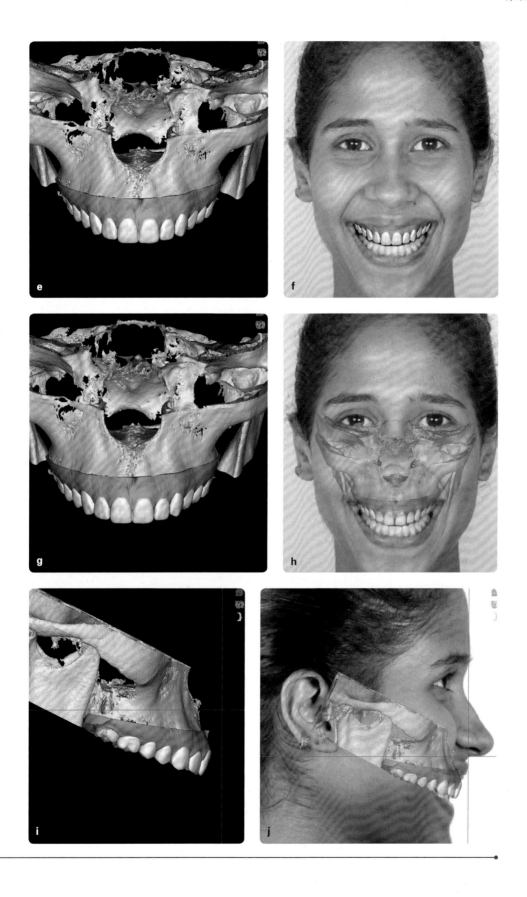

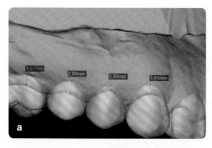
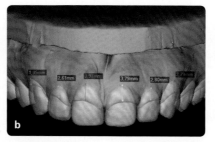
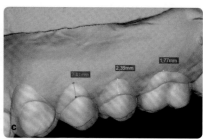

图7-6 （a~c）三维诊断蜡型和软组织移除量的评估。

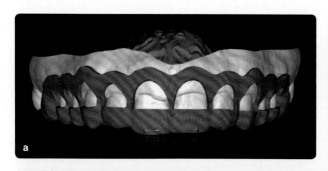
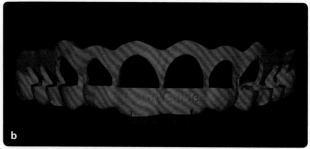
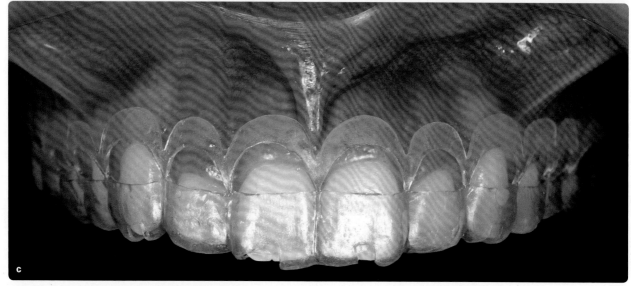

图7-7 （a，b）用CAD软件数字化设计的PDG。（c）用PMMA打印的PDG，并在口内就位。

使用CAD/CAM制作PDG

随着技术的发展，CAD技术被用于数字化导板设计，CAM技术被用于通过3D打印机生产聚甲基丙烯酸甲酯（PMMA）树脂导板（图7-7）。这种技术可以提高准确性并且优化流程。

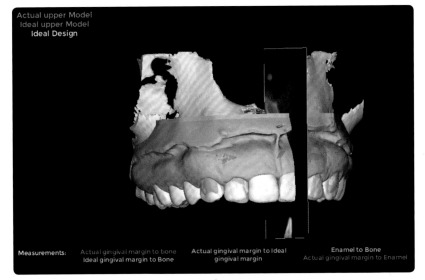

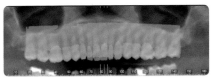

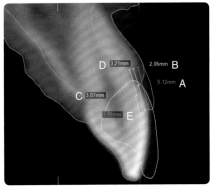

图7-8　CBCT测量方案：当前龈缘到牙槽嵴的距离（A）；理想龈缘到牙槽嵴的距离（B）；当前龈缘到理想龈缘的距离（C）；CEJ到牙槽嵴的距离（D）；从当前龈缘到CEJ的距离（E）。

制作流程

病例的计划始于DSD简化摄影流程，分离软组织的CBCT扫描，并制作石膏模型，无论是我们使用传统的方法，如聚乙烯醇硅氧烷印模，还是通过口内扫描的数字化方法。

首先，建立CBCT测量方案，评估和确定要移除的骨和牙龈组织的量。在本实验中，测量了以下距离：①从釉牙骨质界（CEJ）处到牙龈边缘的距离，这将决定需要去除的软组织的量；②从CEJ到牙槽嵴，决定骨重建的需要；③龈缘到牙槽嵴的距离；④牙龈厚度，以评估牙周生物表型和解剖牙冠的大小（图7-8）。

病例规划从DSD开始，以确定由患者面部引导的理想微笑设计。在CBCT评估中获得的测量值随后被转移到DSD，并适应这种新的微笑设计，因为它们使手术涉及获得牙齿解剖牙冠的实际大小成为可能。从二维规划开始，下一步是用新的测量值制作蜡型。

最初，该模型是根据DSD中获得的方向和测量值手工上蜡。复制该模型后，可以在此基础上制作手术导板。随着在牙科规划中引入虚拟上蜡技术，这种新模型可以根据DSD的指导方针进行虚拟制作，然后进行打印。

在模型上真空形成一个醋酸纤维导板，并在导板上切割。随着整个

病例规划从DSD开始，以确定由患者面部引导的理想微笑设计。

过程的数字化，该导板是使用专门的软件设计的，遵循2个切口的醋酸纤维导板的相同设计。第一个切口勾勒出模型中牙齿的颈缘，为刀片的进入制作了一个窗口，并允许软组织冲洗和抽吸。更外侧的第二个切口划定未来牙槽嵴的高度。最外层切口的距离将根据患者的牙周生物表型而定[10-12]。对于薄龈型的病例，牙槽嵴到龈缘的距离应为2mm。对于牙周生物表型中等厚度的病例，必须保证3mm的距离。对于厚龈型的病例，这一距离增加到4mm，以便有足够的空间容纳牙周结构[12]（图7-1和图7-2）。

改良型牙周双导板（MPDG）

本章对PDG的设计和制备进行了改进，以适应冠延长术的显微外科操作，优化显微外科技术的执行，减少手术时间。根据显微外科原理，提出了改变标准PDG设计的建议。因此，DSD规划中心创建了2个PDG的新版本，并在2个病例研究中进行展示。

病例1：MPDG-1

患者为29岁女性，在上颌有明显的露龈笑（中切牙区域3mm）。患者主诉不喜欢笑的样子，因为露出的牙龈太多，牙齿的形状和大小也不太好。在临床检查中，她被确定有广泛性初期牙龈炎，厚龈型[17]（CBCT证实）。经过牙周治疗并完成DSD记录（照片、CBCT、口内扫描和牙周分析；图7-9），患者转至DSD规划中心，进行数字化规划（图7-10），打印MPDG-1（图7-11）。

我们的想法是减少连接器的数量，以便在龈乳头区域实现完全的切口，这在标准的PDG中是不可能的，因为连接器覆盖了整个龈乳头。在这个改良的版本中，连接器被限制在双侧的尖牙远中和磨牙（图7-11），保证在龈乳头进行显微切口时，除了连接器区域之外，导板处于正确的位置。

图7-12~图7-17为牙周塑形显微手术从初始显微切口到显微缝合的完整治疗过程。

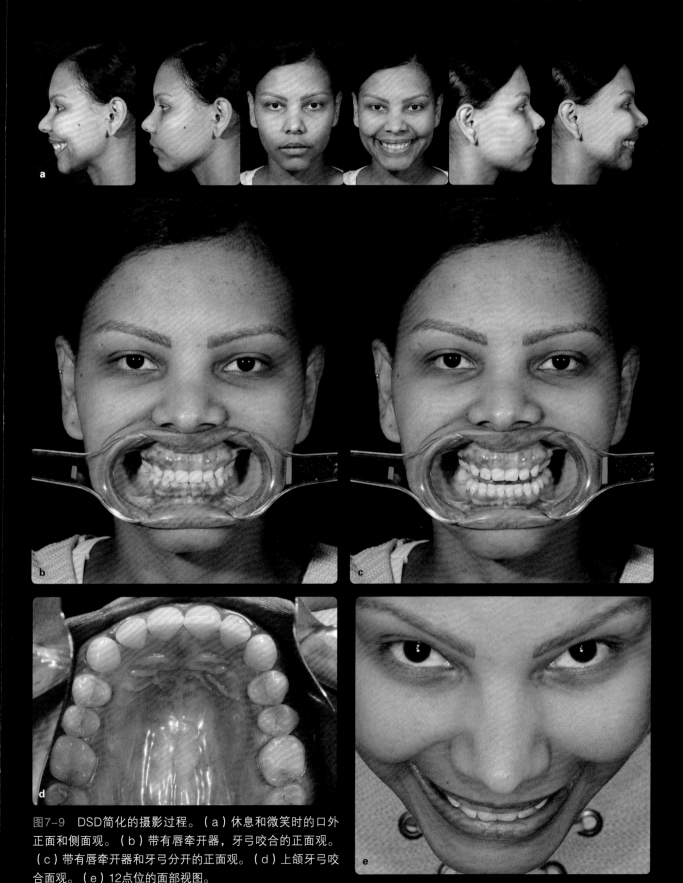

图7-9　DSD简化的摄影过程。（a）休息和微笑时的口外
正面和侧面观。（b）带有唇牵开器，牙弓咬合的正面观。
（c）带有唇牵开器和牙弓分开的正面观。（d）上颌牙弓咬
合面观。（e）12点位的面部视图。

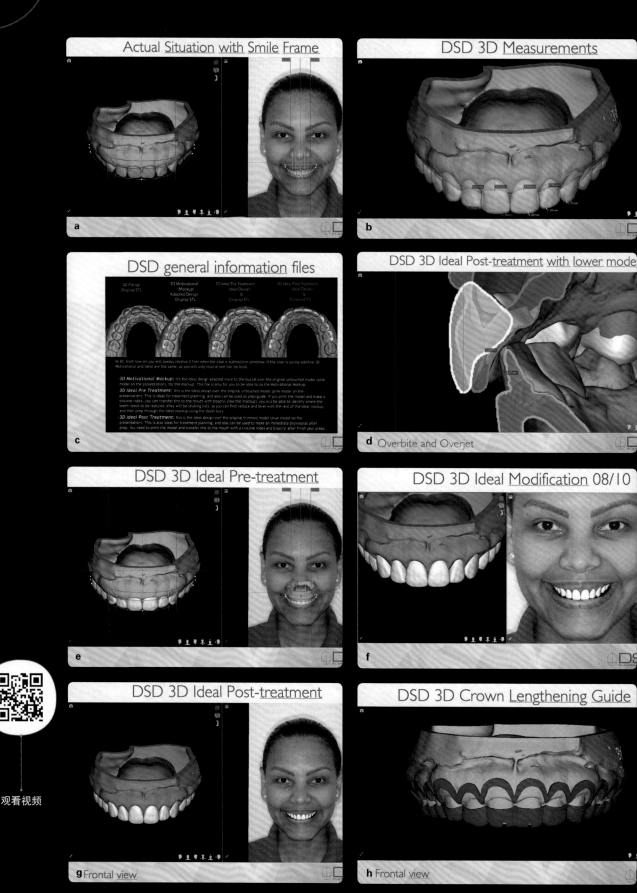

图7-10　（a~h）在DSD规划中心通过PPT演示进行规划。

观看视频

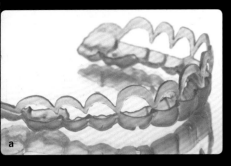
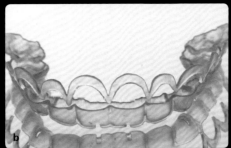
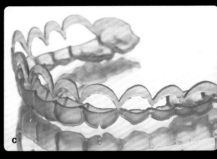

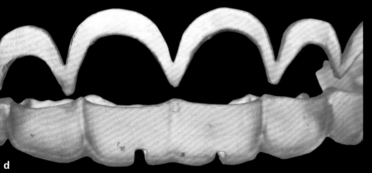
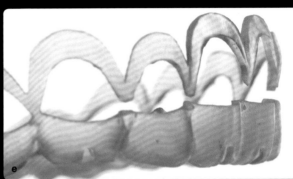

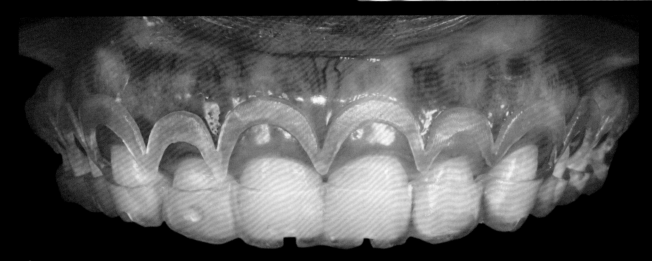

图7-11　MPDG-1。（a～c）右、正、左视图。（d）正面细节。（e）侧面细节。（f）导板在口内就位的正面观。（g）导板牙弓就位的侧面细节，显示初始显微切口和截骨的参考位置。

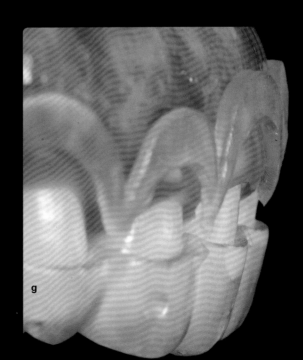

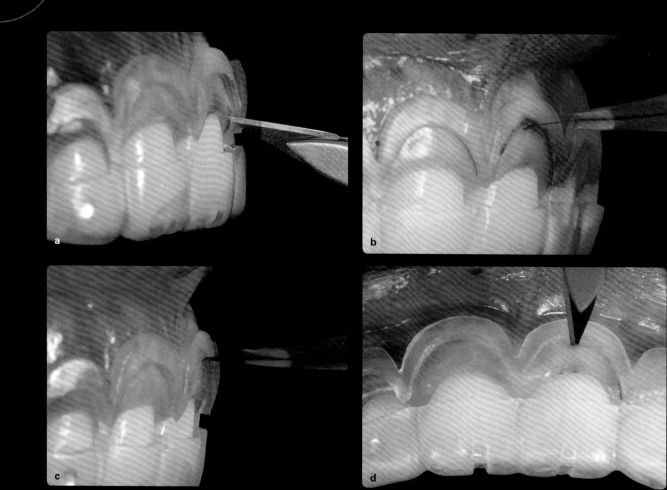

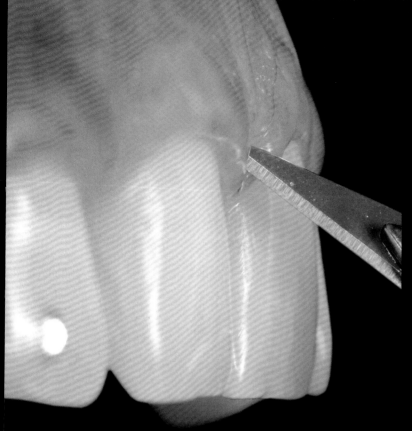

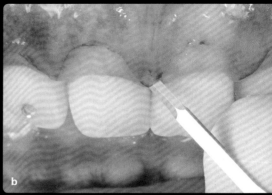

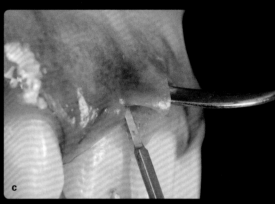

图7-13 （a，b）开始使用Castroviejo拆装器（6961显微刀片，Surgistar）进行皮瓣显微分离。（c）显微牵开器和显微刀片。（d）借助显微牵开器和6961显微刀片精确分割皮瓣。（e）最后分离全厚皮瓣，保存皮瓣的完整性并实现最小的组织损伤。

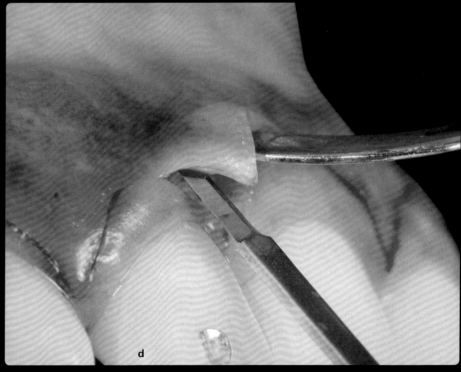

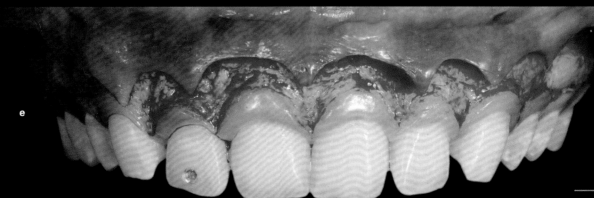

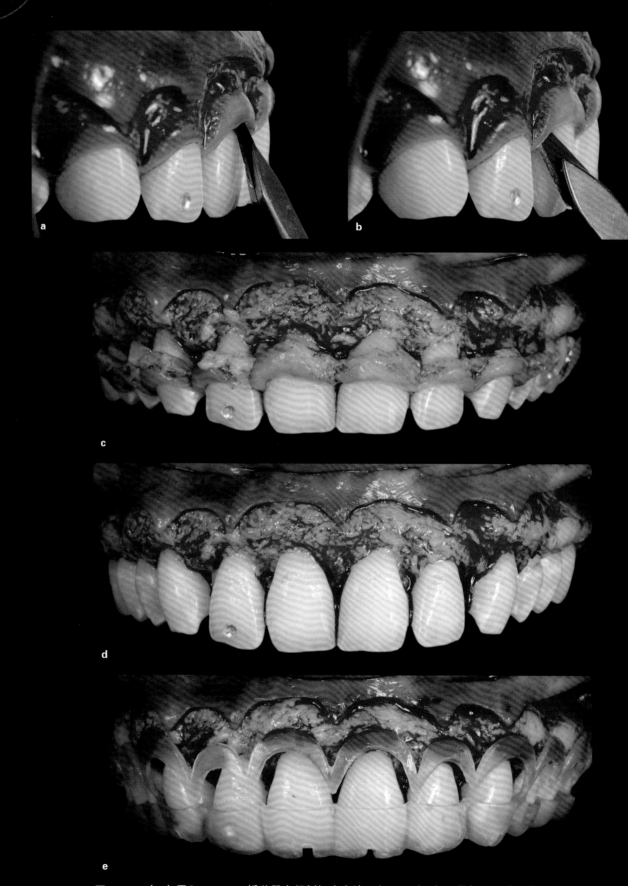

图7-14　（a）用Castroviejo拆装器在颊侧初步去除牙龈环。（b）显微仪器近端细节。（c）移位牙龈环。（d）去除牙龈环后的上颌牙弓。（e）去除牙龈环后截骨术/骨成形术前MPDG-1的位置。

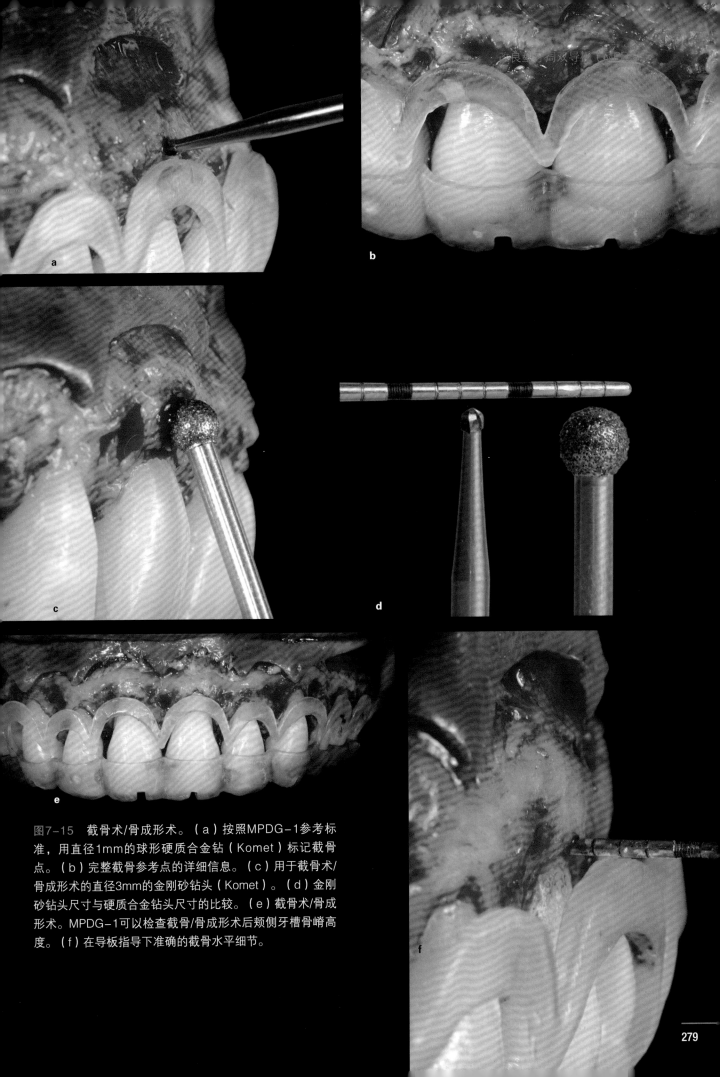

图7-15　截骨术/骨成形术。（a）按照MPDG-1参考标准，用直径1mm的球形硬质合金钻（Komet）标记截骨点。（b）完整截骨参考点的详细信息。（c）用于截骨术/骨成形术的直径3mm的金刚砂钻头（Komet）。（d）金刚砂钻头尺寸与硬质合金钻头尺寸的比较。（e）截骨术/骨成形术。MPDG-1可以检查截骨/骨成形术后颊侧牙槽骨嵴高度。（f）在导板指导下准确的截骨水平细节。

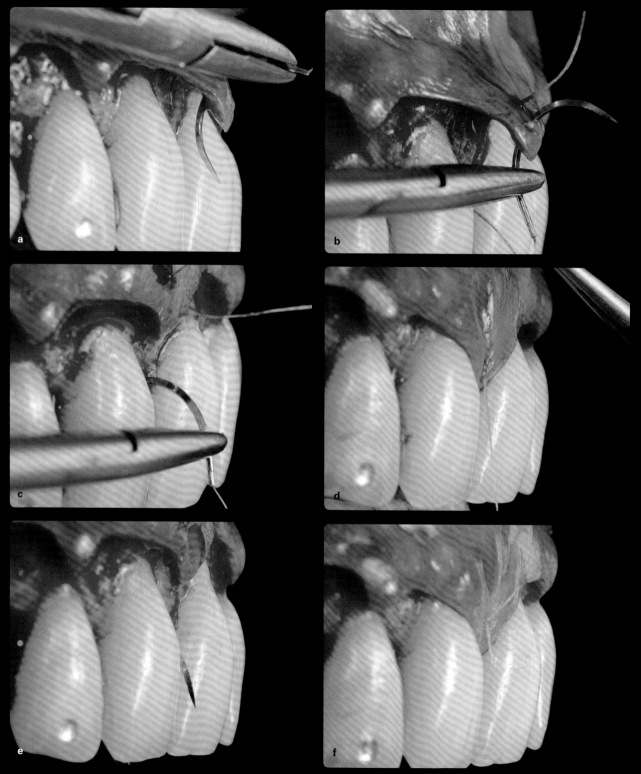

图7-16 （a～f）使用6-0缝线，1/2圆、15mm针，龈乳头序列垂直褥式显微缝线。

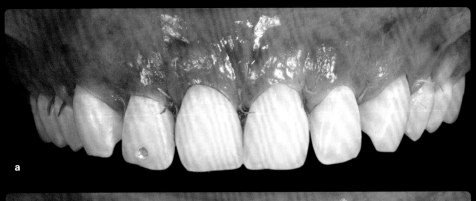

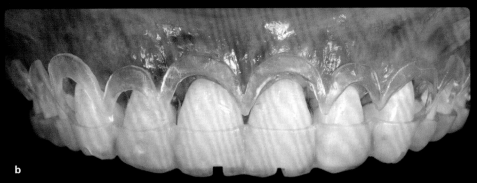

图7-17　（a）显微缝合完成后的上颌牙弓。（b）MPDG-1就位，验证新的龈缘位置。（c）显示临床牙冠与牙龈皮瓣的完美适应，现在有足够的牙齿比例。

微创修复

冠延长术后3周（21天），直接采用复合树脂增量技术进行美学修复治疗（图7-18和图7-19）。该病例的修复计划包括去除上颌右侧切牙的唇面穿出孔，重建接触面，矫正切牙边缘，使微笑线弯曲度恢复到与下唇平行。本例未进行牙科准备。前后对比如图7-20所示。

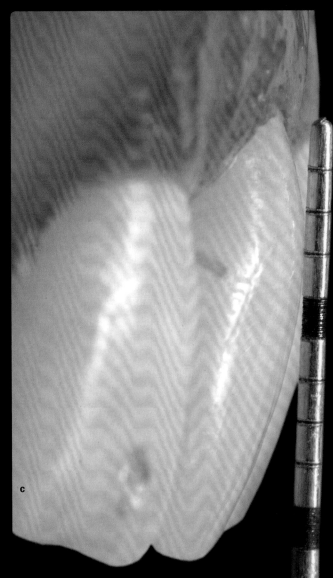

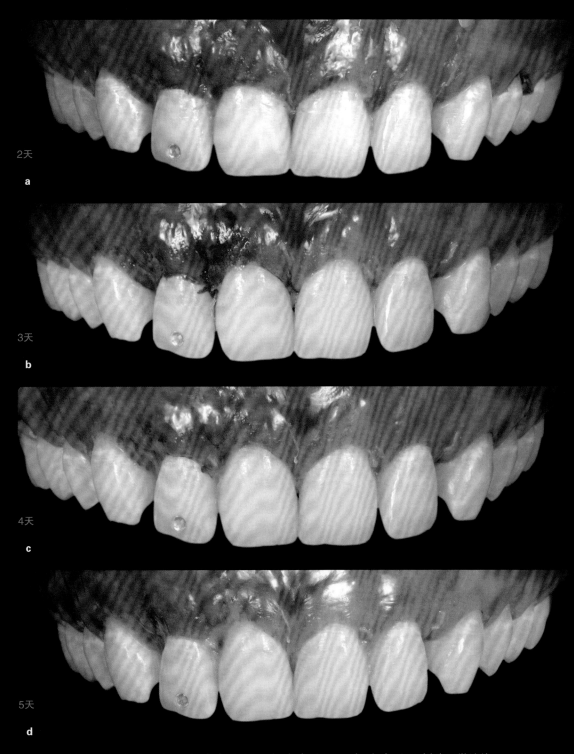

2天

a

3天

b

4天

c

5天

d

图7-18 随访。（a）术后2天。（b）术后3天。（c）术后4天。（d）术后5天拆除显微缝线。

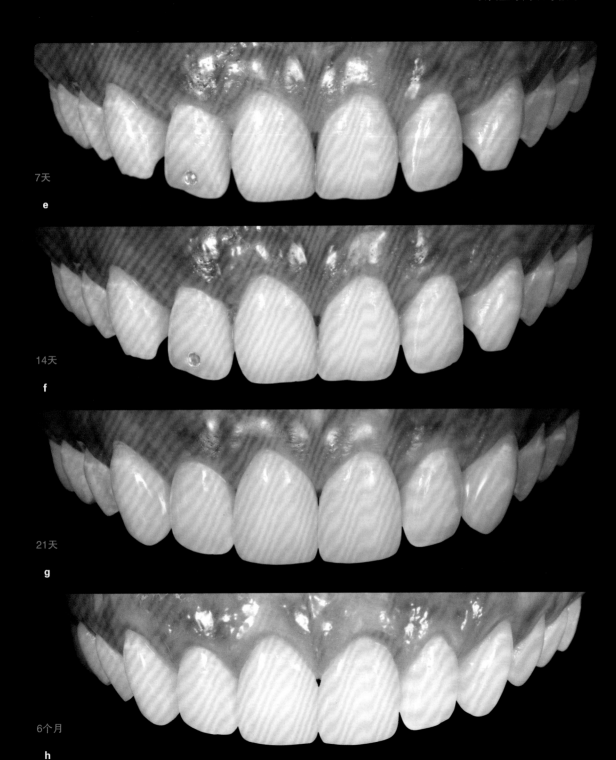

7天

e

14天

f

21天

g

6个月

h

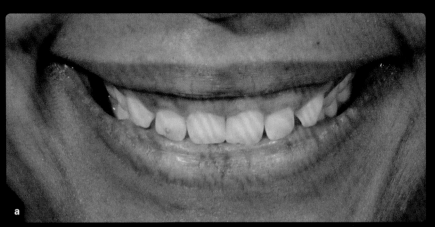

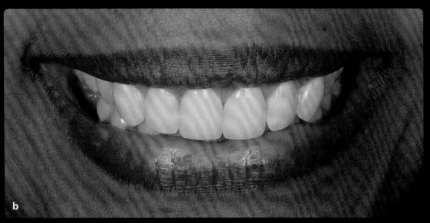

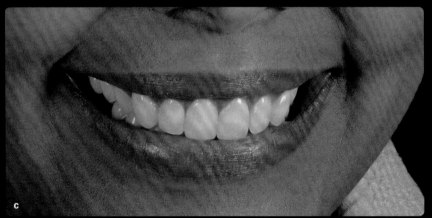

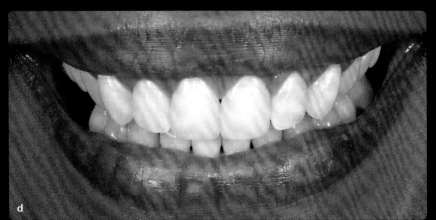

图7-19　（a）初诊微笑照。（b）使用Filtek Z350（3M）和Palfique LX5（Tokuyama）复合树脂修复体后21天的最终微笑照。（c）术后28天微笑照。观察牙体解剖对龈乳头的影响。（d）术后6个月微笑照。

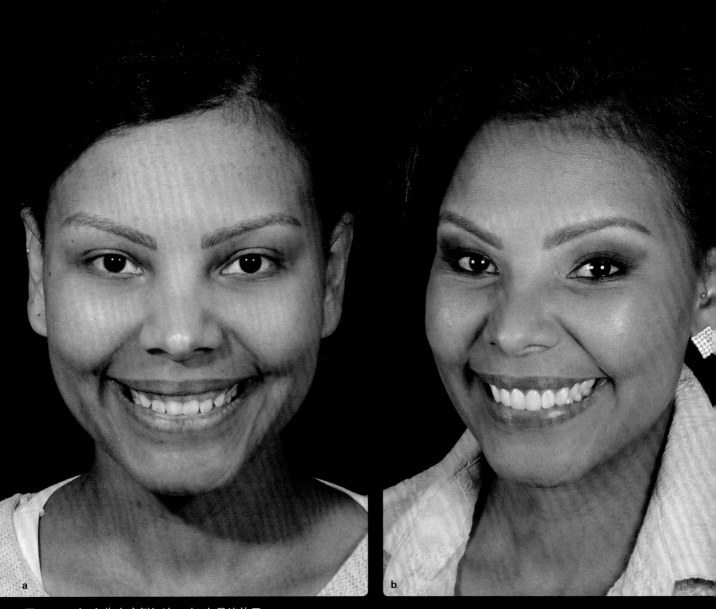

图7-20　（a）临床病例初诊。（b）最终效果。

病例2：MPDG-2

患者为40岁女性，与邻牙相比，前牙区牙龈顶点不协调，中切牙和侧切牙的临床牙冠较短。这位患者的美学诉求主要是微笑时牙龈过度暴露，并且希望治疗过程不磨损她的天然牙。在临床检查中，观察到牙周生物表型为厚龈型，患者双牙弓均出现切牙磨损，表现为功能性障碍。牙周治疗后，进行完整的DSD记录（照片、头颅CBCT、牙弓口腔内扫描和牙周分析；图7-21）。转至DSD规划中心进行MPDG-2数字化规划制作（图7-23）。

除了减少MPDG-2中的连接部件数量外，还在导板的顶部创建了一个凹槽，根据数字规划，引导Castroviejo拆装器在精确的位置进行显微切口（图7-22和图7-23）。在这个版本（MPDG-2）中，连接部件仅局限在两侧磨牙区域。这种局限保证按照位置引导在龈乳头上做完全切口。安装导板后的牙周整形显微外科手术如图7-24～图7-26所示。

微创修复

冠延长显微手术后18天，采用直接复合树脂增量技术进行美学区手术的修复治疗，遵循微创原则（图7-27）。该病例的修复计划包括修复尖牙的接触面和纠正中切牙及侧切牙的牙齿比例。与前一个病例一样，没有进行牙齿预备。病例完成后，为上颌牙弓做了一个坚固的防护装置。前后对比如图7-28所示。

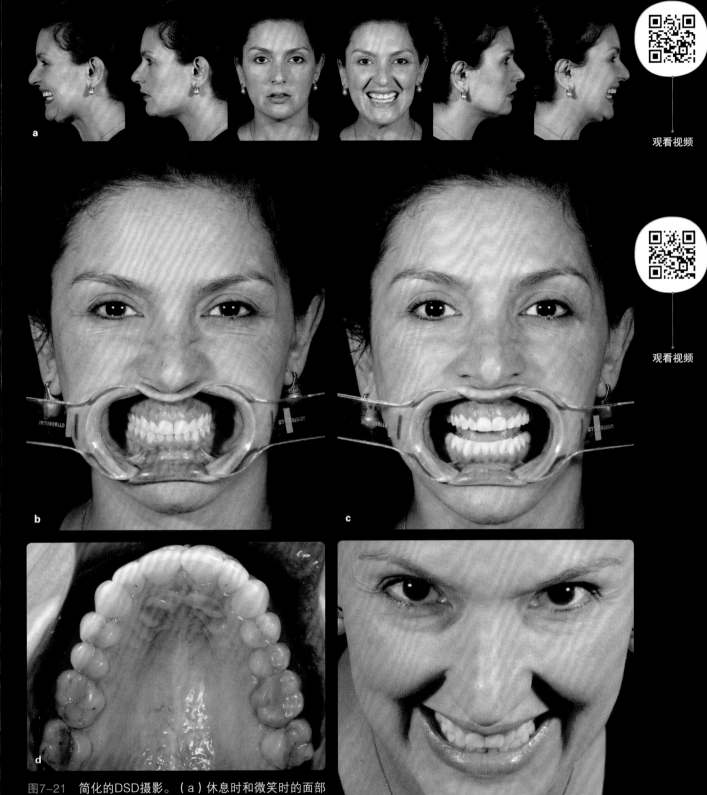

观看视频

观看视频

图7-21　简化的DSD摄影。（a）休息时和微笑时的面部正面和侧面观。（b）带有唇牵开器并且咬合牙弓的正面观。（c）带有唇牵开器和牙弓间分离的正面观。（d）上颌弓咬合面观。（e）12点位的面部视图。

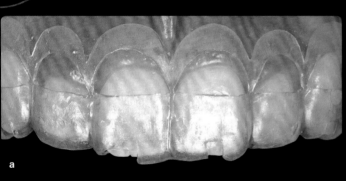

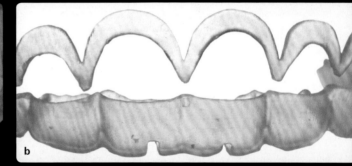

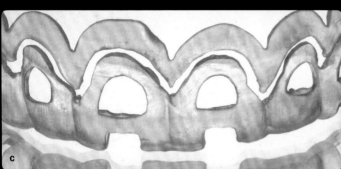

图7-22　标准PDG（a）、MPDG-1（b）和MPDG-2（c）的比较。

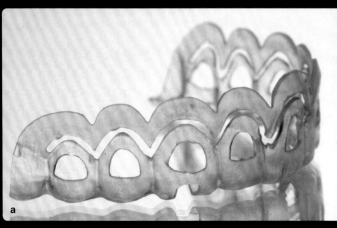

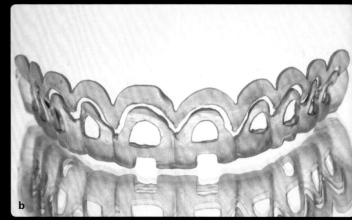

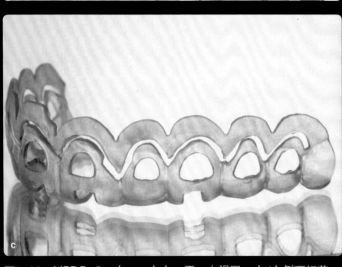

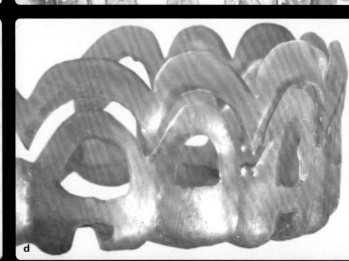

图7-23　MPDG-2。（a~c）右、正、左视图。（d）侧面细节。

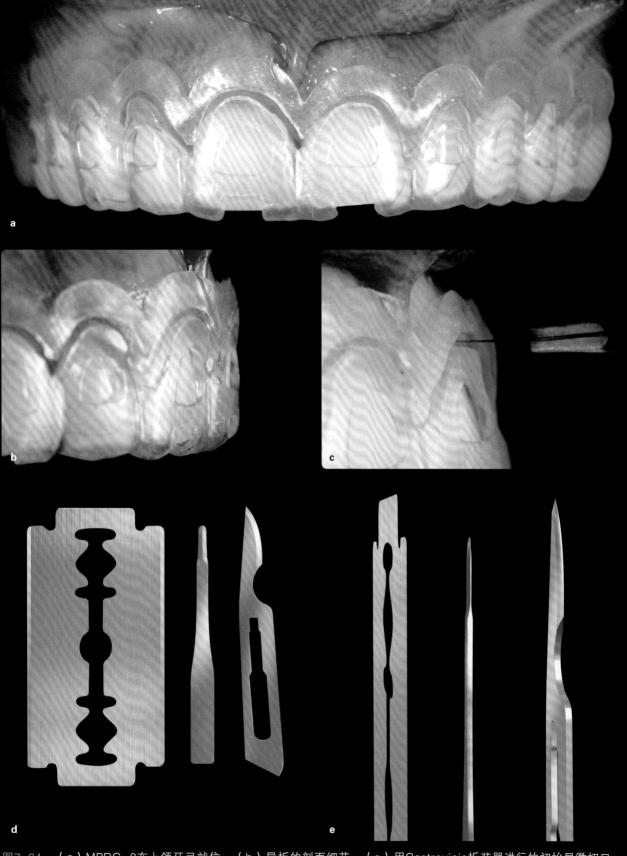

图7-24 （a）MPDG-2在上颌牙弓就位。（b）导板的剖面细节。（c）用Castroviejo拆装器进行的初始显微切口。（d）碳钢刀片、6961显微刀片、15C刀片，由左至右。（e）剃须刀片、显微刀片、15C刀片厚度比较。

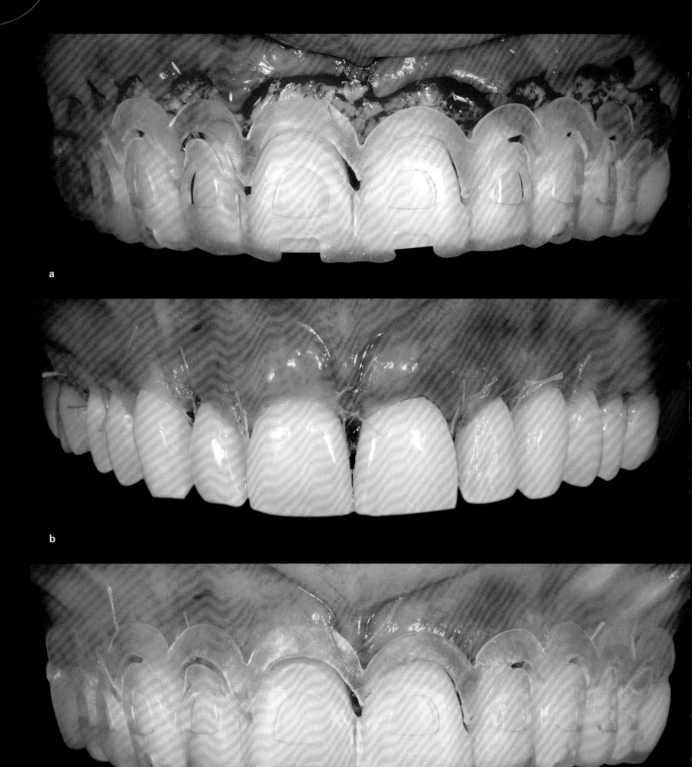

图7-25 　（a）分离皮瓣后MPDG-2试戴。（b）术后即刻。（c）显微手术后MPDG-2到位，根据数字化规划验证新的龈缘高度水平。

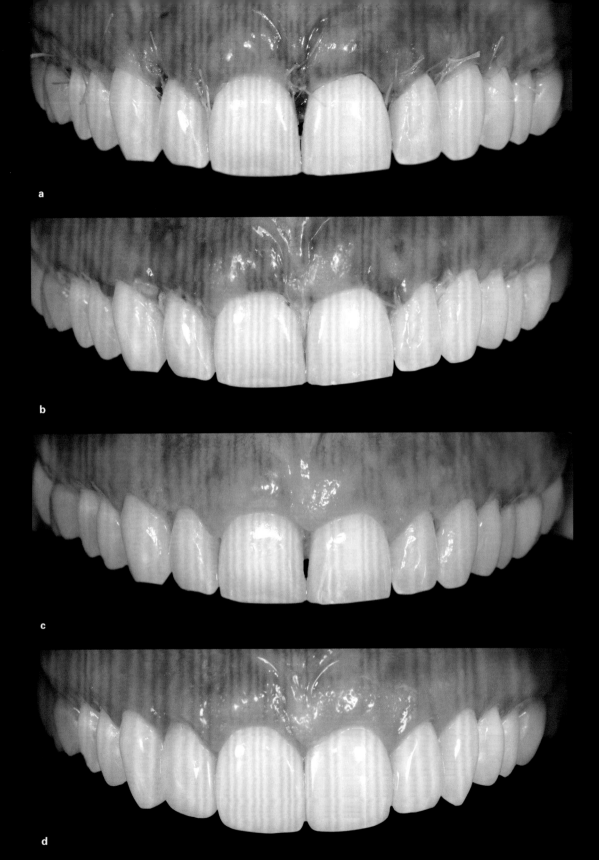

图7-26　随访。（a）术后即刻。（b）术后7天。（c）术后14天。（d）术后18天，使用Filtek Z350和Palfque LX5戴入最终复合修复体后。

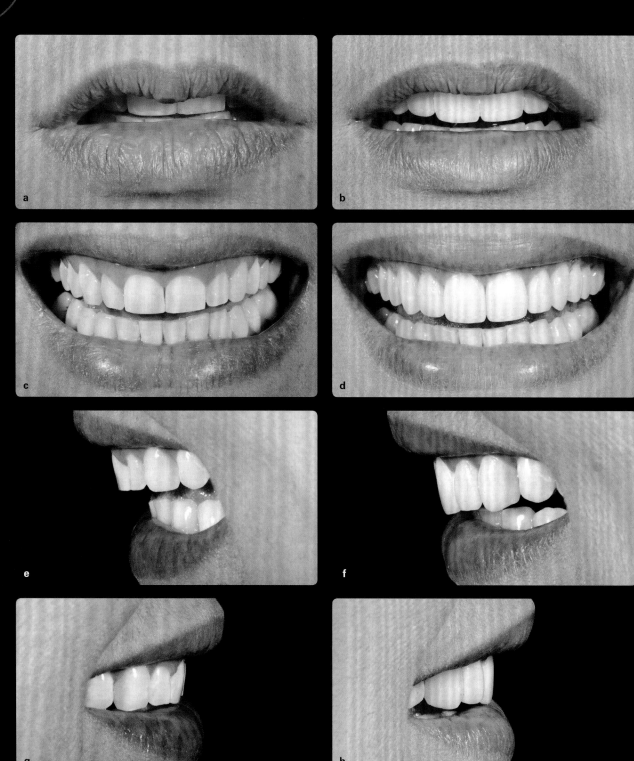

图7-27　初始照片和最终照片对比。（a，b）嘴唇静止照。（c，d）正面微笑照。（e~h）侧面微笑照（修复过程——

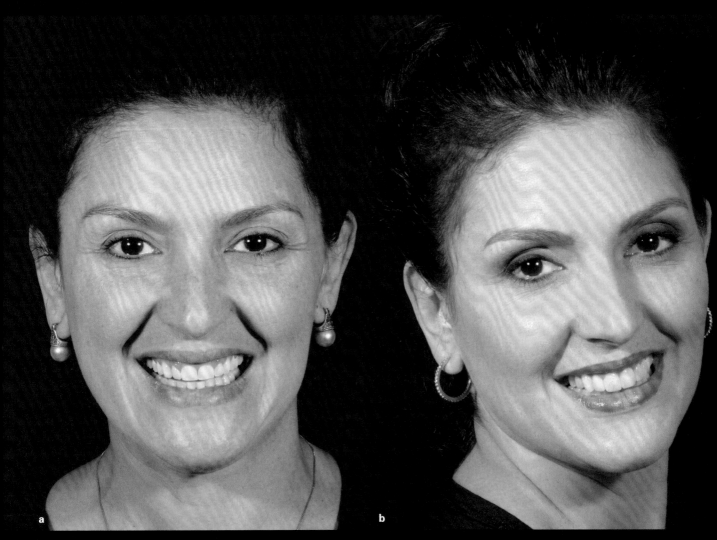

图7-28　（a）临床病例初诊。（b）最终效果。

最后的考虑因素

本章介绍了数字化设计的重要性和牙周整形显微手术在不同牙周生物表型的美学区冠延长病例中的临床方法。DSD数字化设计所收集的数据，特别是CBCT，有助于正确诊断牙周整形显微手术冠延长病例。在这些病例中，牙周特征（硬组织和软组织）的精确识别和足够的生物学宽度的建立促进了显微外科技术步骤的发展。

在制订手术计划时，尊重和了解个体的生物学宽度，可防止临床并发症，如牙龈退缩、牙龈边缘位置复发、修复过程中及修复后牙龈边缘的慢性炎症。

建议修改MPDG-1和MPDG-2的制作，包括减少连接器的数量（改良1和改良2）以及在导轨的上部制作一个插槽（改良2）。改良1的目的是为了在牙齿之间的龈乳头区执行完全90°角的初始切口。因此，不需要移除导板来完成龈乳头的初始显微切口。在改良2中，除了减少连接部件数量外，还创建了一个凹槽来引导初始显微切口。

经临床比较，MPDG-1和MPDG-2表现出一定的差异：MPDG-1连接部件提供较高的稳定性和抵抗性，但需要将其移除以完成龈乳头的显微切口。MPDG-2设计用于为初始显微切口提供准确、完整的引导。虽然不太稳定（由于连接部件较少），但它不会干扰显微外科手术，因为所使用的刀片不接触导板。

初始的显微切口是统一的、持续的、准确的，保证了临床冠延长技术的最终结果。Castroviejo拆装器的使用严格地遵循了数字化设计，作为一个优点，减少或消除了在显微缝合阶段对皮瓣边缘的修整。截骨术和成形术遵守手术计划要求，减少骨组织创伤。所有显微外科技术步骤的精度都有助于显微缝合的完成，保证了初期的创口闭合（对接）。

在显微外科手术的早期阶段，改良PDG、手术显微镜（头戴式显微镜或落地式显微镜）和显微器械的联合使用缩短了手术时间，提高了手术精度。对于患者来说，其优点是缩短愈合时间，术后不适感减小，有可能在短时间内完成恢复性治疗，美学效果满意。

参考文献

[1] Rufenacht CR. Fundamentos de Estética. São Paulo: Quintessence, 1998.

[2] Tjan AHL, Miller GD, The JG. Some esthetic factors in a smile. J Prosthet Dent 1984;51:24–28.

[3] Kahn S, Dias AT. Sorriso Gengival. São Paulo: Quintessence, 2016.

[4] Alpiste-Illueca F. Altered passive eruption (APE): A little-known clinical situation. Med Oral Patol Oral Ciro Buccal 2011;16:100–104.

[5] Robbins JW. Differential diagnosis and treatment of excess gingival display. Pract Periodontics Aesthet Dent 1999;11:265–272.

[6] Cohen DW. Pathogenesis of Periodontal Disease and Its Treatment. Washington, DC: Walter Reed Army Medical Center, 1962.

[7] Ingber JS, Rose LF, Coslet JG. The "biologic width"—A concept in periodontics and restorative dentistry. Alpha Omegan 1977;70:62–65.

[8] Gargiulo AW, Wentz FM, Orban B. Dimensions and relations of the dentogengival junction in humans. J. Periodontol 1961;32:261–267.

[9] Barbosa EP, Monte Alto RF, Ferreira VF, Carvalho WR. Supracrestal gingival tissue measurements in healthy human periodontum. Int J Periodontics Restorative Dent 2008;28:55–61.

[10] Portoriero R, Carnevale G. Surgical crown lenghening: A 12-month clinical wound healing study. J Periodontol 2001;72:841–848.

[11] Müller HP, Eger T. Masticatory mucosa and periodontal phenotype: A review. Int J Periodontics Restorative Dent 2002;22:172–183.

[12] Campos GV. Soft tissue management and smile esthetic. In: Franciscone CE. Osseointegration and Multidisciplinary Treatment. São Paulo: Quintessence 2008:55–93.

[13] Sukovic P. Cone beam computed tomography in craniofacial imaging. Orthod Craniofac Res 2003;6(suppl 1):31–36.

[14] Scarfe WC, Farman AG, Sukovic P. Clinical applications of cone-beam computed tomography in dental practice. J Can Dent Assoc 2006;72:75–80.

[15] Januario AL, Barriviera M, Duarte WR. Soft tissue cone beam computed tomography: A novel method for the measurement of gingival tissue and the dimensions of the dentogengival unit. J Esthet Restor Dent 2008;20:366–373.

[16] Coachman C, Valavanis K, Lopes CJ. Double crown lengthening guide. Digitally designed bone and soft tissue remodeling. Denti-Pro Blog. http://denti-pro.blog/dental-implants-prosthetic-options-2/. Accessed 4 June 2020.

[17] De Rouck T, Eghbaldi R, Collys K, De Bruyn H, Cosyn J. The gingival biotype revisited: Transparency of the periodontal probe through the gingival margin as a method to discriminate thin from thick gingival. J Clin Periodontol 2009;36:428–433.

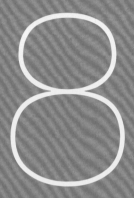

种植显微外科: 微笑技术

Implant Microsurgery:
The SMILE Technique

Dennis A. Shanelec
Leonard S. Tibbetts

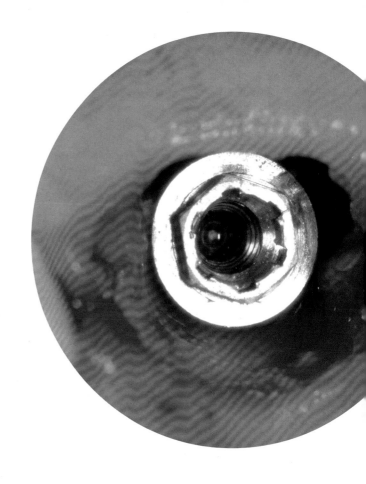

种植体已成为修复单颗牙缺失的首选治疗方案。然而，众多挑战之一是发展出在可控且美观的有利原则下进行即刻种植和即刻修复的能力。

多年来，研究人员和临床医生一直在努力挖掘口腔种植在修复上颌前牙缺失的潜力。近年来[2]，锥柱状种植体在生物、工艺和修复方面都取得了长足的进展，而且非常成功[1]。这种临床研究和种植经验的结合，有利于即刻植入种植体来修复脱落的上颌前牙[3-4]。与此同时，单颗牙种植即刻临时冠修复是一种可行的治疗方案[5-7]。然而，与显微手术相比，在宏观手术中即刻种植和即刻临时冠修复存在临床困难。这些困难包括视野差、创伤大、拔牙精度较低、光线不佳且手术区流血、种植体植入位置和角度不正确、与即刻修复体相关的轮廓和软组织支撑困难、外形出现不正确以及美学不佳（框8-1）。相对来说，显微外科微笑（SMILE，Simplied Microsurgical Implant Lifelike Esthetic，简便显微外科种植仿真美学）技术具有以下优点：①手术操作的精确性和提升运动技能；②减少组织损伤，几乎没有长时间出血；③良好的手术视野；④种植窝预备的精确性；⑤精确制作临时冠；⑥创口闭合，创口边缘的一期精准对位[8-10]（框8-2）。

框8-1 即刻种植的临床困难

手术
- 可视性差
- 创伤较大
- 拔牙困难
- 光照差
- 手术区出血

修复
- 不正确的种植体位置和角度
- 临时修复冠提供软组织支撑不足
- 临时基台出现不正确的外形轮廓
- 美观不良

框8-2 微笑技术的优点

- 手术操作的精确性
- 减少组织创伤
- 良好的手术视野
- 种植窝预备的精确性
- 精确制作临时冠
- 创口闭合

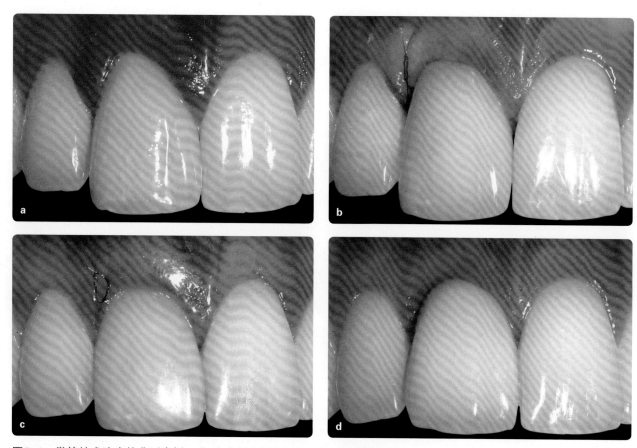

图8-1　微笑技术治疗的典型病例。（a）右侧上颌中切牙远中唇侧暴露术前。（b）拔牙、植入种植体、拔牙窝骨移植、临时修复、结缔组织移植、显微缝合后即刻观察。（c）术后2周复查；术后无疼痛。（d）术后2年复查。

在缺失牙周围已经存在的感染不是治疗的禁忌证，但是需要在手术显微镜下彻底清理拔牙窝。

当种植肩台放置在龈乳头高点以下5mm或更低时，即刻临时冠持续维持近远中龈乳头高度（图8-1）。然而，除非同时进行上皮下结缔组织移植（1.5mm厚），否则会发生约1mm的牙龈退缩。对于已经存在的牙龈退缩（包括缺失牙和邻牙），应在手术时进行治疗（图8-2）。在缺失牙周围已经存在的感染不是治疗的禁忌证（图8-3），但是需要在手术显微镜下彻底清理拔牙窝。在截骨过程中，必须加入3%四环素溶液冲洗牙槽窝，以消除污染。折断或脱位的牙齿应尽快治疗。如果可能，植入种植体时应保留和模拟断裂的根段（图8-3c），以便在放置螺丝固位的临时修复体时，支持牙龈组织保证龈乳头再生（图8-4）。

微笑技术的开发是为了解决这些问题，并通过结合显微外科手术的精确性来防止潜在的美学风险。微笑技术的优势包括较高的成功率、良好的即刻美学和患者高接受度，以及通过复制临时修复体的轮廓来实现的永久性修复。

框8-3概述了微笑技术的步骤。在300颗上颌中切牙、侧切牙和尖牙

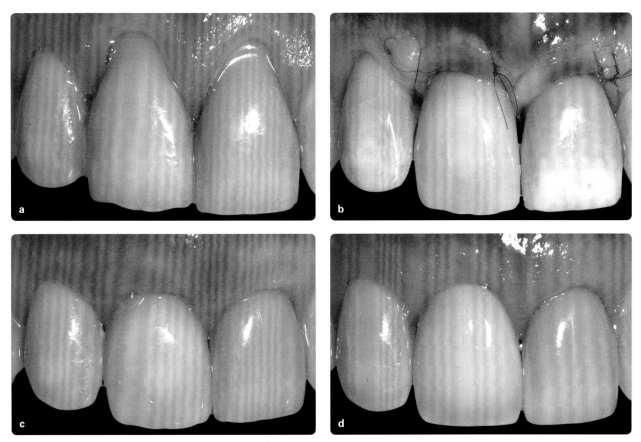

图8-2 （a）种植体植入时，中切牙和右侧侧切牙存在牙龈退缩。（b）在上颌右侧中切牙拔牙窝内植入种植体，随后进行临时修复、牙槽骨移植术、结缔组织移植术，使牙龈组织高过种植肩台，并覆盖暴露相邻的中切牙和侧切牙牙根。（c）8周愈合。（d）术后4年复查。

图8-3 （a）上颌左侧中切牙周围已有感染。（b）术前根尖周X线片。

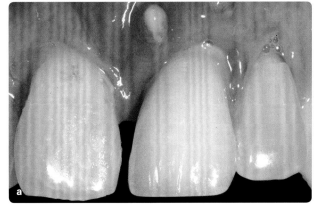

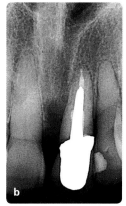

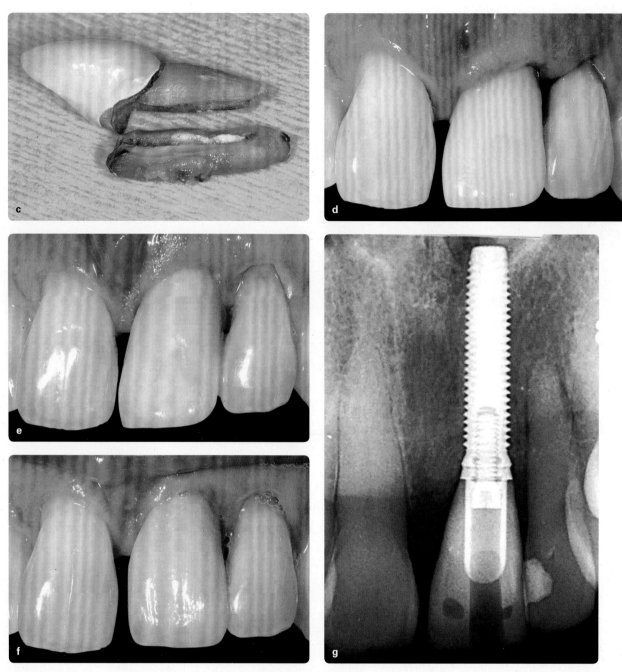

图8-3（续）　（c）拔除折断牙。（d）用3%四环素溶液对牙槽窝进行冲洗清创、去污，植入种植体并行临时冠修复，进行牙槽骨移植和结缔组织移植。（e）术后10周复查。（f）术后2年。（g）术后根尖周X线片。

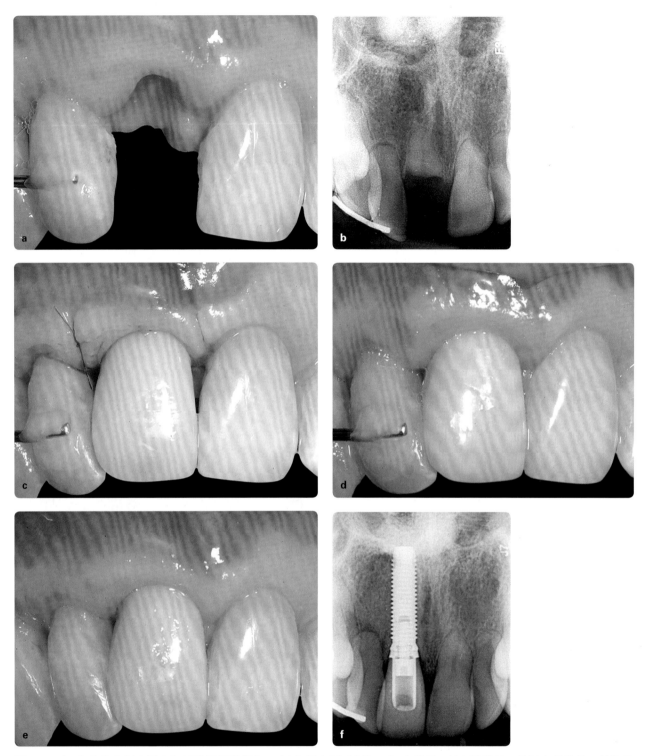

图8-4 （a）术前上颌右侧中切牙残留折断根尖。（b）根尖周X线片。（c）拔牙、植入种植体、拔牙窝骨移植、结缔组织移植、临时冠修复术后即刻。（d，e）分别在术后2周和14周观察。（f）14周时的根尖周X线片。

框8-3　微笑技术的步骤

注意，所有的手术都是在放大10～20倍的落地式显微镜下进行的。

1. 在进行任何外科手术之前，对即将脱落的牙齿取一个清晰的硅橡胶印模。用于以后制作种植体的临时修复模型。
2. 微创拔牙，避免颊和舌侧翻瓣。
3. 对前牙龈沟进行深层剥脱术。
4. 显微镜下彻底清创，清除拔牙窝骨壁和根尖肉芽组织。
5. 用3%四环素溶液冲洗拔牙窝30秒。
6. 使用侧面切割钻对准要截骨拔牙窝的腭侧壁。
7. 使用直径4mm，长15～18mm，带有标准肩台，外六角和锥形为2°表面纹理的种植体。
8. 植入种植体尖端舌侧至种植体平台颊侧2mm。
9. 植入种植平台在近远中龈乳头下方5mm处。
10. 将肩台的舌侧置于拔牙窝的腭侧牙槽嵴处。
11. 以至少67Ncm的扭矩植入种植体。
12. 放置一个不透明的螺丝固位的临时钛基台下部结构。
13. 利用拔牙前取的硅胶印模，制作一个复制缺失牙解剖结构的可成形复合冠（或冠成型器）。
14. 牙冠置于口内不透明的基台上。
15. 用可流动的复合材料填充龈下轮廓。
16. 制作和检查支持但不使变形颊侧组织和龈乳头的穿龈轮廓。
17. 对附着在模拟种植体的临时修复体上的牙龈进行印模。
18. 对临时修复体进行高度抛光和上釉。
19. 用高强度灯光固化临时修复体以消除游离单体。
20. 制作一个个性化印模托盘。
21. 用异种骨填补拔牙窝颊侧间隙至种植肩台水平。
22. 将表面异种移植物压迫1～2分钟，制成粉状异种移植物封口。
23. 将从钻中筛选出来的自体移植物压至肩台水平。
24. 在自体移植物上覆盖一层无形态的胶原膜。
25. 通过前颊沟创建一个口腔包膜全厚瓣。
26. 从腭侧取一个结缔组织移植物并将其放入颊侧皮瓣。
27. 松解龈乳头后，根据需要用6-0聚丙烯缝线提升皮瓣。
28. 检查和调整临时冠腭侧的咬合，在牙冠和对颌牙之间留出1mm的自由空间。
29. 用甲硝唑凝胶填充种植体内的螺丝间隙。
30. 用适当的扭矩安装好临时修复体后，将聚四氟乙烯胶带置于螺钉头部上方，并用复合材料密封通道。
31. 在术后2周和6周进行评估。
32. 8周后进行永久修复。
33. 用个性化印模托盘和扫描氧化锆基台（Procera，Nobel Biocare）修复。

*表格制作：Dennis A. Shanelec

的病例中，临床的骨结合和美学成功率为99.3%。清楚的认知微笑技术在技术上的挑战性、时间漫长性和具备显微外科与显微修复两方面能力的必要性是非常重要的（图8-5）。下面将通过几个有代表性的病例来演示完整的技术。

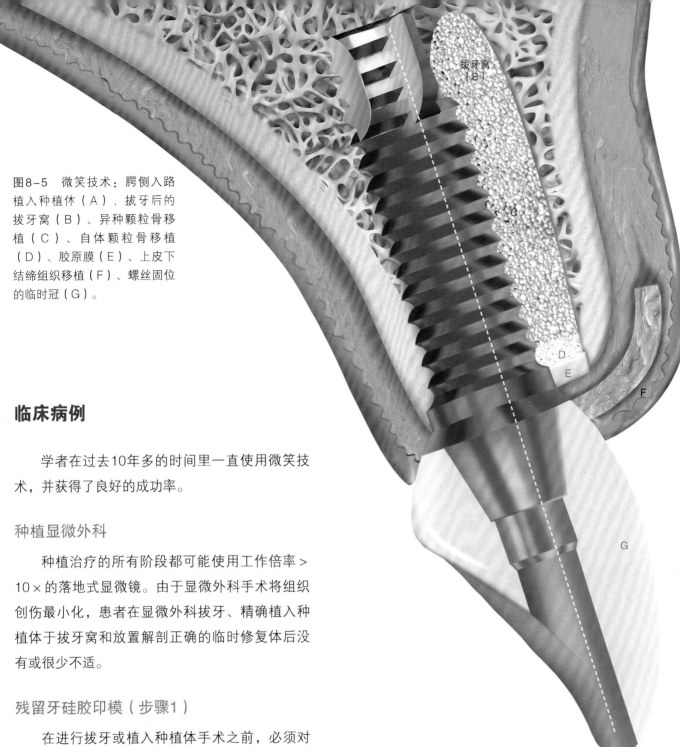

图8-5 微笑技术：腭侧入路植入种植体（A）、拔牙后的拔牙窝（B）、异种颗粒骨移植（C）、自体颗粒骨移植（D）、胶原膜（E）、上皮下结缔组织移植（F）、螺丝固位的临时冠（G）。

临床病例

学者在过去10年多的时间里一直使用微笑技术，并获得了良好的成功率。

种植显微外科

种植治疗的所有阶段都可能使用工作倍率 >10× 的落地式显微镜。由于显微外科手术将组织创伤最小化，患者在显微外科拔牙、精确植入种植体于拔牙窝和放置解剖正确的临时修复体后没有或很少不适。

残留牙硅胶印模（步骤1）

在进行拔牙或植入种植体手术之前，必须对要拔除的牙齿进行清晰的硅胶印模，以建立牙和牙龈连接及种植冠的合适穿龈轮廓（图8-9a）。

微创拔牙（步骤2至步骤5）

显微镜提高了视敏度和手术灵巧性。显微外科原理和器械适用于拔牙以保存牙龈和骨的解剖形态（图8-6和图8-7）。可以用最小的侧向力垂直地将根从牙窝中拔出，从而避免对龈乳头的损害[8]。此外，手术显微镜可以让外科医生确定在

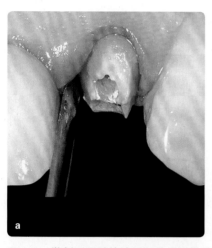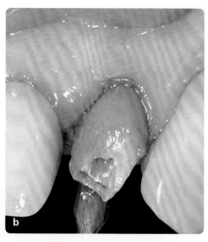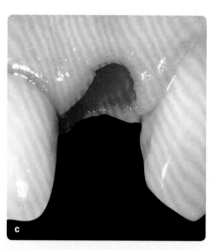

图8-6　微创不翻瓣拔除需要使用显微外科原理的骨膜切开术。（a）断根近中骨膜脱位有助于保留牙龈和骨的解剖结构。（b）断根腭侧骨膜脱位。（c）拔牙后的拔牙部位。应注意无出血和外伤，牙龈和底层解剖结构完好。在支撑面不足的情况下拔除时，应使用牵引拔牙装置（图8-7）。

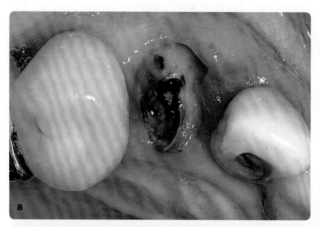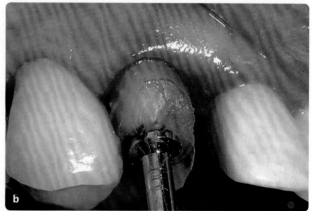

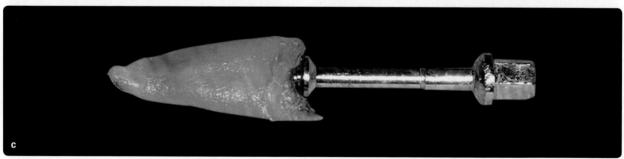

图8-7　牵引拔牙装置。（a）上颌右侧尖牙牙根断裂。（b）放置内螺纹拔牙器（轻击机械装置），以最小的侧向力垂直地将尖牙从牙窝中取出，从而避免对龈乳头造成损害。然后用3%四环素溶液彻底清理拔牙窝，冲洗30秒。（c）尖牙残根拔除。

脱位方向上不明显的细微差别。拔牙后，用钻头对拔牙窝内进行深度剥离。随后，彻底清除拔牙窝肉芽组织，用3%四环素溶液冲洗30秒。

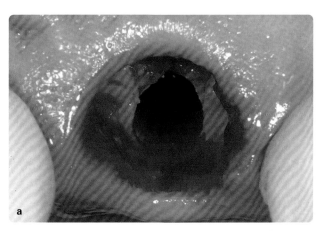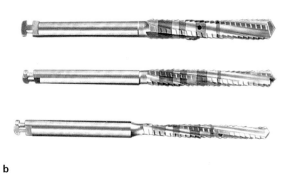

图8-8　植入种植体前的截骨需要对上颌骨的解剖结构和钻头的切割方式有一定的了解。（a）截骨需要在拔牙窝的腭侧准备。（b）这需要用侧切截骨钻重新定向准备：2.0mm、2.5mm和3.0mm。

在拔牙窝中钻孔（步骤6）

在拔牙窝钻孔与在无牙区钻孔需要不同的技巧[11]。最有利的骨在上颌前部，位于腭侧和拔牙窝根方[12]（图8-8a）；因此，钻孔必须与拔牙窝骨壁有一定的角度。麻花钻的设计并不能达到这一目的，它倾向于沿着密度更小的骨方向运动。因此，在这一步使用麻花钻通常会导致预备朝向唇侧骨板。在每次增加麻花钻的直径或种植体截骨角度和位置之前，必须使用侧切截骨钻或超声骨刀重新定位骨切开部位（图8-8b）。在显微镜提供的放大和光照下，拔牙窝侧壁的钻孔能为上颌前牙区种植实现稳定且美观的窝洞。

植入种植体（步骤7至步骤11）

学者的临床经验表明，直径4mm，长度15～18mm，锥度为2°的种植体（如Mark IV TiUnite，Nobel Biocare）可以放置在腭侧位置，种植肩台唇侧位于靠近唇侧边缘2mm。这些植入拔牙截骨部位的种植体可以承受67Ncm的扭矩。使用的2°锥形种植体的螺纹几何形状改善了种植体的初始稳定性，没有侧向骨挤压的危险。300颗种植体中，18mm长296颗，15mm长4颗。异种牛骨移植材料被填塞在拔牙窝颊侧间隙到拔牙窝的根部。从该部位制取的磨碎的自体骨经过过滤，用无菌水和3%四环素溶液冲洗。自体骨用于在异种牛骨移植材料上方形成2mm的层状封闭。放置临时修复体前，在植骨材料上方放置一层微纤维胶原膜（如Avitene、Davol）。在所有300例病例中，结缔组织从上腭转移到唇侧预备好的牙周隧道中，以恢复或保留由于损伤或炎症丢失的牙龈高度。

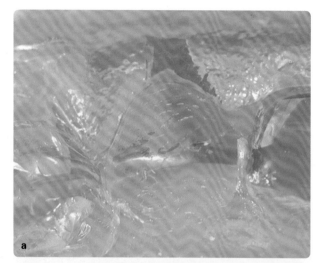

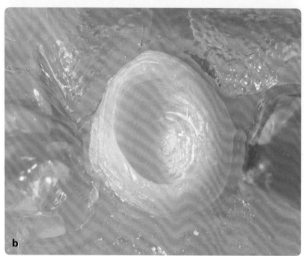

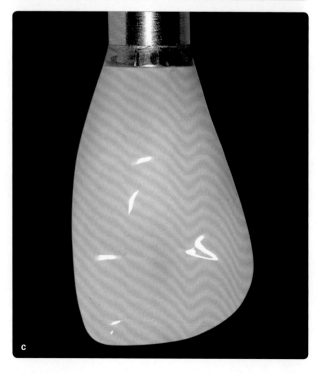

种植体支持的临时冠（步骤12至步骤20）

为了保持自然美观，种植临时冠必须像拔除的牙一样支撑周围的牙龈[12-13]（图8-9）。这需要放置一个不透明的螺丝固位的钛基台，从脱落牙的清晰硅胶印模中形成的空心的复合牙冠，将牙冠固定在口腔中的不透明基台上，并清除多余粘接剂（图8-10）。在手术时，每位患者的龈下轮廓都是独特的形状。去除空隙和粗糙边缘，仔细塑形临时冠以支持牙龈组织。制作并检查穿龈轮廓，它支持牙龈但不使唇侧和邻近组织变形。最后一步，临时冠抛光和上釉。使用光固化的复合材料确保没有游离单体存在，以免刺激软组织或骨组织。将附着在种植临时冠上的1/2牙龈取印模，以方便制作个性化取模托盘。机械加工的钛临时基台减少了临时冠松动的可能性。在作者的临床实践中，300个临时冠中只有一个螺丝松动。

美学效果的最后一步手术（步骤21至步骤27）

从拔牙窝的唇侧间隙和偏腭侧植入的种植体之间被异种骨替代材料填充到种植体的肩台水平。表面压实，形成异种移植物密封。过滤后的自体移植骨粉被放置在肩台上并压实，然后胶原蛋白膜覆盖自体骨移植物。形成唇侧黏膜中厚皮瓣，从上腭取结缔组织移植物植入到唇侧黏膜。释放龈乳头后，根据需要用6-0聚丙烯缝线缝合皮瓣。

图8-9 （a）在任何手术前，要制取清晰的缺失牙的硅胶印模，以准确获得拔牙窝-牙龈交界处。（b）根据印模制作可调改的光固化复合牙齿，用于临时冠修复。这种颜色匹配的复合材料被调整到牙龈交界处的准确位置，形成穿龈轮廓，用螺丝固位的临时钛基台进行固定。在手术时，每位患者的龈下轮廓都是独特的形状，去除空隙和粗糙边缘，仔细塑形临时冠以支持牙龈组织。（c）抛光和上釉。

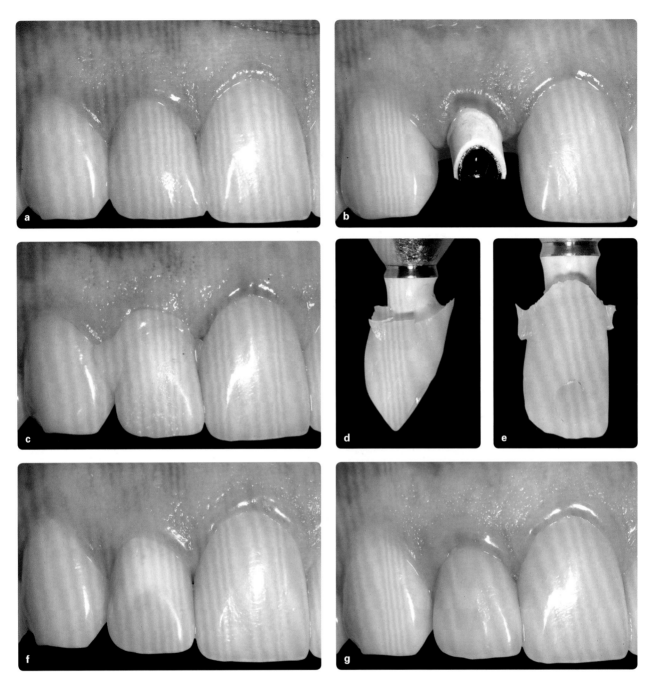

图8-10 （a）右侧侧切牙术前视图。（b）拔牙部位植入种植体并使用不透明螺丝固位的临时钛基台。（c）用光固化复合材料填充装在临时基台上的牙冠间隙。（d）固定在临时基台上的复制牙冠的侧面观。（e）复制牙冠上复合树脂的颊面观。（f）使用1mm绿色咬合指示蜡确认正中或侧方无咬合接触后，完成临时冠。（g）修复后4年。

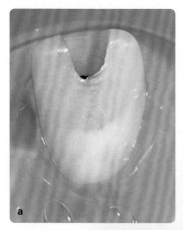
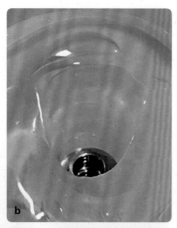
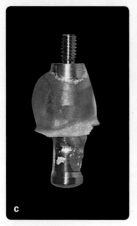
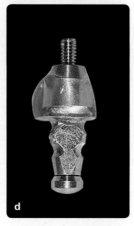
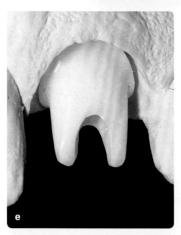
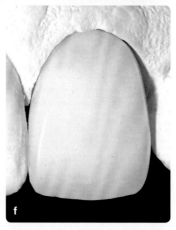

图8-11　术前，取脱落牙清晰的硅橡胶印模，准确获得龈牙交界处。（a）然后根据此印模制作临时冠。（b）记录穿龈轮廓。（c）粗丙烯酸个性化印模。（d）抛光个性化模版复制的穿龈轮廓。（e）由临时冠穿龈轮廓印模制作的机械加工氧化锆基台。（f）个性化基台全瓷牙冠。

种植体临时冠的咬合和封闭（步骤28至步骤30）

通过调整咬合到最小的接触来避免过早负载（图8-10f）。使用1mm绿色咬合指示蜡来确认正中或侧方无咬合接触。建立了对称的、轻的邻近接触。检查完咬合后，用甲硝唑凝胶填充螺丝间隙，临时修复体就位，聚四氟乙烯胶带置于螺丝孔上方，用复合材料密封通道。微笑技术保证患者在离开牙科诊所时，将无咬合负载的美学临时冠牢固地固定在种植体上。一个即刻的临时冠确保患者的牙齿看起来永远都是自然的。临时冠还可确保在骨结合过程中牙龈不会失去支撑。

永久修复（步骤31至步骤33）

患者在术后2周和6周进行检查。可在8周后开始永久修复。在最终的印模过程中，通过附着在替代体上的临时冠下1/3形态复刻，将临时冠的穿龈轮廓准确地传递给技工[14]。形成了一个转移复制临时冠的穿龈轮廓个性化印模[15]（图8-11a～d）。

然后使用计算机扫描（Procera，Nobel Biocare）来制作氧化锆基台和牙冠[16-17]（图8-11e，f）。该方案确保最终基台与原始牙外形和临时冠外形完全匹配。作为一个团队，外科医生、修复医生和技师可以结合他们的技能，创造出与微笑和相邻牙齿整体外观自然、和谐的牙齿（图8-12～图8-14）。

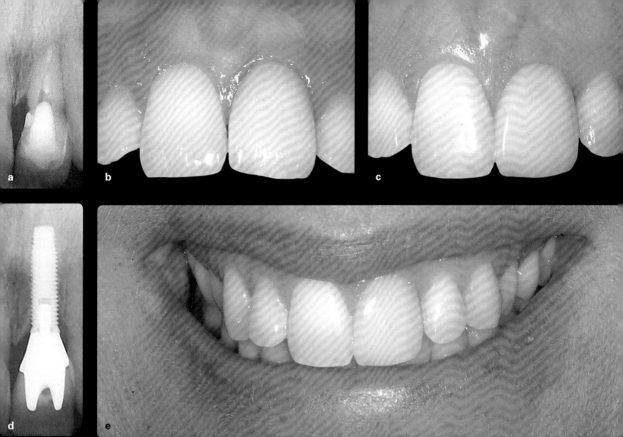

图8-12 （a）上颌左侧中切牙术前X线片。（b）上颌左侧中切牙术前临床照片。（c~e）上颌左侧中切牙治疗10年后的临床照片和X线片。

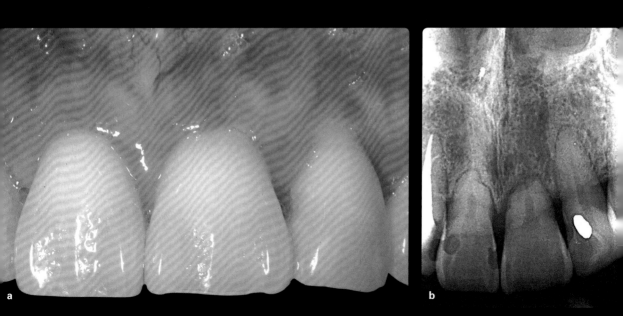

图8-13 （a）左侧中切牙拔除前视图。（b）术前X线片。

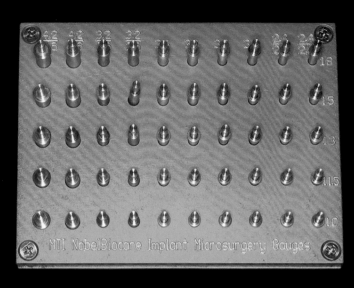

c

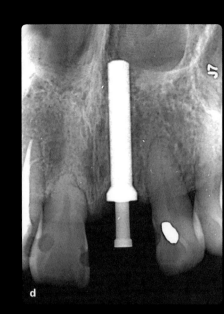

d

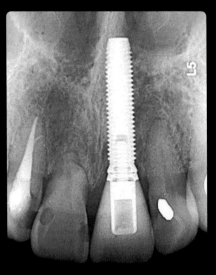

e

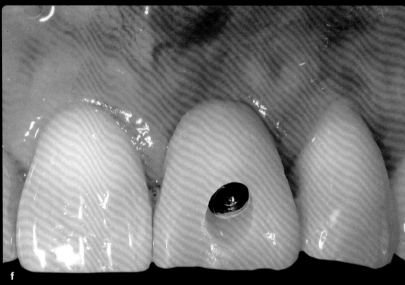

f

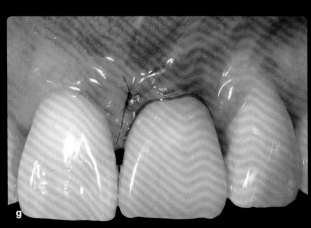

g

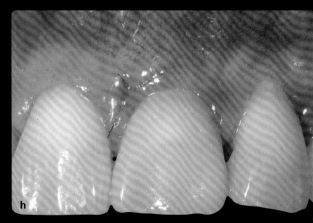

h

图8-13（续） （c）控制肩台深度的钻测量仪器。（d）术中带深度和肩台测量仪器的X线片。（e）螺丝固位临时冠的术后X线片。（f）拔牙、植入种植体、拔牙窝骨移植、即刻螺丝固位临时冠的唇面观。（g）结缔组织移植缝合后。（h）术后2周复查。

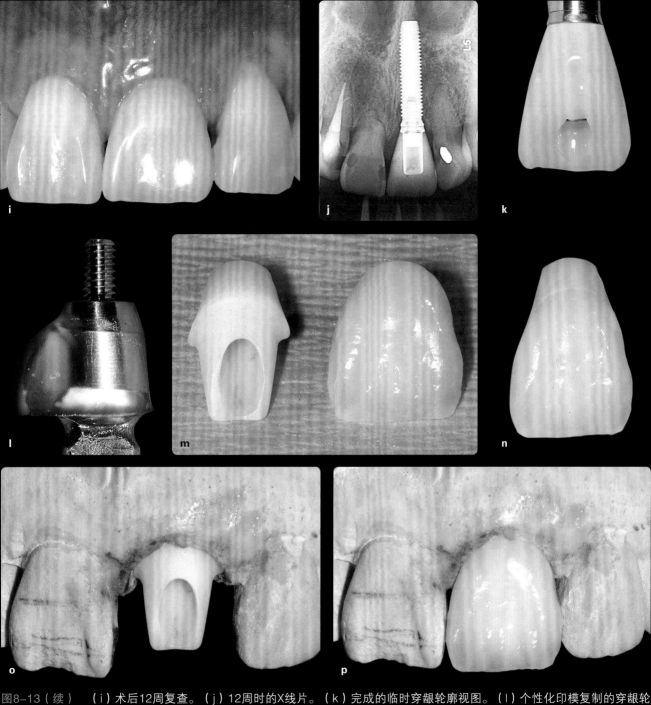

图8-13（续）　（i）术后12周复查。（j）12周时的X线片。（k）完成的临时穿龈轮廓视图。（l）个性化印模复制的穿龈轮廓。（m）分别观察氧化锆基台及牙冠。（n）氧化锆基台上的全瓷冠复制临时冠穿龈轮廓。（o）带有氧化锆基台的实验模型。（p）带有基台和陶瓷冠的实验模型。

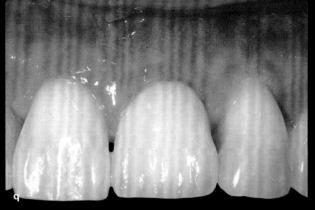
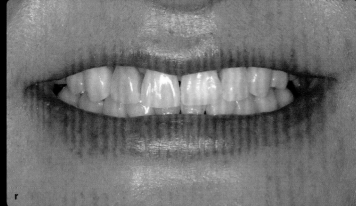

图8-13（续） （q，r）术后2年照。

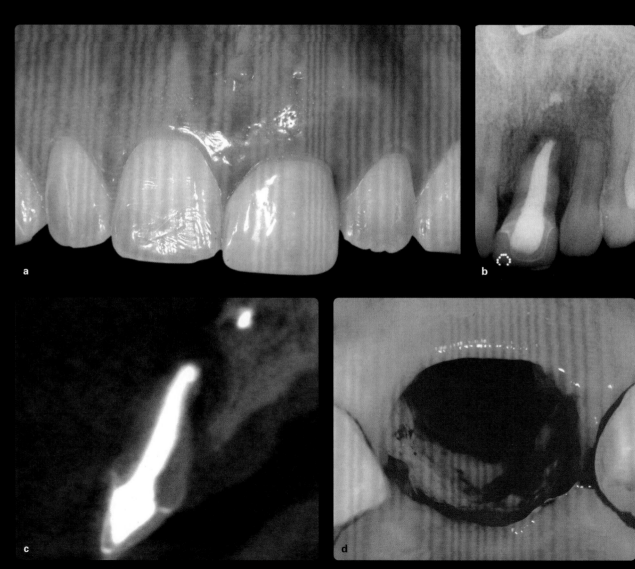

图8-14 （a）上颌左侧中切牙根尖周区隆起的术前临床照。（b）术前X线片显示根尖区和远中根面严重骨丢失。（c）CBCT显示牙周严重受累，根尖区、颊侧和腭侧无骨组织。（d）微创拔牙后的拔牙窝和充分保存的牙龈结构。

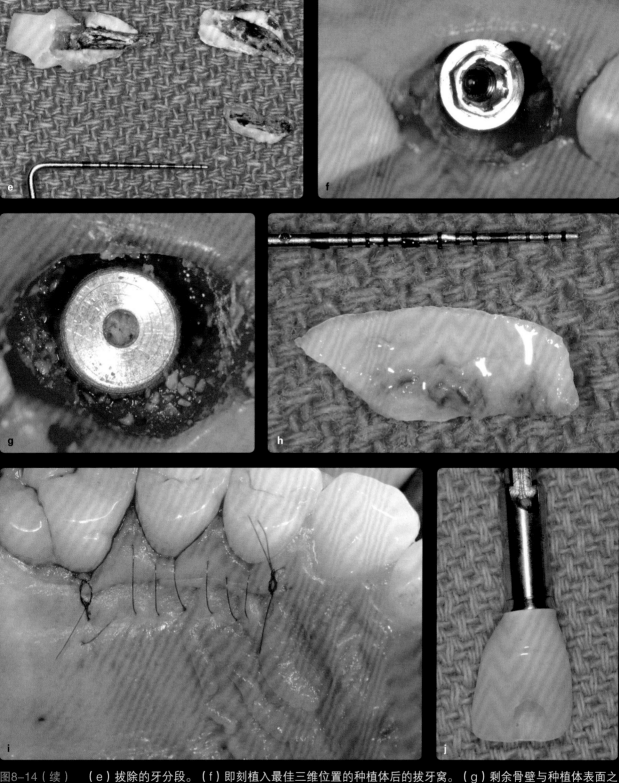

图8-14（续）　（e）拔除的牙分段。（f）即刻植入最佳三维位置的种植体后的拔牙窝。（g）剩余骨壁与种植体表面之间的间隙植骨后的拔牙窝位照片。（h）从上腭取上皮下结缔组织移植。（i）供区显微缝合后的最终视图。（j）个性化抛光临时冠的最终照片。

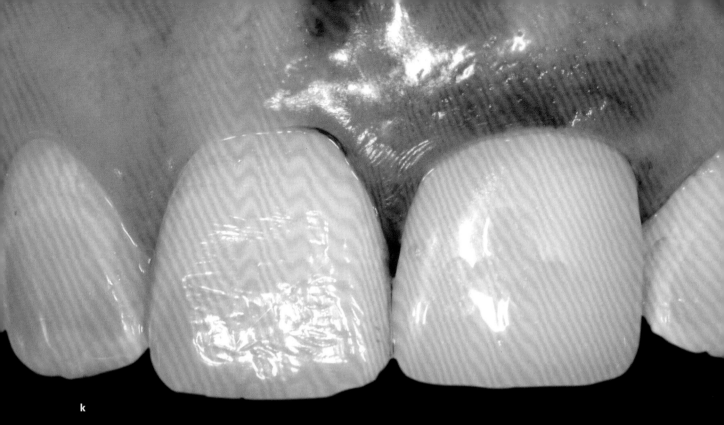

k

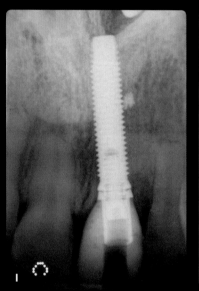

l

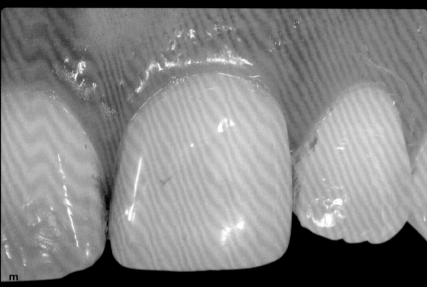

m

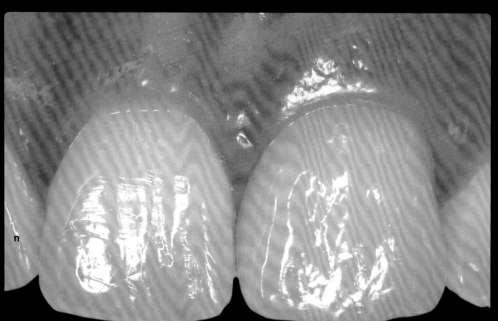

n

图8-14（续）（k）颊侧包膜上皮下结缔组织移植和临时冠放置后的当天照片。（l）术后立即拍X线片。（m）术后8周复查显示近远中和颊侧牙龈解剖结构完全保留。（n）术后12个月的X线片显示牙冠完全吻合，与邻近组织完全融合。→

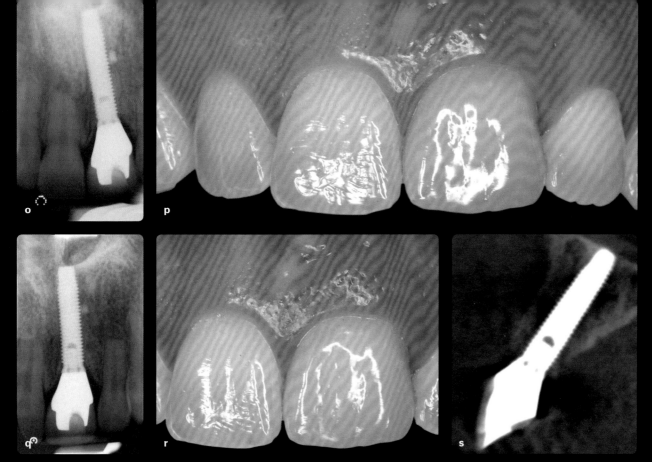

图8-14（续） （o）12个月的X线片显示植骨稳定。（p～r）5年后的临床照片和X线片。（s）CBCT显示新形成的种植体周骨组织质量（病例由J. David Cross博士提供）。

临床效果

　　根据学者对300位需要拔除上颌中切牙、侧切牙或尖牙的患者使用微笑技术的临床经验，298颗种植体在1～10年后取得了良好的功能和美学效果。没有应用排除标准。在300位患者中，1位患者在种植体和临时修复体放置后失去随访，2位种植体未能骨结合。在影像学和临床检查的基础上，298颗种植体在8周时进行永久修复。患者的日程安排和修复物流确定了用10～22周时间完成修复。

框8-4　微笑技术的成功标准

- 无炎症、无感染、不松动、无疼痛、探查时无出血
- 能够承受＞65Ncm的旋转扭矩
- 种植体周龈沟位于种植体肩台根方＜1mm
- 骨组织形成至种植体最顶端螺纹的影像学证据
- 永久修复及其持久性功能恢复
- 满意的美学效果

框8-5 成功应用微笑技术案例的关键

- 使用显微镜进行详细的计划并遵循详细的治疗步骤
- 种植体位置的精确性
- 临时冠制作和放置的精确性
- 在种植体唇侧形成上皮下结缔组织移植
- 创口被动闭合

> 显微镜有将口腔科从创伤性缺失牙的时代推进到一个准确、无缝替代缺失牙的潜力。

治疗成功的标准包括以下几点（框8-4）：①无炎症、无感染、不松动、无疼痛、探查时无出血；②能够承受>65Ncm的旋转扭矩；③种植体周龈沟位于种植肩台根方<1mm；④骨组织形成至种植体最顶端螺纹的影像学证据；⑤种植体的功能恢复；⑥满意的美学效果。

本案例的学习价值在于，显微种植手术为种植治疗提供了机会，可以提高美学效果。它的优势包括快速愈合、不适感小、患者接受度高。在口腔的许多治疗过程中（包括种植体的植入和修复），显微镜将会得到越来越多的应用[18]，显微镜有将口腔科从创伤性缺失牙的时代推进到一个准确、无缝替代缺失牙的潜力。虽然所描述的技术是多方面的，需要许多步骤才能成功完成，但其临床效果是突出的。成功的治疗需要显微镜放大微小细节，结合显微外科手术和修复技能（框8-5）。微笑技术因此引入了一种系统的显微外科手术方法，用于即刻种植和修复美学区牙齿，减少了影响病例成功的限制因素，包括过度的组织创伤、不准确的种植体位置和不恰当的穿龈形态。

参考文献

[1] Adell R, Eriksson B, Lekholm U, Brånemark PI, Jemt T. Long-term follow-up study of osseointegrated implants in the treatment of totally edentulous jaws. Int J Oral Maxillofac Implants 1990;5:347–359.

[2] Widmark G, Friberg B, Johansson B, Sindet-Pedersen S, Taylor A. Mk III: A third generation of the self-tapping Brånemark System implant, including the new Stargrip internal grip design. A 1-year prospective four-center study. Clin Implant Dent Relat Res 2003;5:273–279.

[3] Covani U, Crespi R, Cornelini R, Barone A. Immediate implants supporting single crown restoration: A 4-year prospective study. J Periodontol 2004;75:982–988.

[4] Evian CT, Emling R, Rosenberg ES, et al. Retrospective analysis of implant survival and the influence of periodontal disease and immediate placement on long-term results. Int J Oral Maxillofac Implants 2004;19:393–398.

[5] Hui E, Chow J, Li D, Liu J, Wat P, Law H. Immediate provisional for single-tooth implant replacement with Brånemark System: Preliminary report. Clin Implant Dent Relat Res 2001;3:79–86.

[6] Degidi M, Piattelli A. Immediate functional and non-functional loading of dental implants: A 2- to 60-month follow-up study of 646 titanium implants. J Periodontol 2003;74:225–241.

[7] Romanos GE. Present status of immediate loading of oral implants. J Oral Implantol 2004;30:189–197.

[8] Tibbetts LS, Shanelec D. Periodontal microsurgery. Dent Clin North Am 1998;42:339–359.

[9] Tibbetts LS, Shanelec DA. A review of the principles and practice of periodontal microsurgery. Tex Dent J 2007;124:188–204.

[10] Tibbetts LS, Shanelec D. Principles and practice of periodontal microsurgery. Int J Microdent 2009;1:13–24.

[11] Shanelec DA. Periodontal microsurgery. J Esthet Restor Dent 2003;15:402–407.

[12] Saadoun AP. Immediate implant placement and temporization in extraction and healing sites. Compend Contin Educ Dent 2002;23:309–312,314–316.

[13] Kin KO. Implant abutment emergence profile: Key to esthetics. J Oral Implantol 1996;22:27–30.

[14] Hinds KE. Custom impression coping for an exact registration of the healed tissue in the esthetic implant restoration. Int J Periodontics Restorative Dent 1997;17:584–591.

[15] Buskin R, Salinas TJ. Transferring emergence profile created from the provisional to the definitive restoration. Pract Periodontics Aesthet Dent 1998;10:1171–1179.

[16] Davarpanah M, Martinez H, Celletti R, Tecucianu IF. Three-stage approach to aesthetic implant restoration: Emergence profile concept. Pract Aesthet Dent 2001;13:761–767.

[17] Yildirim M, Edelhoff D, Haniwh O, Spiekcrmann H. Ceramic abutments—A new era in achieving optimal esthetics in implant dentistry. Int J Periodontics Restorative Dent 2000;20:81–91.

[18] Shanelec D, Tibbetts L. Recent advances in surgical technology. In: Newman MG, Takei HH, Carranza FA (eds). Clinical Periodontology, ed 9. Philadephia: Saunders, 2009:876–881.

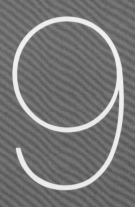

9

牙周整形显微手术及即刻牙槽骨修复

Periodontal Plastic Microsurgery and Immediate Dentoalveolar Restoration

José Carlos Martins da Rosa
Glécio Vaz de Campos

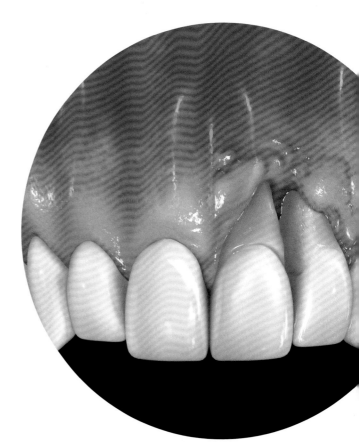

复杂缺损的美学修复和功能修复需要在适当的时间使用自体软硬组织来优化短期和长期的效果。

健康是一种身体、精神和社会幸福感，而不仅仅是没有疾病[1]。这一定义对于建立理想和可接受的牙周治疗效果、评估牙周信息的生物学重要性、对人群中牙龈和牙周病的流行程度进行分类以及评估未来疾病发展的个体化风险至关重要[2]。牙周组织（骨水平和临床附着）减少牙龈健康的临床特征是探诊时无出血、无水肿并且患者无症状[2]。在这种情况下，牙周组织虽然减少，但是健康的牙齿只要能满足患者功能和审美的需求，就可以维持相当久的时间。

当思考微笑美学的时候，我们应该考虑牙齿部分和牙周组织的协调结合，与面部特征相关上颌前牙区牙间乳头的改变常常导致明显的美观问题和语音的不协调[3]。根据患者微笑的类型和严重程度，这些变化可能会影响患者的正常生活，并影响他们的健康。

影响龈乳头缺失的主要因素是根分叉、牙间隙、牙冠形状和解剖改变[4-6]。牙根分叉和牙间隙可以通过正畸治疗得到纠正[7]。通过修复，可以将牙冠的形状从三角形改变为矩形，使其接触面从切1/3转移到中间1/3。慢性牙周病（牙周炎）是通过外科或非外科治疗以及急性牙周病的最终结果，近端组织可能会发生解剖结构改变[5-6]。这些变化除了在牙齿之间产生"黑三角"外，还会在颊侧残留龈乳头峰和火山口状的腭侧峰之间产生深的、大的缺损。

手术并发症通常发生在提升邻间组织的黏骨膜瓣时，接触面距离骨嵴高于5mm处[8]。另一个棘手的情况是，会导致龈乳头中心的垂直切口松弛，生物学宽度增加。

> 牙周组织虽然减少但是健康的牙齿，只要能满足患者功能和审美的需求，就可以维持相当久的时间。

移植小面积组织或将龈瓣移位到牙间隙是不可预测的，甚至是不可能的。

虽然对正畸或修复造成龈乳头缺损的治疗是有效且可靠的，但是龈乳头的外科手术重建是最苛刻的美学治疗之一，给牙周病学带来了现实挑战[4,6]。一些传统的龈乳头恢复技术已被提出，如连续刮治[9]和上腭邻近组织移植到前庭沟[10]，但临床效果不佳。为了寻找更令人满意的解决方案，其他学者[5,11-13]提出了与上皮下结缔组织移植（SCTG）相关的外科技术。然而，由于缺乏足够的血液供应，移植组织的存活受到限制，因此美学效果不确定且受限制。当使用肉眼和传统牙周器械进行治疗时，移植小面积组织或将龈瓣移位到牙间隙是不可预测的，甚至是不可能的[4-5]。

发生与牙龈退缩深度相关的完全龈乳头缺失是Miller Ⅳ类[14]（Cairo RT3型）[15]牙龈退缩的特征，这是最重要的手术难点且结果较难预测。学者提出了与SCTG相关的特殊技术来解决这一困难[16-17]，认为组织营养非常重要，而手术区域有限。

Carnio[17]所描述的技术是基于连续的SCTG手术，已期在治疗Miller Ⅳ类（Cairo RT3型）牙龈退缩中达到理想效果。半月形切口（15C刀片）在釉牙骨质界（CEJ）外2mm处切开，该区域包括2颗缺失牙齿的龈乳头。在冠方抬高部分厚度的皮瓣，保留整个剩余龈乳头。用Orban手术刀，将龈乳头与骨和牙根部分离。最初半月形切口产生的空间被移植物填充。半月形切口缝合（6-0缝线），一期缝合创口。同样的手术过程每8周重复2次。本章所述病例的成功归功于分期手术和皮瓣设计，能够维持龈乳头的完整性并且增加手术区域的血液供应。

牙周整形显微外科复杂病例

牙周整形显微手术是一种微创手术，通过手术显微镜（头戴式显微镜或落地式显微镜）和显微器械进行，这意味着通过精细的组织操作、精确的切口、皮瓣的均匀分离和创口初期闭合（边缘对边缘），以改进传统手术的技术[18-21]。显微外科手术基于严格的技术原则，其中显微切口决定移植和显微缝合的位置，并严格遵循病例治疗计划。技术步骤的精确性、显微手术中涉及组织创伤的减少以及初期愈合从而导致了术后较舒适、愈合较快和结果可预测。

这些优势可能有助于在常规器械使用受限，可视化差和血液供应减少的关键区域提高手术的可预测性。精确地进行显微切口，保留手术区域相邻的组织并精确地遵循手术计划。位于龈乳头基底部的显微刀片倾斜90°，可以保留皮瓣的营养，便于显微缝合时组织的紧密接触，并将坏死的风险降至最低（见第3章和第6章）。例如，与龈乳头缺失相关的牙龈退缩（如Miller Ⅳ类[14]或Cairo RT3[15]）。

在本例中，患者为42岁的男性，在牙间乳头区域进行牙周手术后出现组织坏死，表现为左侧中切牙和侧切牙的重度牙龈退缩、牙间乳头完全丧失（图9-1）。患者自述，2年前，他曾行异种材料移植的引导组织再生手术。①失去他的左侧中切牙和侧切牙，②由于牙根暴露和"黑三角"导致微笑的严重不协调。在临床检查中，牙周探诊发现后牙有4~5mm的牙周袋，并探诊出血。前牙的牙周探诊不超过3mm。左侧中切牙及侧切牙无角化龈组织，探诊出血（图9-1c）。

在确定这些牙齿的诊断和预后之前，患者经过牙周治疗。经临床重新评估，新的牙周探诊结果显示牙周炎得到了控制，龈沟缩小至2~3mm，探诊时无出血。健康牙周组织的新检查显示左侧中切牙和侧切牙的牙龈实际萎缩。中切牙：唇侧6mm，远中唇侧7mm，远中舌侧3mm；侧切牙：近中唇侧7mm，唇侧4mm，近中舌侧3mm（图9-2）。中切牙松动度为Ⅰ度，侧切牙为Ⅱ度，根尖周线片显示两颗牙齿均经过根管治疗，近中牙槽骨嵴广泛缺失（图9-1d）。牙龈退缩为Miller Ⅳ类[14]（Cairo RT3[15]），厚龈型[22]。

告知患者，由于牙周缺损类型复杂，根面覆盖手术结果的可预测性很低。不过，他表示愿意保留自己的牙齿，并愿意接受医生建议的手术。告知患者局限性以及短期或长期失败的可能性。治疗方案包括使用SCTG进行连续的显微手术，每一步都减少缺陷并改善局部血液供应（图9-3）。该治疗计划的目的是促进左侧中切牙和侧切牙的牙根覆盖，重建该部位的龈乳头，恢复患者的美观和自信。

经过3次显微手术，缺损逐渐缩小，第二次和第三次手术分别在第一次手术后6个月和6年进行。每次显微手术的效果都保持稳定，促进了微笑和解剖美学的改善。患者保持牙龈健康、美观和功能满意度长达18年，即使牙周组织减少，也能保留天然牙（图9-4）。

> 位于龈乳头基底部的显微刀片倾斜90°，可以保留皮瓣的营养，便于显微缝合时组织的紧密接触，并将坏死的风险降至最低。

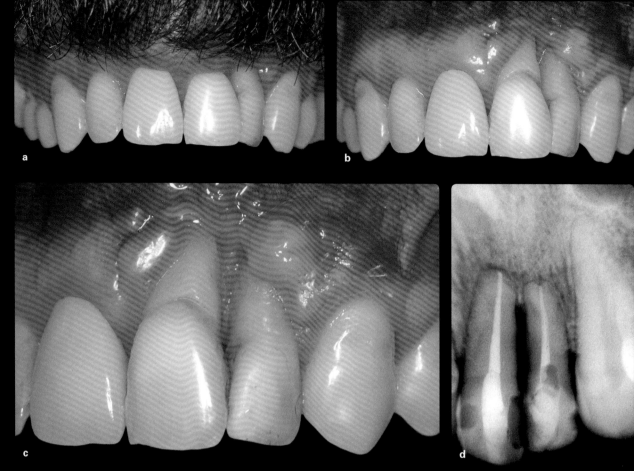

图9-1 （a）初诊微笑照显示美学区牙龈不协调。（b）尖牙到尖牙之间的视角。注意左侧中切牙和侧切牙的重度牙龈退缩。（c）牙周治疗前牙龈重度萎缩的近景。（d）患牙根尖周X线片显示近中牙槽嵴严重缺损。根管治疗效果满意。

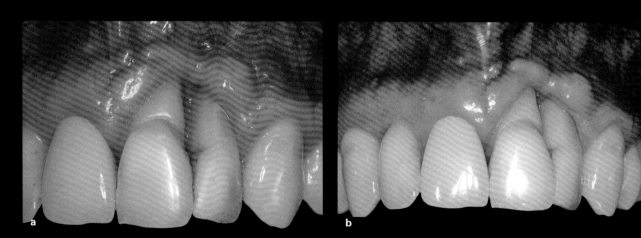

图9-2 （a，b）基础牙周治疗后牙龈反应良好。注意萎缩牙龈的基底部角化组织带的恢复。

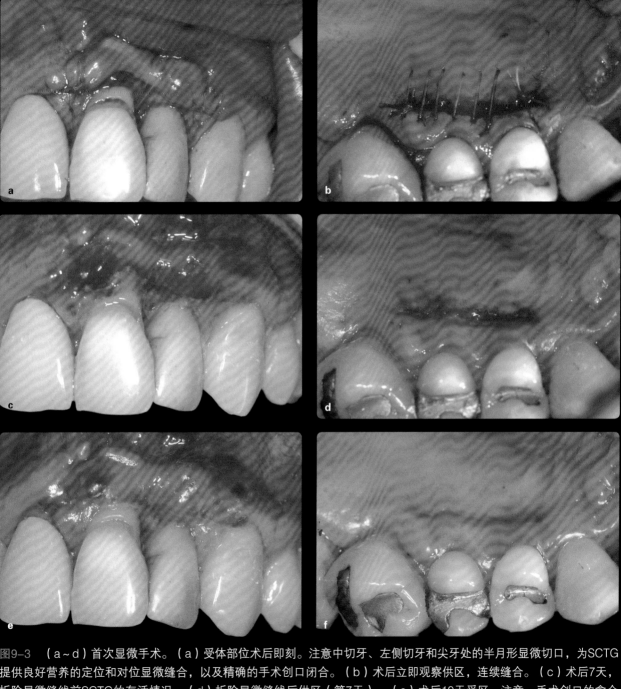

图9-3 （a~d）首次显微手术。（a）受体部位术后即刻。注意中切牙、左侧切牙和尖牙处的半月形显微切口，为SCTG
提供良好营养的定位和对位显微缝合，以及精确的手术创口闭合。（b）术后立即观察供区，连续缝合。（c）术后7天，
拆除显微缝线前SCTG的存活情况。（d）拆除显微缝线后供区（第7天）。（e）术后10天受区。注意，手术创口的愈合
水平与术后即刻（a）相同。（f）术后10天供区。快速恢复反映了患者的舒适度。

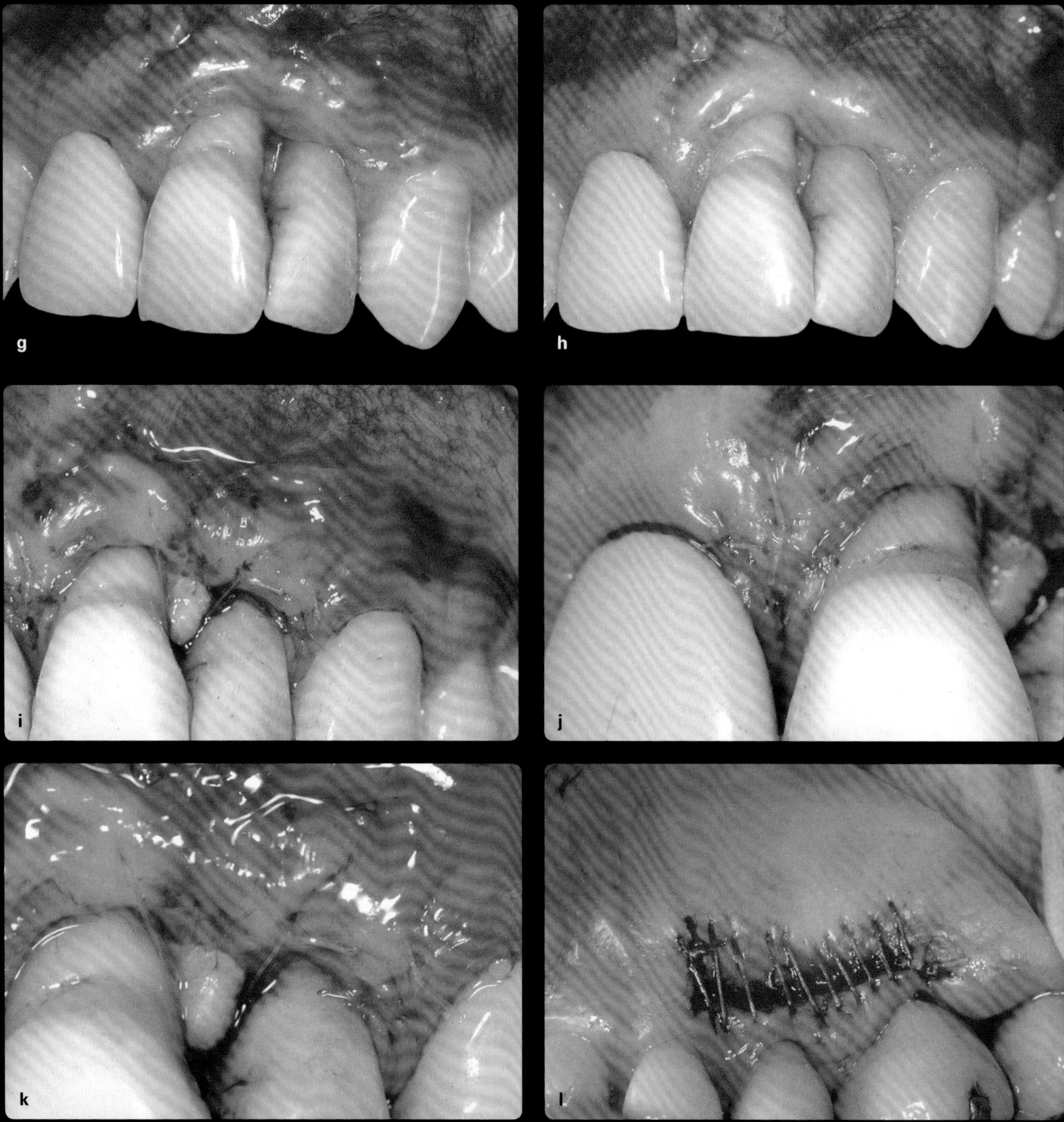

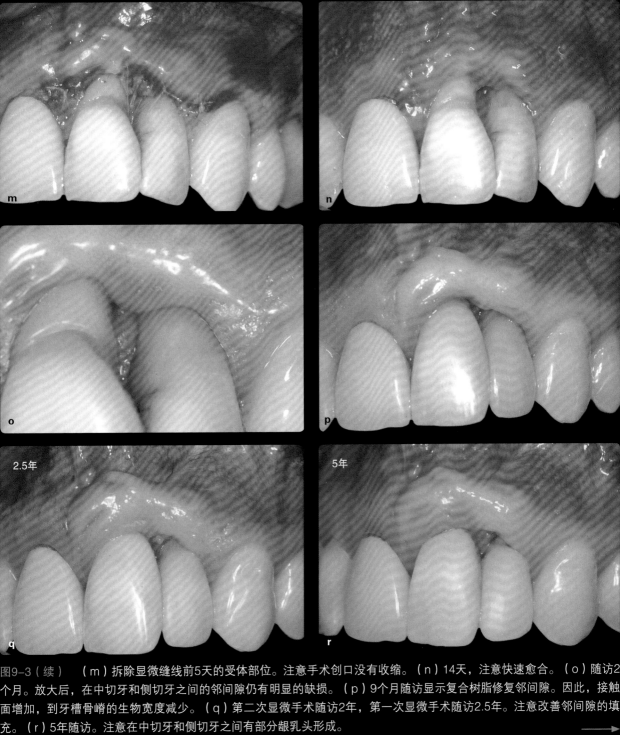

图9-3（续） （m）拆除显微缝线前5天的受体部位。注意手术创口没有收缩。（n）14天，注意快速愈合。（o）随访2个月。放大后，在中切牙和侧切牙之间的邻间隙仍有明显的缺损。（p）9个月随访显示复合树脂修复邻间隙。因此，接触面增加，到牙槽骨嵴的生物宽度减少。（q）第二次显微手术随访2年，第一次显微手术随访2.5年。注意改善邻间隙的填充。（r）5年随访。注意在中切牙和侧切牙之间有部分龈乳头形成。

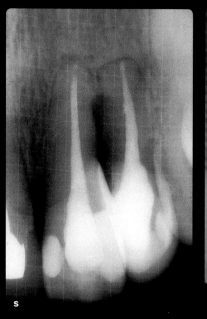

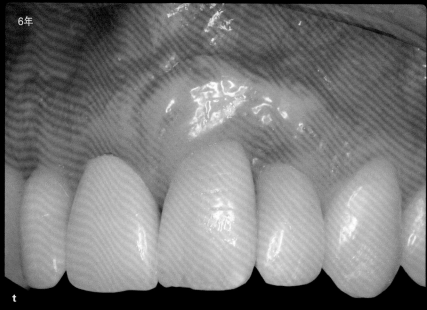

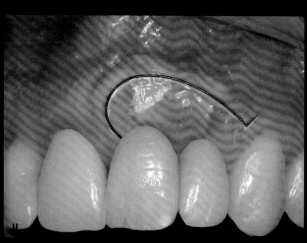

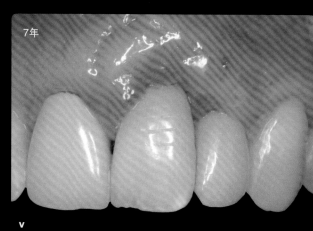

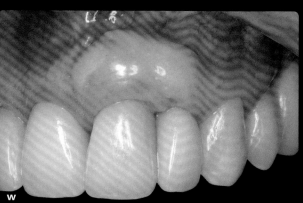

图9-3（续） （s）6年后根尖周X线片。尽管软组织轮廓有了相当大的改善，但牙槽骨嵴水平仍保持稳定。（t）第一次显微手术后6年随访显示左侧中切牙和侧切牙邻间隙充盈稳定，牙龈边缘轮廓改善。（u～w）第一次显微手术后6年进行第三次显微手术。（u）该计划包括以90°角进行初始显微切口，切口位于龈乳头基部和黏膜龈线之前。皮瓣升高后，在邻间隙放置SCTG以增加龈乳头体积。（v）术后21天的受体位置。（w）第三次显微手术后随访1年，治疗开始7年。

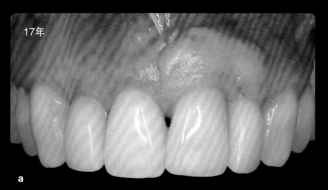
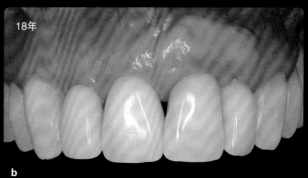
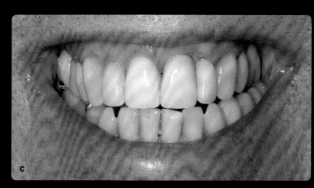

图9-4 （a）初次显微手术后17年。（b）初次显微手术后18年（第三次显微手术后12年）。（c）18年后的最终美学效果。

讨论

根据本病例所提供的临床观察，可以着重指出以下几点：

- 患者的积极性和依从性对于这个复杂的边缘性病例至关重要
- SCTG可用于连续显微手术
- 显微外科手术中，维持残余牙间龈乳头的完整性是维持移植组织营养的基础
- 连续显微手术的策略有助于改善缺损的类型且有利于后续手术效果的维持
- 严重的缺陷伴随大量的软硬组织缺失时，应优先行软组织重建，以改善该区域的营养
- 牙根覆盖和龈乳头重建的效果可以长期保持
- 牙周组织缺损的病例中，软组织的完整可能有利于未来的种植治疗
- 牙周整形显微手术有助于提升过程的可预测性和患者关于术后质量与美学要求的需求

> 牙周整形显微手术有助于提升过程的可预测性和患者关于术后质量与美学要求的需求。

即刻牙槽骨修复

在牙周组织受损的情况下，拔牙后即刻种植是一个巨大的挑战，因为可能存在骨缺损、感染和炎症。种植体周软组织轮廓的和谐和骨支持的水平是获得良好美学效果的基本因素[23-24]。

存在活动性感染被认为是在新鲜拔牙窝中即刻种植的禁忌证[25]。在这些病例中，延期种植的原因与初期愈合过程中可能的污染和先前感染的潜在残留有关[26]。在复杂的情况下，困难会增加，如牙周生物表型为薄龈型[22]、牙龈退缩、严重牙周病或因感染或因以前的根管治疗造成的骨和牙龈组织严重损伤[27]。

一项对即刻种植的系统综述发现，有无感染的存在，在结果上没有差异[28]。对拔牙前牙周组织严重受损的（即刻种植和暂时植入不抬高皮瓣后1年）龈下微生物学评估显示，临床观察到的软组织健康改善与致病性较低的微生物群变化是一致的。结果表明，拔牙主要改变有利微生物，将牙根表面作为致病因素的受感染牙骨质从牙根表面清除[29-30]。对牙周受损和修复区域进行了容量评估，接合术前牙龈边缘结构的保留，证实了长期的生物学成功[31]。

许多临床研究建议在拔牙期间或拔牙后使用自体骨块移植和/或引导骨再生来重建受损拔牙窝的骨缺损[32-34]。然而，需要进行垂直松弛切口的皮瓣手术以及延期植入种植体，并结合两阶段和/或三阶段的外科手术[35]。这将导致更长的治疗时间。

严重骨缺损的病例可以通过即刻牙槽骨修复（IDR）成功治疗，这是一种同期治疗技术[23,26]，可以拔牙、植入种植体和制作临时冠修复，同时在不抬高皮瓣的情况下，通过上颌结节（MT）的松质骨进行骨重建[36-37]。除了减少总费用和治疗时间外，IDR技术已被证明在软硬组织的稳定性方面是有效的[38]。

IDR具有以下优点：MT移植物制取容易，骨碎片的延展性使其能够充分适应受体部位，松质骨移植物作为一种天然的生物膜，促进骨和软组织的有效愈合[38]。此外，从MT收集的移植物骨小梁有助于增加血管重建能力和释放生长因子到受体部位[37-40]。

　　IDR技术最具挑战性的是保证同期植入种植体的稳定性（使制作和放置即刻临时冠成为可能）和同期骨重建。在这种情况下，了解如何预备严重骨缺损和拔牙窝的残留骨量是一项必要的技能。处理骨缺损的一种方法是在牙槽窝预备前结合骨致密化的概念使用来自MT的自体骨移植物。植入种植体和骨致密化前植骨使自体移植物沿着钻孔的外侧部分和拔牙窝的最根方区域被压实[41]。压实骨返回骨窝中心，并形成一层与朝向种植体的骨组织相反层，从而增加其初期稳定性[42-45]。组织学上，紧密接触种植体表面的自体移植物具有更大的骨体积以及更高的骨–种植体接触面积[44,46]。

> IDR技术最具挑战性的是保证同期植入种植体的稳定性（使制作和放置即刻临时冠成为可能）和同期骨重建。

基本步骤

　　（1）**MT处骨缺损和骨可用性评估**：术前必须通过CBCT[47]评估供区、受区部位，评估受区部位骨缺损大小、IDR适应证和MT处骨可用性。

　　（2）**牙拔除**：微创拔牙，仔细搔刮拔牙窝，清创，去除肉芽组织和牙周韧带残留。牙周探针可以评估牙槽骨缺损的大小。

　　（3）**种植体的选择和植入**：种植体的位置是影响软硬组织稳定性的主要因素之一。从牙槽窝颊舌侧距离到骨板作为选择美学区种植体直径和位置的参考[48]。无论种植哪一颗牙齿，在种植体表面和颊侧骨板之间必须有3mm的间隙。在腭侧入路预备种植体后，种植体以正确的三维位置植入在龈缘根方3mm处，并达到30Ncm以上的初期稳定性[49]。

　　（4）**临时冠设计**：种植体植入后，立即制作一个具有理想形态的临时修复体，以适应种植体周的软组织。

　　（5）**MT骨移植物的制取**：评估MT用于获取软硬组织移植物（如有必要）。为了获得移植物，需要在MT的嵴顶从后向前到末端磨牙的远中表面做1个切口。当需要更多的自体骨时，切口可能稍微移向腭侧。在末端磨牙的远中表面做1个与要切除的移植物区域合适的沟内切口。在开口受限或需要更大的移植物的情况下，可以在磨牙远中或最后2颗磨牙之间的颊侧做1个垂直松弛切口。使用2～4号牙周骨膜分离器从前向后分离黏骨膜瓣，以使供骨部位的骨组织适当暴露。取骨时，使用直或弯骨凿（凿状），有活动尖，可根据缺损的程度提供不同尺寸（6mm、8mm和10mm宽）（IDR Kit，Schwert）。骨凿的选择是根据受区部位缺损的形状、要切除的骨体积和进入的难易程度来决定的。一般来说，所选择的骨凿应要比需切除的移植物至少宽2mm。带有活动尖端的凿子更容易测量移植物。骨凿的初始位置取决于患者的开口度和所需的骨量。理想情况下，它应该垂直于骨骼结构。在使用手术锤初次穿透（大约2mm）后，凿子可以倾斜到所需的长度和厚度。当达到良好的手术通路时，凿子可以移除薄片或大块骨块。检查上颌窦底部，然后用6-0单尼龙缝线间断进行简单缝合。所有取出的移植物材料应与从MT中收集的血液一起放置在容器中，以保持营养和细胞活力。建议尽快操作、转移并将移植物固定在受区部位，因为这对维持其活力和适当愈合至关重要。

（6）**骨重建**：取骨后，根据牙槽缺损的大小，用牙槽骨刀将松质骨移植物塑形后，立即放入受区部位，恢复缺失的骨壁。剩余的骨移植物压碎，用骨压实器（IDR Kit，Schwert）压实，直到缝隙被填满。移植物位于龈缘根方2mm处，距唇侧3mm处。

（7）**临时冠**：在骨重建后立即放置临时修复体，并调整咬合。

病例

如图9-1～图9-4所示病例，第一次显微手术后18年（第三次显微手术后12年），患者再次出现严重牙周问题、牙龈脓肿、严重骨丢失、上颌左侧中切牙严重松动（Ⅲ度）（图9-5a）。牙周探查并经根尖周X线片和CBCT证实（图9-5f～k）颊侧和腭侧骨壁缺失，近中和远中骨嵴缺失（图9-5b～e）。左侧中切牙和侧切牙之间的骨嵴也明显完全缺失（图9-5h）。对于这种复杂的临床情况，治疗方案是采用IDR技术[23,36-39]，使用SCTG，在骨致密化后植入种植体，主要目的是提高种植体的稳定性。

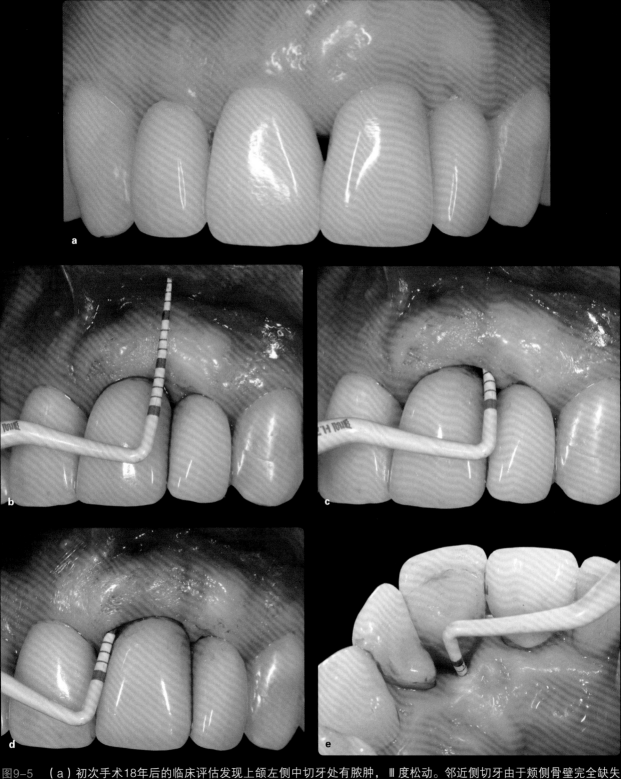

图9-5 （a）初次手术18年后的临床评估发现上颌左侧中切牙处有脓肿，Ⅲ度松动。邻近侧切牙由于颊侧骨壁完全缺失和腭侧骨壁部分缺失，以及中切牙和侧切牙之间的骨嵴完全缺失而Ⅱ度松动。计划包括侧切牙的维护。（b~e）牙周探诊显示颊侧牙周袋11mm，远中牙槽骨嵴12mm，近中牙槽骨嵴10mm，腭侧13mm。

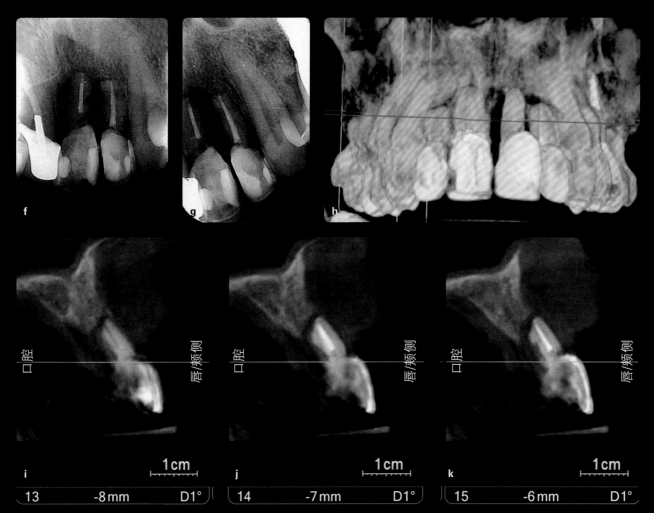

图9-5（续） （f，g）根尖周X线片显示中切牙和侧切牙之间的骨嵴完全缺失，并且根尖以上的骨也受累。（h）CBCT确认左侧中切牙近中骨嵴完全缺失，中切牙与侧切牙间骨嵴完全缺失。（i~k）CBCT显示左侧中切牙颊侧骨壁完全缺失，腭侧骨壁部分缺失。

变化步骤

（1）**MT处骨缺损和骨可用性评估**：术前，必须通过CBCT[47]评估供体和受体区，以及受体区骨缺损大小、IDR适应证和MT的骨可用性（图9-6）。

（2）**牙拔除**：首先在左侧中切牙周围行沟内切口，将受损牙与牙周韧带分离。然后，使用骨膜剥离器、显微拔牙挺和微创拔牙钳来促进微创拔牙，而不抬高黏骨膜瓣（图9-7）。搔刮拔牙窝并仔细清创，清除所有肉芽组织和残留的牙周韧带（图9-8）。在左侧切牙近中侧面也仔细的刮除了污染的牙骨质。

（3）**种植体直径的选择和残余骨的预备**：通过测量颊腭侧的牙槽骨距离来选择种植体（图9-9a）。使用标记钻头（1.3mm），通过钻孔

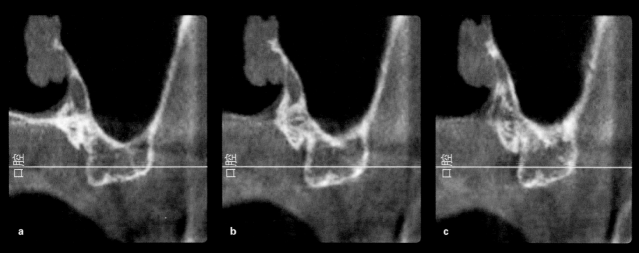

图9-6 （a~c）CBCT评估上颌骨可用性。

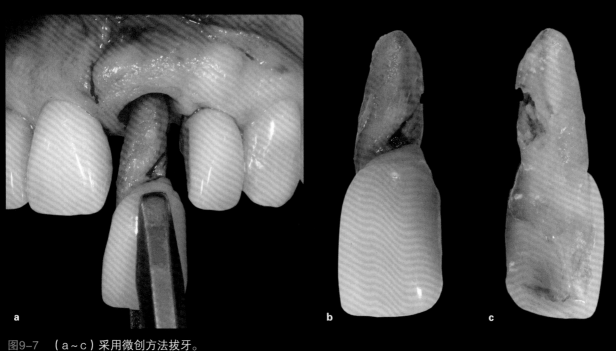

图9-7 （a~c）采用微创方法拔牙。

剩余的根方骨来预备窝的腭侧面（图9-9b）。

（4）**MT移植骨的获取**：由于剩余的骨不足以维持种植体的初期稳定性，在种植体植入前使用皮质松质骨进行IDR移植物制取技术（前面描述的基本步骤）（图9-10）。

（5）**SCTG切除**：用1mm的Harris[50]双刃手术刀从腭侧切取组织（见第5章）。在去除表皮层后，通过包膜技术将移植物放置在颊表面的黏膜下层（图9-11）。

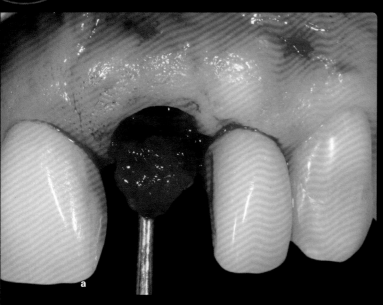
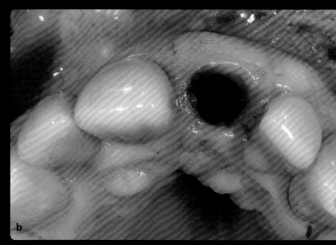
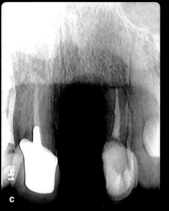
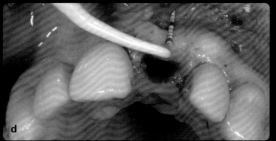
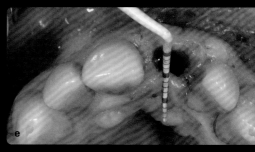

图9-8 仔细搔刮拔牙窝，完全去除肉芽组织和残留的牙周韧带。（a，b）观察软组织完整性的维持情况。（c）拔牙后，根尖周X线片确认骨缺损的程度和远中骨嵴完全缺失。（d，e）确认颊侧和腭侧骨壁完全丧失。

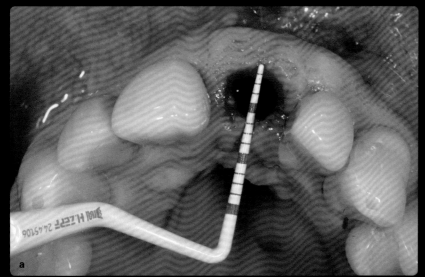
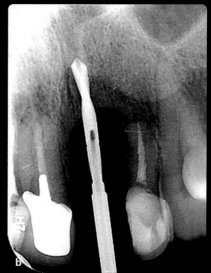

图9-9 （a）使用牙槽骨颊腭侧距离来选择合适的种植体。由于距离约6.0mm，所以选择直径3.5mm的种植体，为重建窝的颊腭侧骨壁提供了足够的空间。（b）仅使用导孔（1.3mm）进行窝剩余骨的初级准备，并通过根尖周X线片进行观察。

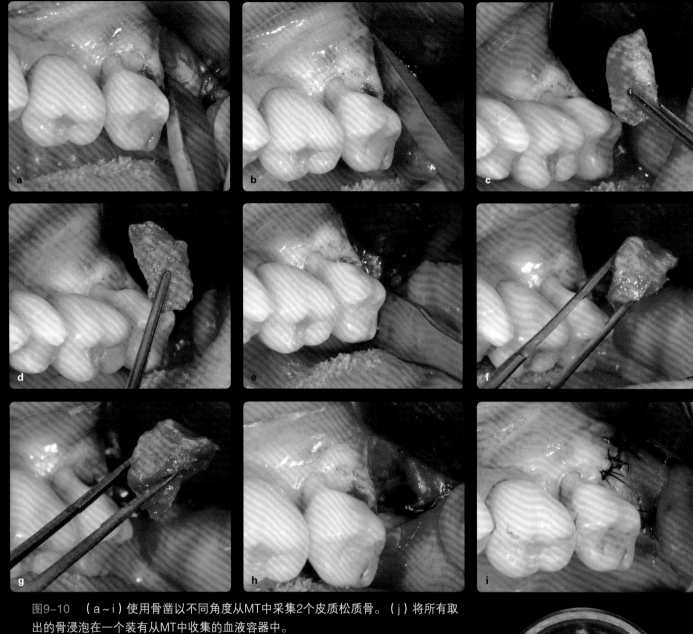

图9-10 （a~i）使用骨凿以不同角度从MT中采集2个皮质松质骨。（j）将所有取出的骨浸泡在一个装有从MT中收集的血液容器中。

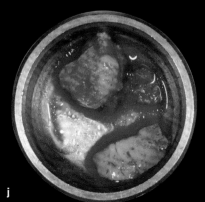

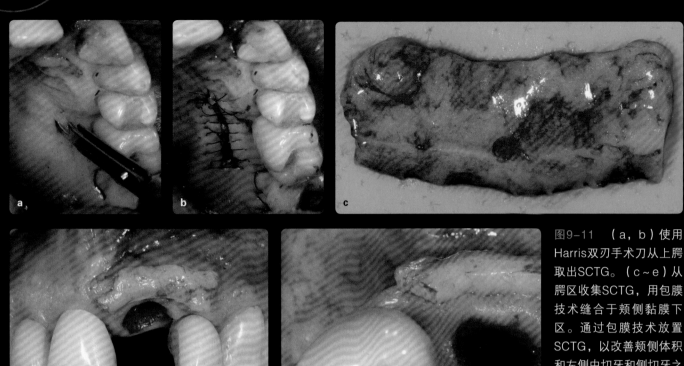

图9-11 （a，b）使用 Harris双刃手术刀从上腭取出SCTG。（c～e）从腭区收集SCTG，用包膜技术缝合于颊侧黏膜下区。通过包膜技术放置SCTG，以改善颊侧体积和左侧中切牙和侧切牙之间的龈乳头。

（6）**骨重建**：建立皮质松质骨移植模型，植入颊侧和腭侧，压实松质骨重建近中、远中骨嵴；窝的剩余空间充满松质骨颗粒并压实（图9-12）。移植物放置在距龈缘根方2mm的生物宽度处。

（7）**骨准备**：植入种植体前放置移植骨，通过骨致密化的方法，有助于部位预备，提高初期稳定性。将钻头（Densah Bur Kit，Versah）逆时针旋转100～200转，以预备植入窝洞。放置最后一个骨钻作为维持空间（图9-13）。

（8）**植入种植体**：随后，将种植体（NobelReplace Conical Connection，Nobel Biocare）置于距龈缘根方3mm处。最终植入扭矩为45Ncm，获得种植体的初期稳定性。残余间隙填充松质骨颗粒，维持重建的骨壁和软组织（图9-14）。

（9）**安置临时冠**：根据患者的牙冠制作螺丝固位的临时修复体，具有理想的穿龈形态，立即安置并调整至无咬合和侧方接触（图9-15和图9-16）。

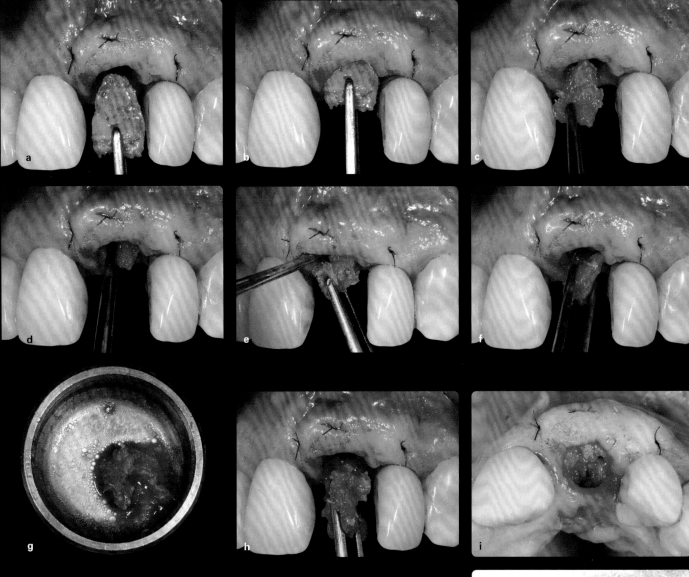

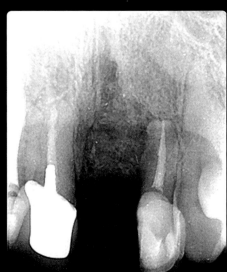

图9-12　在最终骨准备和种植体植入前进行骨移植。（a，b）利用牙槽刀根据缺损形状重塑移植物后，将皮质松质骨移植物置入颊侧。（c，d）将皮质髓质移植物置入腭侧。（e，f）将2个取自同一MT的松质骨块插入并压实，重建近中、远中骨嵴。（g~i）用骨磨研磨剩余的松质移植物以减小颗粒大小，并使用骨压实器填充牙槽间隙。移植物放置在拔牙窝周围龈缘根方2mm的生物距离。（j）根尖周X线片显示完全重建的拔牙窝。

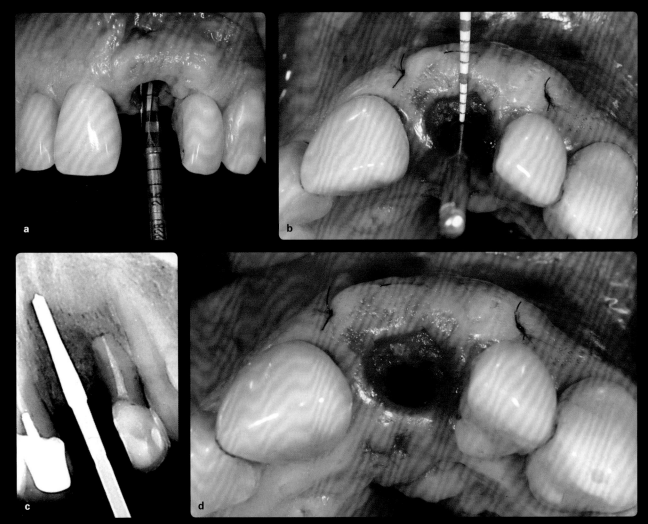

图9-13　骨重建后该位点的制备采用逆时针方向骨挤压的概念，提高骨密度，并使移植物骨侧向和根尖致密化。（a）在种植体预备部位放置钻头作为空间保持。（b）此时，用毫米探针评估颊侧骨壁厚度。（c）根尖周X线片，骨致密化钻孔到位。观察到沿钻体的骨质致密化。（d）可以观察颊面骨修复的厚度。由于骨的可塑性，骨致密化产生的孔比穿孔小。

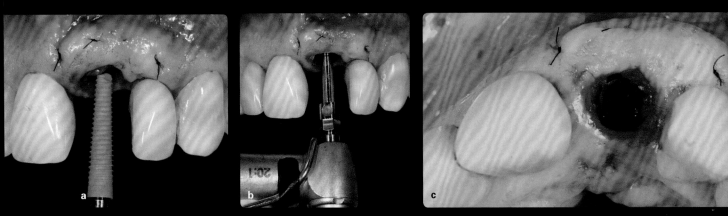

图9-14　（a～c）将种植体（NobelReplace Conical Connection）植入在重建骨和根方残余骨的理想三维位置。初期稳定性为45Ncm。

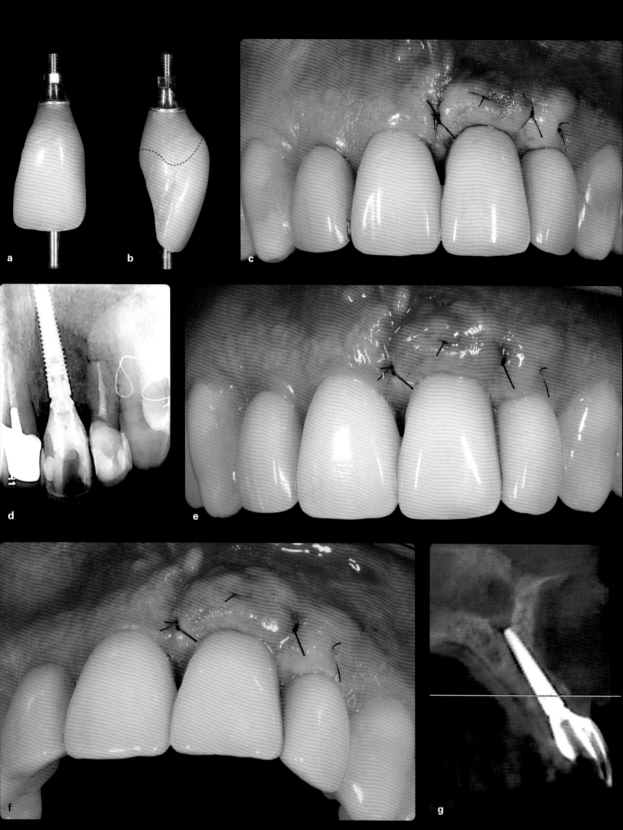

图9-15 （a～c）在患者原有牙冠的基础上制作出具有理想穿龈形态的螺丝固位临时冠，并将其调整离开咬合。（d）即刻根尖周X线片显示种植体周的重建骨。（e，f）治疗24小时后的临床观察。（g）10天后CBCT显示重建骨在种植体的颊侧和腭侧。

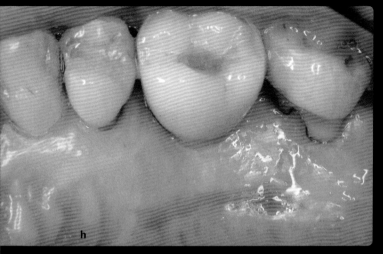

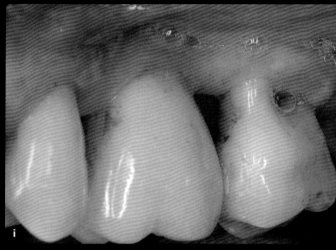

图9-15（续）　（h，i）术后20天供区临床照片。

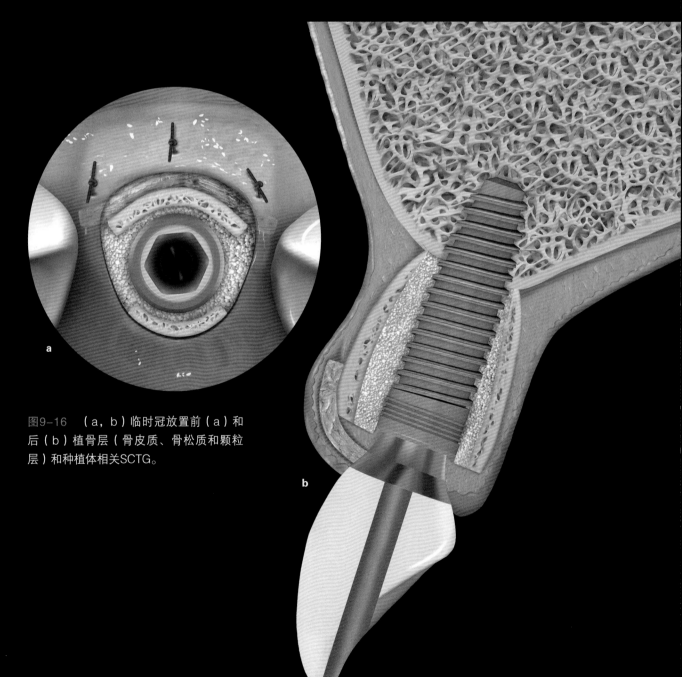

图9-16　（a，b）临时冠放置前（a）和后（b）植骨层（骨皮质、骨松质和颗粒层）和种植体相关SCTG。

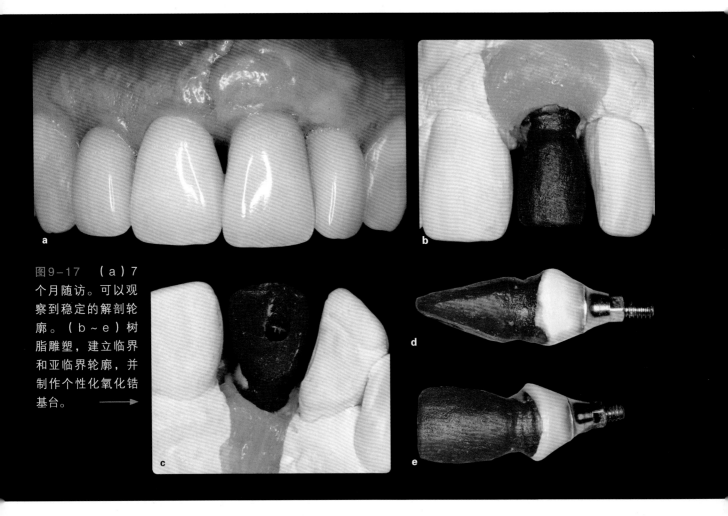

图9-17 （a）7个月随访。可以观察到稳定的解剖轮廓。（b~e）树脂雕塑，建立临界和亚临界轮廓，并制作个性化氧化锆基台。——→

7个月后，软组织体积和龈乳头位置保持不变（图9-17a）。在这一时期之后，制造最终牙冠。选择制作一个个性化氧化锆基台（NobelProcera, Nobel Biocare），然后放置瓷层和牙冠（图9-17b~h）。在本例中，螺丝的通路位于腭部，这使得螺丝固位修复体成为可能。

16个月后，左侧中切牙和侧切牙之间的骨嵴完全重塑，侧切牙松动度降低（从Ⅱ度到Ⅰ度；图9-18a）。CBCT显示，中切牙的颊侧和腭侧骨壁重塑，厚度合适（图9-18b）。在图9-18c中，可以评估种植肩台与种植体周软组织边缘之间的生物学宽度。图9-19显示了该复杂病例的临床变化，并将初诊照片与牙周塑形显微手术后及IDR后进行了比较。临床评估显示龈缘和龈乳头软组织的稳定性。

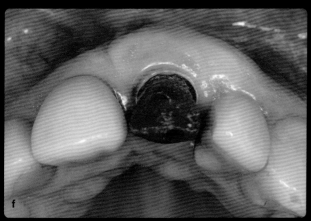

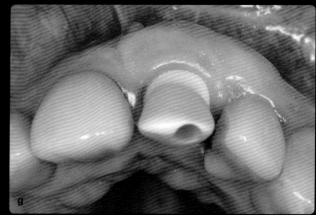

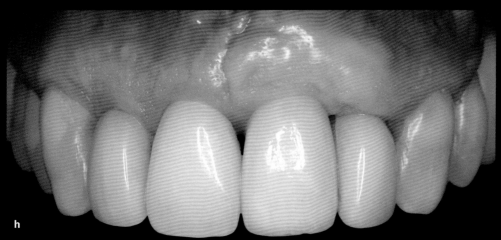

图9-17（续） （f，g）树脂基台和氧化锆基台的临床检查。（h）瓷牙冠放置后。螺丝的通道位于腭侧，这使得制作螺丝固位修复体成为可能。

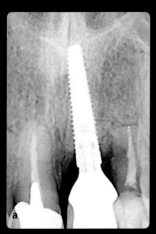

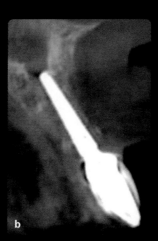

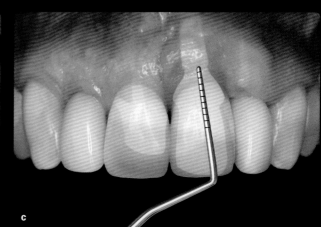

图9-18 （a）根尖周X线片显示种植体周的骨稳定性。观察到近中和远中骨嵴的重塑。临床检查显示侧切牙松动度下降（从Ⅱ度到Ⅰ度）。（b）1年后的CBCT强调了颊侧和腭侧骨壁的稳定性。（c）照片显示种植肩台与种植体周软组织颊侧龈缘的关系。

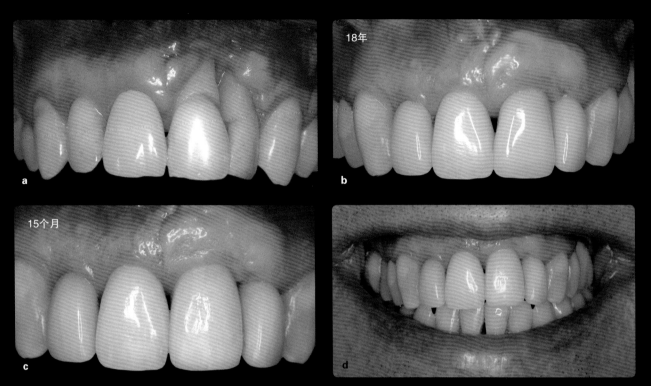

图9-19 （a）初诊。（b）牙周显微塑形术后18年随访。（c）IDR后15个月。（d）陶瓷牙冠安装后微笑照。在整个治疗过程中，软组织边缘保持稳定。

讨论

牙周组织缺损后的软、硬组织重建是最具挑战性的临床工作之一，需要一系列的外科手术[25-26]。这种方法也被成功地用于在完整的拔牙窝内即刻种植以及在牙周组织受损的拔牙后，将受损的牙周组织转化为健康的种植体周组织[27,29-30]。临床和检查发现骨壁缺失或严重缺损的病例中，已多次成功[28,35]。

不同的手术方案已经用于拔牙后受损的牙槽骨增量[32-35]。然而，其中一些技术需要更长的治疗时间，而且通常很昂贵。另外，IDR技术通过在同期种植体植入手术中恢复牙槽骨缺损而不用翻瓣，并维持原有的牙龈结构，显著减短了治疗时间。此外，它还能立即制作和安置临时冠[38]。如前所述，如果软组织和骨膜仍然附着在由上颌结节处取出的颊侧骨壁上，血液供应将得以维持，从而使移植物实现快速的血运重建[39-40,49]。

颊侧、腭侧和基底部皮质骨的骨密度较其他上颌与下颌骨的骨密度低[38,47,51]。由于皮质骨的厚度，MT移植物易于操作，因此其皮质结构可以作为生物屏障，稳定种植体周软组织和颗粒状骨移植物[36,38]。皮质松质骨结构的多孔容量也可作为血管和细胞生长的支持[39]。来自MT的皮质骨和松质骨移植是骨再生的理想结构，因为它们是充满成骨细胞和生长因子的天然骨架[37-40]。移植物的解剖和生物学特性，以及它的恰当操作和对受体部位的适应，可以被确定为IDR技术成功相关的因素，已经被长期效果所证明[38,49]。

移植物的解剖和生物学特性，以及它的恰当操作和对受体部位的适应，可以被确定为IDR技术成功相关的因素。

在即刻种植中最具挑战性的技术步骤之一是获得初期稳定性，特别是在剩余骨量很少的上颌区域。因此，通过骨致密化来使用骨预备很重要[41]。临床和组织学证据表明，与种植体接触的致密自体骨由于骨和种植体之间的物理锁定，将增加初期稳定性，并通过种植体附近骨中的成骨细胞促进骨结合[42-46]。

有人建议使用SCTG来减少颊侧黏膜的萎缩和种植体周组织的体积丧失[52-53]。SCTG可以从上腭结节中获取，并置于种植体的颊侧。2项随机临床研究得出结论，SCTG放置1年后可以减少颊侧黏膜的垂直丢失，从而使种植体周的黏膜水平更加稳定[54-55]。然而，在术后12个月，结合种植体和即刻临时修复的SCTG并没有减少黏膜的体积损失，这表明单独的SCTG不能弥补颊侧骨损失[55]。

在牙周组织受损的情况下，牙槽骨的修复一直是一个挑战。在这种情况下，生物材料和胶原膜不是首选适应证，因为需要重建牙槽骨嵴并且累及邻近牙齿严重骨质流失。首选使用取自MT的自体骨移植，它的生物结构修复缺失的骨壁和修复种植体与邻牙之间的牙槽骨嵴，提高种植体初期稳定性和长期的组织维护。

总结

在本章所述的复杂临床病例中，牙周整形显微手术后应用IDR技术。根面覆盖和深龈乳头重建，缩短牙周缺损、恢复局部营养和软组织结构。在牙周缺损并且是拔牙适应证时，骨重建和植入种植体成为可能。"IDR技术"与"骨致密化"概念相结合有助于在牙周受损的拔牙窝实现骨结合的种植方案。当适当的指示和执行时，IDR和牙周塑形显微外科技术可以使重建受损拔牙窝的风险降低，并获得更好的美学效果。

参考文献

[1] World Health Organization. Preamble to the Constitution of the World Health Organization as adopted by the International Health Conference. Official Records of the World Health Organization 1948;19456 No. 2:1.

[2] Chapple ILC, Mealey BL, Van Dyke TE, et al. Periodontal health and gingival diseases and conditions on an intact and a reduced periodontium: Consensus report of workgroup 1 of the 2017 World Workshop on the Classification of Periodontal and Peri-implant Diseases and Conditions. J Clin Periodontol 2018;45(suppl 20):568–577.

[3] Rufenacht CR. Fundamentals of Esthetics. Chicago: Quintessence, 1990.

[4] Miller PD, Allen EP. The development of periodontal plastic surgery. Periodontology 2000 1996;11:7–17.

[5] Han TJ, Takei HH. Progress in gingival papilla reconstruction. Periodontology 2000 1996;11:65–68.

[6] McGuire MK. Periodontal plastic surgery. Dent Clin North Am 1998;42:441–464.

[7] Nanda R, Dias MAT. Orthodontics space closure. Dent Clin North Am 1981;25:95–107.

[8] Tarnow DP, Magner AW, Fletcher P. The effect of the distance from the contact point to the crest of bone on the presence or absence of the interproximal dental papilla. J Periodontol 1992;63:995–1004.

[9] Shapiro A. Regeneration of interdental papillae using periodic curettage. Int J Periodontics Restorative Dent 1985;5:27–33.

[10] Beagle JR. Surgical reconstruction of the interdental papilla: Case report. Int J Periodontics Restorative Dent 1992;12:145–151.

[11] McGuire MK, Miller L. Maintaning esthetic restorations in the periodontal practice. Int J Periodontics Restorative Dent 1996;16:231–239.

[12] Azzi R, Ethienne D, Carranza F. Surgical reconstruction of the interdental papilla. Int J Periodontics Restorative Dent 1998;18:467–473.

[13] Maurer S, Leone CW. Use of a serially layered, double connective tissue graft approach to enhance maxillary anterior esthetics. Int J Periodontics Restorative Dent 2001;21:497–503.

[14] Miller PD Jr. A classification of marginal tissue recession. Int J Periodontics Restorative Dent 1985;5:8–13.

[15] Cairo F, Nieri M, Sincinelli S, Mervelt J, Pagliaro U. The interproximal clinical attachment level to classify gingival recessions and predict root coverage outcomes: An explorative and reliability study. J Clin Periodontol 2011;38:661–666.

[16] Azzi R, Etienne D, Sauvan JL, Miller PD. Root coverage and papilla reconstruction in class IV recession: A case report. Int J Periodontics Restorative Dent 1999;19:449–455.

[17] Carnio J. Surgical reconstruction of interdental papilla using a interposed subepithelial connective tissue graft: A case report. Int J Periodontics Restorative Dent 2004;24:31–37.

[18] Shanelec DA. Current trends in soft tissue. J Calif Dent Assoc 1991;19(12):57–60.

[19] Shanelec DA, Tibbetts LS. The Status of Periodontal Microsurgery. Presented at the 79th American Academy of Periodontology Annual Meeting, Chicago, 1993. Cited in: Tibbetts LS, Shanelec DA. Periodontal microsurgery. Dent Clin North Am 1998;42:339–359.

[20] Tibbetts LS, Shanelec DA. An overview of periodontal microsurgery. Curr Opin Periodontol 1994;2:187–193.

[21] Shanelec DA, Tibbetts LS. A perspective on the future of periodontal microsurgery. Periodontol 2000 1996;11:58–64.

[22] De Rouck T, Eghbaldi R, Collys K, De Bruyn H, Cosyn J. The gingival biotype revisited: Transparency of the periodontal probe through the gingival margin as a method to discriminate thin from thick gingival. J Clin Periodontol 2009;36:428–433.

[23] Rosa J, Rosa D, Zardo C, Rosa A, Canullo L. Reconstruction of damaged fresh sockets by connective-bone sliver graft from the maxillary tuberosity, to enable immediate dentoalveolar restoration (IDR)—A clinical case. Int J Oral Implantol 2009;10:12–17.

[24] Huynh-Ba G, Pjetursson BE, Sanz M, et al. Analysis of the socket bone wall dimensions in the upper maxilla in relation to immediate implant placement. Clin Oral Implants Res 2010;21:37–42.

[25] Hämmerle CH, Chen ST, Wilson TG Jr. Consensus statements and recommended clinical procedures regarding the placement of implants in extraction sockets. Int J Oral Maxillofac Implants 2004;19 (suppl):26–28.

[26] Rodrigo D, Martin C, Sanz M. Biological complications and peri-implant clinical and radiographic changes at immediately placed dental implants. A prospective 5-year cohort study. Clin Oral Implants Res 2012;23:1224–1231.

[27] Mankoo T. Single-tooth implant restorations in the esthetic zone—Contemporary concepts for optimization and maintenance of soft tissue esthetics in the replacement of failing teeth in compromised sites. Eur J Esthet Dent 2007;2:274–295.

[28] Del Fabbro M, Ceresoli V, Taschieri S, Ceci C, Testori T. Immediate

loading of postextraction implants in the esthetic area: Systematic review of the literature. Clin Implant Dent Relat Res 2015;17:52–70.

[29] Tripodakis AP, Nakou M. Microbiologic evaluation of compromised periodontal sites before and after immediate intrasocket implant placement. Int J Periodontics Restorative Dent 2011;31:e109–e117.

[30] Tripodakis AP, Gousias H, Mastoris M, Likouresis D. Five-year volumetric evaluation of periodontally compromised sites restored by immediate implant restorations. Int J Periodontics Restorative Dent 2016;36:645–653.

[31] Schneider D, Grunder U, Ender A, Hämmerle CH, Jung RE. Volume gain and stability of peri-implant tissue following bone and soft tissue augmentation: 1-year results from a prospective cohort study. Clin Oral Implants Res 2011;22:28–37.

[32] Cosyn J, Eghbali A, De Bruyn H, Collys K, Cleymaet R, De Rouck T. Immediate single-tooth implants in the anterior maxilla: 3-year results of a case series on hard and soft tissue response and aesthetics. J Clin Periodontol 2011;38:746–753.

[33] Buser D, Chappuis V, Bornstein MM, Wittneben JG, Frei M, Belser UC. Long-term stability of contour augmentation with early implant placement following single tooth extraction in the esthetic zone: A prospective, cross-sectional study in 41 patients with a 5- to 9-year follow-up. J Periodontol 2013;84:1517–1527.

[34] Pieri F, Aldini NN, Marchetti C, Corinaldesi G. Esthetic outcome and tissue stability of maxillary anterior single-tooth implants following reconstruction with mandibular block grafts: A 5-year prospective study. Int J Oral Maxillofac Implants 2013;28:270–280.

[35] Tsoukaki M, Kalpidis CD, Sakellari D, Tsalikis L, Mikrogiorgis G, Konstantinidis A. Clinical, radiographic, microbiological, and immunological outcomes of flapped vs flapless dental implants: A prospective randomized controlled clinical trial. Clin Oral Implants Res 2013;24:969–976.

[36] da Rosa JC, Rosa AC, da Rosa DM, Zardo CM. Immediate dentoalveolar restoration of compromised sockets: A novel technique. Eur J Esthet Dent 2013;8:432–443.

[37] da Rosa JC, Rosa AC, Fadanelli MA, Sotto-Maior BS. Immediate implant placement, reconstruction of compromised sockets, and repair of gingival recession with a triple graft from the maxillary tuberosity: A variation of the immediate dentoalveolar restoration technique. J Prosthet Dent 2014;112:717–722.

[38] Rosa JC, Rosa AC, Francischone CE, Sotto-Maior BS. Esthetic outcomes and tissue stability of implant placement in compromised sockets following immediate dentoalveolar restoration: Results of a prospective case series at 58 months follow-up. Int J Periodontics Restorative Dent 2014;34:199–208.

[39] Martins W, Ferraz EP, Beloti MM, Rosa L, Rosa JCM. Immediate Dentoalveolar Restoration technique (IDR). Autograft characterization and a case report. J Osseointegration 2017;9:305–309.

[40] Cicconetti A, Sacchetti B, Bartoli A, et al. Human maxillary tuberosity and jaw periosteum as sources of osteoprogenitor cells for tissue engineering. Oral Sure Oral Med Oral Pathol Oral Radiol Endod 2007;104:618,e611–e612.

[41] da Rosa JCM, Pértile de Oliveira Rosa AC, Huwais S. Use of the immediate dentoalveolar restoration technique combined with osseodensification in periodontally compromised extraction sites.

Int J Periodontics Restorative Dent 2019;39:527–534.

[42] Huwais S, Meyer EG. A novel osseous densification approach in implant osteotomy preparation to increase biomechanical primary stability, bone mineral density, and bone-to-implant contact. Int J Oral Maxillofac Implants 2017;32:27–36.

[43] Trisi P, Berardini M, Falco A, Vulpiani MP. New osseodensification implant site preparation method to increase bone density in low-density bone: In vivo evaluation in sheep. Implant Dent 2016;25:24–31.

[44] Lahens B, Neiva R, Tovar N, et al. Biomechanical and histologic basis of osseodensification drilling for endosteal implant placement in low density bone. An experimental study in sheep. J Mech Behav Biomed Mater 2016;63:56–65.

[45] Huwais S, Mazor Z, Ioannou AL, Gluckman H, Neiva R. A multicenter retrospective clinical study with up-to-5-year follow-up utilizing a method that enhances bone density and allows for transcrestal sinus augmentation through compaction grafting. Int J Oral Maxillofac Implants 2018;33:1305–1311.

[46] Tretto PHW, Fabris V, Cericato GO, Sarkis-Onofre R, Bacchi A. Does the instrument used for the implant site preparation influence the bone-implant interface? A systematic review of clinical and animal studies. Int J Oral Maxillofac Surg 2019;48:97–107.

[47] Manzanera E, Llorca P, Manzanera D, García-Sanz V, Sada V, Paredes-Gallardo V. Anatomical study of the maxillary tuberosity using cone beam computed tomography. Oral Radiol 2018;34:56–65.

[48] Rosa J, Rosa A, Francischone C, Sotto-Maior B. Selection of implant diameter in post-extraction sockets: A new approach. Dent Press Implantol 2014;8:80–89.

[49] Rosa AC, da Rosa JC, Pereira LAD, Francischone CE, Sotto-Maior BS. Guidelines for selecting the implant diameter during immediate implant placement of a fresh extraction socket: A case series. Int J Periodontics Restorative Dent 2016;36:401–407.

[50] Harris RJ. The connective tissue and partial thickness double pedicle graft: A predictable method of obtaining root coverage. J Periodontol 1992;63:477–486.

[51] Gapski R, Satheesh K, Cobb CM. Histomorphometric analysis of bone density in the maxillary tuberosity of cadavers: A pilot study. J Periodontol 2006;77:1085–1090.

[52] Ioannou AL, Kotsakis GA, McHale MG, Lareau DE, Hinrichs JE, Romanos GE. Soft tissue surgical procedures for optimizing anterior implant esthetics. Int J Dent 2015;2015:740–764.

[53] Thoma DS, Buranawat B, Hämmerle CHF, Held U, Jung RE. Efficacy of soft tissue augmentation around dental implants and in partially edentulous areas: A systematic review. J Clin Periodontol 2014;41(suppl 15):S77–S91.

[54] Yoshino S, Kan JY, Rungcharassaeng K, Roe P, Lozada JL. Effects of connective tissue grafting on the facial gingival level following single immediate implant placement and provisionalization in the esthetic zone: A 1-year randomized controlled prospective study. Int J Oral Maxillofac Implants 2014;2:432–440.

[55] Van Nimwegen WG, Raghoebar GM, Zuiderveld EG, Jung RE, Meijer HJA, Mühlemann S. Immediate placement and provisionalization of implants in the aesthetic zone with or without a connective tissue graft: A 1-year randomized controlled trial and volumetric study. Clin Oral Implants Res 2018;29:671–678.